STUDIA
ARCHAEOLOGICA
240

1 - De Marinis, S. - La tipologia del banchetto nell'arte etrusca arcaica, 1961.
2 - Baroni, F. - Osservazioni sul «Trono di Boston», 1961.
3 - Laurenzi, L. - Umanità di Fidia, 1961.
4 - Giuliano, A. - Il commercio dei sarcofagi attici, 1962.
5 - Nocentini, S. - Sculture greche, etrusche e romane nel Museo Bardini in Firenze, 1965.
6 - Giuliano, A. - La cultura artistica delle province greche in età romana, 1965.
7 - Ferrari, G. - Il commercio dei sarcofagi asiatici, 1966.
8 - Breglia, L. - Le antiche rotte del Mediterraneo documentate da monete e pesi, 1966.
9 - Lattanzi, E. - I ritratti dei «cosmeti» nel Museo Nazionale di Atene, 1968.
10- Saletti, C. - Ritratti severiani, 1967.
11- Blank, H. - Wiederverwendung alter Statuen als Ehrendenkmäler bei Griechen und Römern, 2a Ed. riv. ed. ill., 1969.
12- Canciani, F. - Bronzi orientali ed orientalizzanti a Creta nell'VIII e VII sec. a.C., 1970.
13- Conti, G. - Decorazione architettonica della «Piazza d'oro» a Villa Adriana, 1970.
14- Sprenger, M. - Die Etruskische Plastik des V Jahrhunderts v. Chr. und ihr Verhältnis zur griechischen Kunst, 1972.
15- Polaschek, K. - Studien zur Ikonographie der Antonia Minor, 1973.
16- Fabbricotti, E. - Galba, 1976.
17- Polaschek, K. - Porträttypen einer Claudischen Kaiserin, 1973.
18- Pensa, M. - Rappresentazioni dell'oltretomba nella ceramica apula, 1977.
19- Costa, P. M. - The pre-Islamic Antiquities at the Yemen National Museum, 1978.
20- Perrone, M. - *Ancorae Antiquae*. Per una cronologia preliminare delle ancore del Mediterraneo, 1979.
21- Mansuelli, G. A. *(a cura di)* - Studi sull'arco onorario romano, 1979.
22- Fayer, C. - Aspetti di vita quotidiana nella Roma arcaica, 1982.
23- Olbrich, G. - Archaische Statuetten eines Metapontiner Heiligtums, 1979.
24- Papadopoulos, J. - *Xoana e Sphyrelata*. Testimonianze delle fonti scritte, 1980.
25- Vecchi, M. - Torcello. Ricerche e Contributi, 1979.
26- Manacorda, D. - Un'officina lapidaria sulla via Appia, 1979.
27- Mansuelli, G. A. *(a cura di)* - Studi sulla città antica. Emilia Romagna, 1983.
28- Rowland, J. J. - Ritrovamenti romani in Sardegna, 1981.
29- Romeo, P. - Riunificazione del centro di Roma antica, 1979.
30- Romeo, P. - Salvaguardia delle zone archeologiche e problemi viari nelle città, 1979.
31- Macnamara, E. - Vita quotidiana degli Etruschi, 1982.
32- Stucchi, S. - Il gruppo bronzeo tiberiano da Cartoceto, 1988.
33- Zuffa, M. - Scritti di archeologia, 1982.
34- Vecchi, M. - Torcello. Nuove ricerche, 1982.
35- Salza Prina Ricotti, E. - L'arte del convito nella Roma antica, 1983.
36- Gilotta, F. - Gutti e askoi a rilievo italioti ed etruschi, 1984.
37- Becatti, G. - *Kosmos*. Studi sul mondo classico, 1987.
38- Fabrini, G. M. - Numana: vasi attici da collezione, 1984.
39- Buonocore, M. - Schiavi e liberti dei Volusii Saturnini. Le iscrizioni del colombario sulla via Appia antica, 1984.
40- Fuchs, M. - Il Teatro romano di Fiesole. Corpus delle sculture, 1986.
41- Buranelli, F. - L'urna «Calabresi» di Cerveteri. Monumenti, Musei e Gallerie Pontificie, 1985.
42- Piccarreta, F. - Manuale di fotografia aerea: uso archeologico, 1987.
43- Liverani, P. - *Municipium Augustum Veiens*. Veio in età imperiale attraverso gli scavi Giorgi (1811-13), 1987.
44- Strazzulla, M. J. - Le terrecotte architettoniche della Venetia romana. Contributo allo studio della produzione fittile nella Cisalpina, 1987.
45- Franzoni, C. - *Habitus atque habitudo militis*. Monumenti funerari di militari nella Cisalpina romana, 1987.
46- Scarpellini, D. - Stele romane con *imagines clipeatae* in Italia, 1986.
47- D'Alessandro, L., Persegati, F. - Scultura e calchi in gesso. Storia, tecnica e conservazione, 1987.
48- Milanese, M. - Gli scavi dell'oppidum preromano di Genova, 1987.
49- Scatozza Höricht, L. A. - Le terrecotte figurate di Cuma del Museo Archeologico Nazionale di Napoli, 1987.

continua a pag. 190

Claudia Cerchiai Manodori Sagredo

MALATTIE E PANDEMIE NELL'ANTICA ROMA

Cicerone, Plinio, Svetonio, Catone, Tacito, Marziale, Plauto, Seneca *et alii*

«L'ERMA» di BRETSCHNEIDER
Roma - Bristol

Claudia Cerchiai Manodori Sagredo
Malattie e pandemie nell'antica Roma
Cicerone, Plinio, Svetonio, Catone, Tacito, Marziale, Plauto, Seneca et alii

Via Marianna Dionigi, 57 70 Enterprise Drive, Suite 2
00193 Roma Bristol, CT 06010 - USA
www.lerma.it lerma@isdistribution.com

Progetto grafico
«L'ERMA» di BRETSCHNEIDER

Sistemi di garanzia della qualità
UNI EN ISO 9001:2015

Sistemi di gestione ambientale
ISO 14001:2015

FSC www.fsc.org MISTO Carta da fonti gestite in maniera responsabile FSC® C006466

In copertina:

Esculape, da: *Herculanum et Pompéi*. Recueil Général des Peintures, Bronzes, Mosaïques, etc. découverts jusqu'a ce jour, et reproduits d'après Le Antichità di Ercolano, il Museo Borbonico et tous les ouvrages analogues. Augmenté de sujets inédits gravés au trait sur cuivre par H. Roux Ainé et accompagné d'un Texte explicatif par M. L. Barré, Tome VI, pl. 31, Librairie de Firmin-Didot et C.ie, Paris MDCCCLXXVI (Coll. Priv.).

Claudia Cerchiai Manodori Sagredo
Malattie e pandemie nell'antica Roma. Cicerone, Plinio, Svetonio, Catone, Tacito, Marziale, Plauto, Seneca *et alii* / Cerchiai Manodori Sagredo Claudia - «L'ERMA» di BRETSCHNEIDER, 2020 - IX, + 196 p. ; (Studia Archaeologica ; 240)

ISSN 0081-6299
ISBN 978-88-913-2064-3 (cartaceo)
ISBN 978-88-913-2067-4 (digitale)

CDD 616.00901
1. Malattie

Indice generale

Avvertenze

Nella ricerca sono stati inseriti anche alcuni Autori che, pur scrivendo in lingua greca, hanno trattato argomenti inerenti il mondo latino.
Il testo latino delle fonti è posposto alla traduzione italiana tra " ".
Con il nome: Plinio, si deve intendere Plinio il Vecchio.

Per le abbreviazioni dei testi latini e greci si vedano, rispettivamente, il *Thesaurus linguae latinae. Index librorum, scriptorum, inscriptionum ex quibus exempla afferuntur,* Leipzig 1990 (ed. altera: ed. prima 1904); H.G. Liddel-R. Scott, *A Greek-English Lexicon*, Oxford 1940.
V. anche Artemidoro, *Il libro dei sogni*, a cura di D. Del Corno, Adelphi Ed., Milano 1975; Filostrato, *Vita di Apollonio di Tiana*, a cura di D. Del Corno, Adelphi Ed., Milano 1978; *Iscrizioni funerarie romane*, a cura di L. Storoni Mazzolani, Rizzoli, 1993 Milano, 1° ed. Einaudi, Torino 1973.
L'immagine riprodotta alla pag. XII è tratta da A. Pazzini (a cura di), *La medicina*, Roma 1938-XVI, pag. 18.

PRESENTAZIONE

Claudia Cerchiai Manodori Sagredo, nel suo libro *Malattie e pandemie nell'antica Roma. Cicerone, Plinio, Svetonio, Catone, Tacito, Marziale, Plauto, Seneca* et alii, ha messo in pratica con pazienza ed efficacia quella che mi piace definire "lettura mirata": come espresso nel titolo ha analizzato opere di autori latini alla esclusiva e specifica ricerca di informazioni riguardanti le condizioni di salute dei nostri antenati. Un lavoro attento, compiuto in una letteratura vastissima comprendente anche alcuni autori che, pur scrivendo in lingua greca, hanno trattato argomenti inerenti al mondo latino.

La selezione di citazioni riguardanti malattie ed epidemie, oggi di particolare interesse, soddisfa la curiosità di tutti coloro che intendano approfondire l'inesauribile storia del nostro passato e costituisce uno strumento estremamente utile per gli storici della medicina, impegnati su un fronte di ricerca tanto vasto quanto ricco di implicazioni qual è l'"argomento" salute. Una raccolta tanto più preziosa in quanto consentirà di integrare tra loro informazioni provenienti da fonti diverse. Mi riferisco a "fonti" al plurale in quanto la storia della medicina utilizza, oltre ovviamente ai tradizionali documenti scritti, sia medici che profani, le opere d'arte, i reperti archeologici e, non ultimi, i resti organici, oggetto di studio della paleopatologia. Proprio questa disciplina di origine relativamente recente, che possiamo considerare la branca archeologica della medicina, potrà trarre particolare vantaggio della ricerca di Claudia Cerchiai e, a sua volta, arricchirne e rinforzarne gli assunti. Pensiamo, ad esempio, alla possibilità di confermare su reperti ossei ipotesi diagnostiche basate su descrizioni generiche o, nel migliore dei casi, su sintomi esposti con una terminologia di difficile interpretazione. A questo proposito l'Autrice sottolinea l'uso frequente del termine generico "malattia", che stimola la curiosità del ricercatore senza, purtroppo, fornire alcun appiglio interpretativo. O, ancora, pensiamo al termine "febbre" che, solo apparentemente, rappresenta una indicazione precisa e univoca: infatti, almeno fino al Secolo dei lumi, la febbre non è stata considerata, come realmente è, un segno peraltro significativo, ma una malattia vera e propria o, meglio ancora, una grande "famiglia" rappresentata da numerose forme patologiche. Un complesso sistema tassonomico immediatamente visualizzabile in tutta la sua vastità nell'immagine "*Lignum febrium*" che correda il volume *Therapeutice specialis ad febres periodicas perniciosas* (Francoforte 1756) di Francesco Torti (1658-1741). Una ingenuità che oggi potrebbe far sorridere se non fosse la manifestazione della millenaria, impari, lotta dell'uomo contro le malattie e dei tentativi di contrastarle con i mezzi spesso inadeguati a disposizione.

D'altra parte, dalle citazioni di Claudia Cerchiai si può anche evincere la consapevolezza che "dietro" la febbre ci possano essere altre realtà patologiche che però sfuggono ad una medicina basata sulla teoria umorale. Se una "malattia è la innaturale condizione di un corpo che ne diminuisce le funzioni" (*morbus est habitus cuiusque corporis contra naturam, qui usum eius facit deteriorem*), la febbre, come la tisi (*pthisis*), era considerata un morbo sistemico che, come dimostrato anche dal polso accelerato e irregolare, turbava lo stato naturale di tutto l'organismo. Fu ancora una volta nella seconda metà del Settecento che Giovanni Battista Morgagni (1682-1771), con l'anatomia clinica esposta nel suo *De sedibus et causis morborum per anatomen indagatis* (Venezia 1761), operò un radicale cambio di visione eziologica spostando l'attenzione sulla patologia d'organo.

La febbre, tanto diffusa e temuta da essere posta sotto la tutela di una specifica divinità e di avere dedicato il secondo mese dell'anno, merita una nostra breve lettura mirata.

Anche trascurando i casi eccezionali quale quello riportato da Plinio – relativo al poeta Antipatro di Sidone che "ogni anno e solo nel giorno del suo compleanno, era preso dalla febbre e, in età avanzata, morì in quel giorno" – la febbre era indubbiamente proteiforme.

Secondo Seneca, coloro che uscivano da una infermità lunga e grave, di tanto in tanto erano colpiti da piccoli attacchi di febbre che, peraltro, poteva essere "valutata" e "misurata" grazie alle pulsazioni rilevate sul polso.

Spesso la febbre si presentava in forma blanda e Orazio ricorda che poteva essere tenuta nascosta da chi, per esempio, non voleva rinunciare ad un invito. Diverso era il caso di una forte manifestazione febbrile, che scuoteva il corpo e non poteva essere occultata.

Temibile, come espresso sin dalla denominazione, era la "febbre maligna", tanto più se aggravata dall'incompetenza dei medici, come sinteticamente descritto nella stele funeraria di Efesia Rufria: "morì per una febbre maligna che le avevano procurato i medici e che andò oltre le loro previsioni" (*hic adquiescit, quai(mala periit febri\quam medici praeter ex(pectatum adduxerant*).

Se Plinio ricorda l'iscrizione "Morto [per l'intervento] di troppi medici" (*Turba se medicorum perisse*), Marziale si lamenta con il suo medico che cento mani gelide lo avevano toccato nel corso di una visita medica con la conseguenza: "Non avevo la febbre, o Simmaco, adesso ce l'ho".

Ora leggera, tanto da essere definita "febbriciattola", la febbre poteva diventare nascosta (*occultam*), insistente, ricorrente, come la quartana, violenta e maligna. Poteva comparire all'improvviso e altrettanto repentinamente scomparire oppure, al contrario, portare a morte improvvisa. Poteva cronicizzarsi: Plinio riferisce che "alcuni hanno una febbre continua, come Gaio Mecenate; negli ultimi tre anni di vita il sonno non lo colse

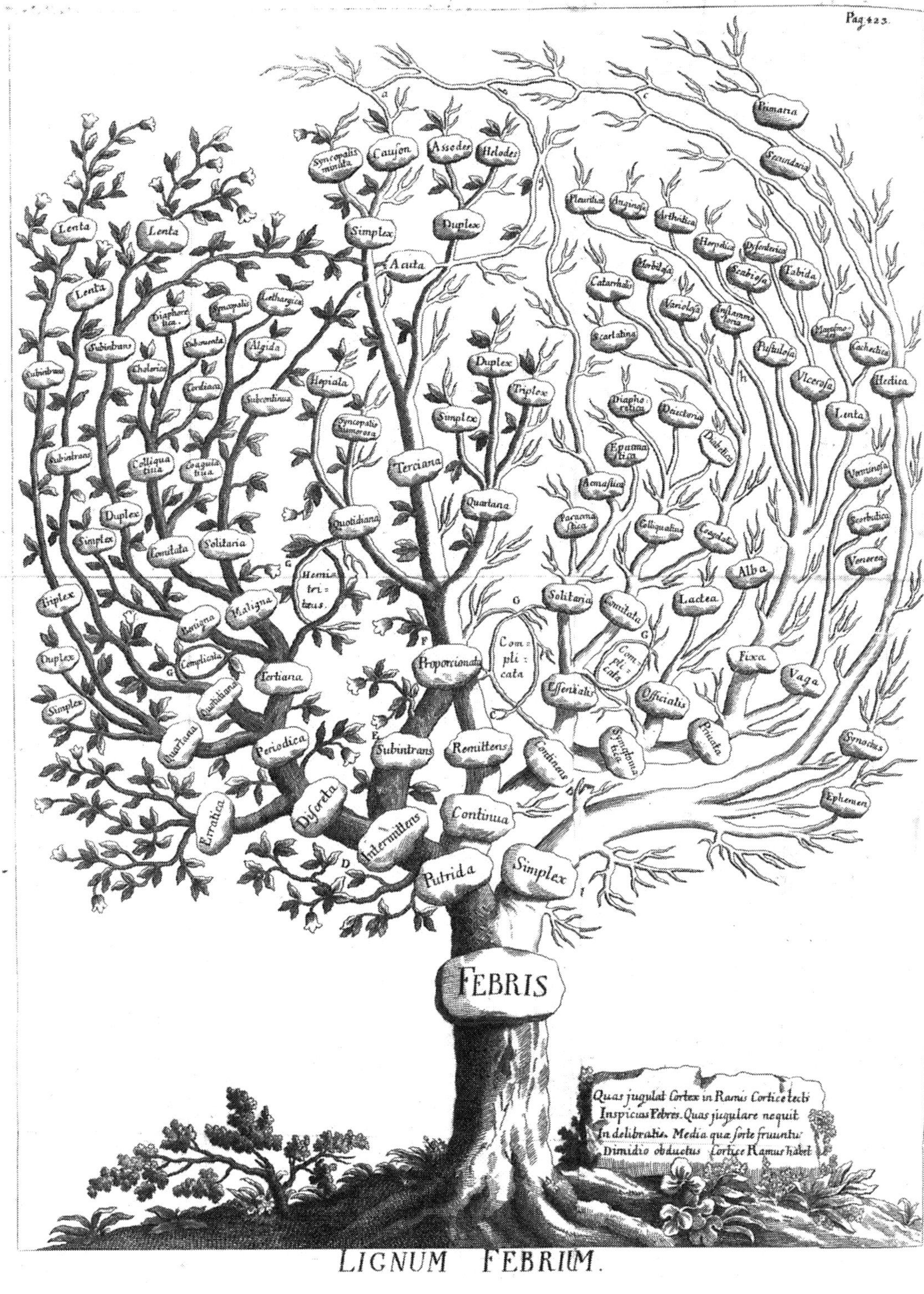

Francesco Torti (1658-1741), *Therapeutice specialis ad febres periodicas perniciosas*, Francoforte 1756.

in nessun attimo di tempo" (*Quibusdam perpetua febris est, sicut G. Maecenati; eidem triennio supremo nullo horae momento contigit somnus*).

Come in tutti gli stati patologici anche in caso di febbre era ritenuto consigliabile il riposo e il digiuno. Nel caso di Tito Pomponio Attico, ad esempio, dopo due giorni di digiuno completo, la febbre cadde di colpo e cominciò un leggero miglioramento. D'altra parte, secondo Macrobio, non ci fu mai medico che fosse tanto negligente da prescrivere un cibo elaborato anziché uno semplice a chi avesse la febbre.

Più controverso è il caso del vino, gradevole alimento e, spesso, farmaco esso stesso o veicolo di sostanze medicamentose: ebbene, secondo Cicerone, se veniva dato ai malati era raramente di giovamento e, viceversa, molto più frequentemente nuoceva. Anche Plinio sosteneva che era accertato (*certum est*) che in caso di febbre non bisognava dare all'ammalato del vino, a meno che questi non fosse stato anziano o che la malattia fosse stata in una fase discendente. Se, però, si fosse stati nella fase più acuta della malattia il vino avrebbe potuto essere dato all'ammalato, ma solo nel caso si fosse stati in una situazione di evidente regressione del male e preso nella nottata, perché in tal caso il vino sarebbe stato meno nocivo e avrebbe conciliato il sonno. Non ci stupisce che Catone, meno propenso ai compromessi, raccomandasse una dieta a base di cavolo e che in caso di febbre sconsigliasse l'assunzione di vino, mentre in tutte le altre malattie concedeva dosi moderate di vino nero duro (*dato vini atri duri*) con l'aggiunta di acqua.

Se c'era chi, febbricitante, non sopportava neppure il profumo del vino (*odor vini*) c'era anche chi, come Letino che, pur essendo colpito dalla febbre, non rinunciava al piacere di bere vino raffreddato, facendolo scorrere attraverso la neve. Il sollievo dalla sensazione di arsura provocata dalla febbre che affliggeva Vespasiano spinse l'imperatore a bere acqua gelata e forse ne accelerò il decesso durante un soggiorno salutare presso le *Terme di Cotilia* (*Aquae Cutiliae*).

Il destino di un imperatore, in fin dei conti, può coincidere o non discostarsi di molto da quello dei popolani che più o meno paternamente governava. Per questo sono tanto importanti le cronache riguardanti i potenti, oggetto di un'attenzione che non può riguardare gli uomini comuni.

Abbiamo accennato al rispetto che si deve portare a tutte le pratiche mediche in uso nel passato, in quanto ricerca di soluzioni empiriche a problemi di difficile se non impossibile soluzione con i mezzi dell'epoca. Ebbene mi piace terminare questa breve presentazione con un esempio di quella che definiamo medicina preventiva: Plinio riferisce che Ippocrate avrebbe salvato la Grecia da una grave pestilenza facendo chiudere i passaggi delle montagne al confine con l'Illiria, area dove infuriava il male.

Maurizio Rippa Bonati
Dipartimento di Scienze Cardio - Toraco - Vascolari e Sanità Pubblica
Unità di Medicina Umanistica
Università degli Studi di Padova

Claudia Cerchiai Manodori Sagredo

MALATTIE E PANDEMIE NELL'ANTICA ROMA

Cicerone, Plinio, Svetonio, Catone,
Tacito, Marziale, Plauto, Seneca
et alii

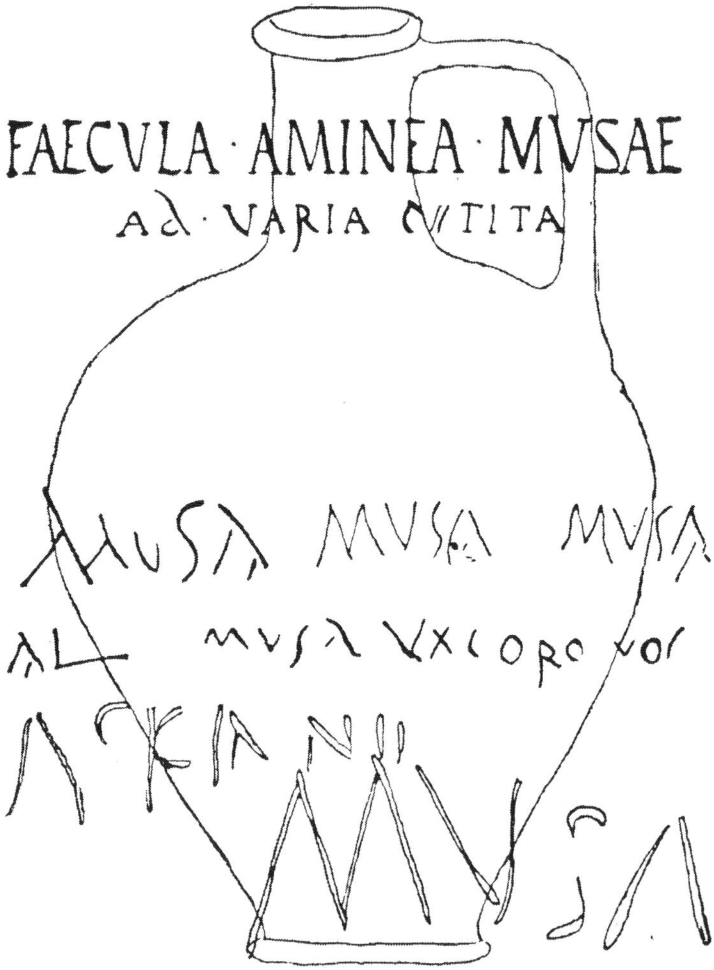

Vaso di terracotta con il nome del medico Musa
(da Pompei)

A. Pazzini (a cura di), *La medicina*, Roma 1938-XVI, pag. 18.

Proinde, dum suppetit vita, enitamur ut mors quam paucissima quae abolere possit inveniat. Vale

"Perciò, finché abbiamo vita, facciamo ogni sforzo perché la morte trovi pochissimo da distruggere. Stai bene" (Plin. *epist.* V, 5)

Non sempre gli autori latini si sono soffermati sulle più diverse malattie a meno che non si fosse trattato di personaggi noti e non fossero state malattie destabilizzanti così da impedire, più o meno saltuariamente, l'operare di costoro come è il caso delle crisi epilettiche che, come vedremo, colpirono Giulio Cesare e altri imperatori.

Talvolta, leggiamo, che le malattie potevano essere di modesta entità come, ad esempio, i dolori di testa o le irritazioni alla gola, inconveniente, quest'ultimo, che venne risolto da parte di Augusto ed anche da parte di Nerone, dando l'incarico ad altra persona, di leggere in Senato, il testo già preparato. Spesso è ricordata la malattia che colpiva gli occhi, impedendo così la lettura e la scrittura e la frequenza di questo male giustifica l'espressione proverbiale: "ritengo che sia noto a tutti coloro che hanno malattie agli occhi e a tutti i barbieri" (*opinor omnibus et lippis notum et tonsoribus esse*) con allusione a tutti coloro che, o non potevano lavorare perché "cisposi" (*lippi*), o perché erano in un luogo dove le chiacchiere costituivano un passatempo[1] .

A volte, però, ed è nella maggior parte dei casi, la malattia viene soltanto espressa con la parola: "malattia" (*morbus* o *aegritas*), senza altre indicazioni e, in conseguenza di questa malattia, o si guariva e, in questo caso viene, a volte, ricordato il nome del medico da cui si era stati curati oppure, del personaggio ammalato, viene in modo molto conciso ricordata la morte: morì di malattia.

Talvolta la descrizione fisica che gli storici fanno di questi personaggi, e si tratta di personaggi di rilevanza politica e militare, poteva essere utilizzata anche per giustificare la volontà di costoro di vincere il male, quando, però, anche il male da cui erano stati colpiti, era di una qualche importanza. La malattia, in questo caso, era quasi un semplice inconveniente al punto che se ne parla non come di un male che impediva di operare ma come una sorta di banco di prova, quasi una competizione, per dimostrare la loro

[1] Hor. *serm.* I, 7, 2-3; *epist.* I, 28-29

straordinaria volontà, la capacità di vincere anche quell'ostacolo che si frapponeva e che cercava di impedire il loro operare.

Leggiamo in Cicerone che tra le persone dall'intelligenza acuta e brillante e quelle remissive e ottuse la differenza consisteva nel fatto che gli uomini d'ingegno, messi di fronte alla malattia opponevano una resistenza maggiore e ne guarivano prima, mentre non era così per le persone accondiscendenti[2] .

Non è frequente leggere di storici che, nelle loro opere, descrivono il decorso di una malattia. Viene fatto, ad esempio, per Silla, per Diocleziano, per Galerio, per Lucio Crasso, per Attico o per il console Aulo Irzio o per Gaio Cesare. In particolare, per quest'ultimo, si parla del suo male in modo conciso e molto efficace, soprattutto per evidenziare la consapevolezza del giovane nipote di Augusto che, menomato per una ferita alla testa, non avrebbe potuto in alcun modo dare un valido apporto allo Stato e quindi la sua decisione di non volere rientrare a Roma. Di fronte, però, all'insistenza di Augusto, Gaio Cesare acconsente di rientrare a Roma senza, peraltro, raggiungerla.

Ugualmente nel caso del console Aulo Irzio viene accennato a qualcosa di più del semplice termine di: "malattia" (*infirmitas*) ma sempre per evidenziare l'alto senso del dovere del console. Infatti leggiamo che il grave stato di debolezza in cui si trovava e il forte stato di magrezza, non ne ritardò la forza d'animo e quando, ancora convalescente per la grave e lunga malattia, fu chiamato a difesa della patria, non ritenne avanzare alcuna scusa[3] .

Non sappiamo, invece di quale malattia avesse sofferto Servio Sulpicio: Cicerone allude soltanto alla gravità del male e alle precarie condizioni di salute. Ogni sua attenzione è posta, invece sull'alto senso del dovere che animava Servio Sulpicio e sul fatto che fosse ben consapevole della gravità del male e che ogni fatica avrebbe potuto essere per lui di grave pregiudizio. Non ebbe esitazioni e cercò, fino all'ultimo respiro, di portare un qualche aiuto allo Stato. E, dice Cicerone, "se partendo aveva la speranza di poter arrivare fino a Marco Antonio, non ne aveva alcuna di fare ritorno" (*cum aliqua perveniendi ad M. Antonium spe profectus est, nulla revertendi*). Infatti, nonostante fosse ben consapevole che con le sue precarie condizioni di salute ogni maggiore fatica avrebbe potuto essergli di grave pregiudizio, pur tuttavia si affrettò, noncurante dei rigori dell'inverno. Non si curò né della neve, né della lunghezza e dei disagi del viaggio, né della malattia che si veniva aggravando: desiderava portare a termine l'incarico ricevuto ed era ormai arrivato quando, sopraffatto dalla violenza del male, fu colto dalla morte[4] .

L'importanza, poi di questo personaggio, è evidenziata anche dall'espressione di Cicerone: "Stesse almeno bene in salute Lucio Cesare, fosse ancora vivo Servio Sulpicio!" (*Utinam L. Caesar valeret, Ser. Sulpicius viveret*)[5].

È soprattutto in Svetonio, però, che vediamo una maggior attenzione all'aspetto fisico del personaggio, al suo modo di vivere che poteva proteggerlo dalle malattie, alle

---

[2] Cic. *Tusc.* IV, 32

[3] Cic. *Phil.* VII, 4, 12; VIII, 2, 5; v. anche I, 15, 37; X, 8, 16; XIV, 2, 4

[4] Cic. *Phil.* IX, 1, 2; v. anche IX, 3, 6; IX, 7, 15; VIII, 7, 22

[5] Cic. *Phil.* VIII, 7, 22

sue debolezze che, talvolta, potevano anche queste salvaguardarlo da pericoli e anche questo, spesso, viene messo in relazione con l'atteggiamento strano o stravagante o malvagio come se l'uno fosse la causa dell'altro: questo, soprattutto, quando leggiamo della vita di Giulio Cesare o di quella degli imperatori della dinastia Giulio-Claudia.

In particolare, a proposito di Augusto, viene ricordato come quando, colpito da malattia, non restasse nella sua abitazione ma si trasferisse nella casa di Mecenate[6] , quasi a cercare una sorta di protezione, una maggiore vicinanza con quello che, evidentemente, riteneva fosse l'amico più vicino rispetto ad altri, la persona che, come ha modo di dire Orazio, quando capitavano queste situazioni, potesse assistere il malato, potesse preparare per lui le medicine, potesse chiamare il medico e lo rimettesse in piedi[7] . Quando si verificavano violenti temporali, Augusto si rifugiava in luoghi riparati, perché era terrorizzato dai fulmini o dal fragore dei tuoni[8] e, come si vedrà, non era il solo a farlo.

A volte si evidenzia il cibo che veniva assunto e anche qui per sottolinearne o la stravaganza o la morigeratezza per alcuni cibi che questi personaggi ritenevano utili alla propria salute, o che ritenevano di trarne beneficio come è il caso, ancora, di Augusto che invece di bere preferiva mangiare "un torso di tenera lattuga" (*lactuculae thyrsum*) come ricorda Svetonio[9] o come faceva l'imperatore Tacito, che, come riportato dallo storico Volpisco, diceva, scherzosamente, di mangiare la lattuga per le sue proprietà calmanti perché "con quella spesa "esagerata" si comperava il sonno" (*somnum enim se mercari illa sumptus effusione dicebat*)[10] . Così vediamo che l'imperatore Antonino Pio era solito mangiare pane secco perché, diceva, di essere così rinvigorito, lo faceva, cioè "per tenersi in forze" (*ad sustinendas vires*), così faceva ancora l'imperatore Tacito che lo mangiava sempre, ogni mattina, con il sale o con altri condimenti[11] .

A volte la morigeratezza nel mangiare era una semplice scelta, come nel caso di Augusto i cui gusti erano, come sottolinea Svetonio "quasi volgari" (*vulgaris fere*)[12].

Augusto, secondo quanto si legge in Seneca "non smise di invocare per sé il riposo e di mirare al congedo dalla vita pubblica" (*quietem ... et vacationem a re publica petere*) e prosegue Seneca che ogni suo discorso era rivolto a questo "a sperare nella vita ritirata" (*ut sperare otium*) e le sue fatiche erano confortate da questa, tuttavia, dolce consolazione che cioè, un giorno, sarebbe vissuto per sé[13] .

L'attenzione che molti personaggi ponevano nella cura del proprio corpo, è spesso ricordata anche da Plinio il Giovane nelle sue lettere e questa, a suo dire, ne giustificava la longevità.

---

6 Svet. *Aug.* 72

7 Hor. *serm.* I, 80-83

8 Svet. *Aug.* 90

9 Svet. *Aug.* 77

10 Volpisc. *Tac.* XI, 2; v. anche Plin. *nat.* XX, 58-66

11 Capitol. *Pius* XIII, 2; Volpisc. *Tac.* XI, 3-4; Plin. *nat.* XXII, 139; Cels. XXX

12 Svet. *Aug.* 76

13 Sen. *dial.* X, IV, 2

Non sempre, però questa attenzione ripagava come fu nel caso di Cornelio Senecione, persona, dice Seneca, splendida e premurosa. "Quest'uomo di grande frugalità" (*Hic homo summae frugalitatis*) che aveva incontrato Seneca al mattino, come di consueto, aveva assistito poi, per tutto il giorno fino alla notte, un amico gravemente ammalato e senza alcuna speranza di salvezza, quindi aveva cenato allegramente. Colto da un attacco di angina "a stento trattenne fino al mattino lo spirito compresso nelle fauci serrate" (*vix compressum artatis faucibus spiritum traxit in lucem*). Morì in pochissime ore avendo esercitato tutte le sue funzioni di persona sana e forte[14].

Anche da Cicerone ci vengono alcuni esempi di come fosse stato necessario conservare la salute e ricorda Lucio Torio Balbo. Scrive, infatti Cicerone che costui, nativo di Lanuvio, era un personaggio, raffinato. Di lui ricorda, soprattutto, come fosse stato molto regolato senza però ricorrere ad alcuna privazione né tantomeno, dice, si privava dei piaceri. La sua carnagione presentava un bel colorito e la sua salute era perfetta. Infatti la curava molto e si esercitava in modo che, arrivando la sera a cena, potesse mangiare e bere in base a quanto si fosse sentito di farlo, quanto fosse, cioè, per lui necessario, dando la precedenza a quei cibi che fossero stati gradevoli e, al tempo stesso, molto facili da digerire. Allo stesso modo si comportava nei confronti del vino che beveva in modo da riceverne piacere senza che questo gli facesse male ... Non aveva alcun dolore ma, se l'avesse provato, non lo avrebbe affrontato con debolezza ma lo avrebbe sopportato e, in ogni caso, avrebbe fatto ricorso ai medici più che ai filosofi[15].

Ancora Cicerone ribadisce come si dovesse avere ogni riguardo nei confronti della salute e che, per mantenerla, occorreva non solo fare un moderato esercizio fisico ma occorreva fare anche attenzione nei confronti del cibo e del vino che dovevano essere assunti in modo che si potessero ristorare le forze senza appesantirle. Ugualmente occorreva curarsi nei confronti della vecchiaia, resistere e compensare le sue mancanze con le cure; occorreva cioè combatterla, così come si combatteva contro la violenza del male[16]. E a questo proposito fa l'esempio del comportamento di Massinissa che, pur avendo raggiunta l'età di novant'anni proseguiva, con costanza, gli esercizi ai quali sottoponeva il corpo. Infatti, se iniziava un percorso a piedi, lo proseguiva senza salire mai a cavallo; viceversa, se lo iniziava a cavallo, non ne discendeva mai. Non c'era pioggia né freddo che lo spingessero a stare con il capo coperto e questo comportamento aveva reso il suo corpo di una estrema asciuttezza che lo portava a continuare a compiere tutti i suoi doveri e i compiti propri di un re. Pertanto con l'esercizio e la costanza riusciva a conservare, anche nella vecchiaia, l'antico vigore.

Di fronte alla vecchiaia, occorreva resistere, occorreva curarla così come ci si curava quando si era colpiti da qualche malattia.

---

[14] Sen. *epist.* XVII-XVIII, 101, 1-3

[15] Cic. *fin.* II, 20, 63-64

[16] Sen. *De senect.* 10-11

IMPERATORI E LORO FAMILIARI

Caio Giulio Cesare

Come ricorda Plutarco, Cesare fu soggetto a dolori di testa ma soprattutto sono di lui ricordate le crisi epilettiche alle quali andava soggetto ma non fece dell'infermità un pretesto per vivere nell'ignavia; per lui la guerra era una cura alla malattia che combatté fino a diventarne immune[1].

La resistenza che ebbe nei confronti della fatica sbalordiva perché era magro di costituzione, con la pelle bianca e delicata. Costringeva il suo fisico a continue marce, a pasti frugali, a vivere duramente, a dormire sempre all'aria aperta nonostante, come sottolineato anche da Svetonio, la sua carnagione fosse candida[2] .

La conoscenza del suo male e soprattutto quella dei sintomi che lo precedevano, non lo colpivano impreparato come vediamo avvenne durante la battaglia di Tapso. Infatti Plutarco[3] riportando quanto riferito da alcuni storici, parla di una crisi epilettica che aveva colpito Cesare, mentre si stava occupando delle delicatissime operazioni che precedevano il combattimento.

Cesare si accorse subito del male che stava per sopraggiungere e prima di esserne del tutto sopraffatto e perdere conoscenza ordinò che lo trasportassero su una torre vicina e qui rimase in uno stato di semi-incoscienza per tutta la durata del combattimento.

In altra circostanza, poi, dopo essere rimasto seduto alla tribuna dei Rostri, davanti al Senato, ai consoli e ai pretori come se fosse stato davanti a cittadini privati, riconoscendo l'offesa arrecata, fu costretto a giustificarsi, adducendo il fatto che il male di cui soffriva lo costringeva a stare seduto perché altrimenti se fosse stato in piedi, sarebbe stato colto da tremori, vertigini e avrebbe perso lucidità e conoscenza, come solitamente accadeva a coloro che erano colpiti da analoga malattia[4].

---

1 Plu. *Caes.* 17, 1-3.
2 Svet. *Caes.* 45-46.
3 Plu. *Caes.* 53, 4-6.
4 Plu. *Caes.* 60, 4-7.

Secondo Plutarco, le crisi epilettiche si manifestarono, "come dicono" *(ὡς λέγεται)*, a Cordoba ma lo storico aggiunge anche che Cesare non ricorse a questo male come pretesto per vivere nell'indolenza ma che sfruttò la guerra per vincere la malattia[5]. Anche Dione Cassio ricorda come a Cordoba, cinta d'assedio, Cesare fosse stato colpito dal male[6] .

Si legge in Nicolao di Damasco[7] che insieme ai molti cattivi presagi che accompagnarono l'uccisione di Cesare per mano dei congiurati, e che allarmarono gli amici che tentavano di convincerlo a non andare in senato, si unì anche il parere dei medici per l'insorgere dell'epilessia di cui spesso soffriva e che anche in quel momento lo aveva colpito.

Anche Svetonio dice che "negli ultimi tempi era solito venir meno per improvvisi mancamenti come pure svegliarsi di soprassalto durante il sonno" (*nisi quod tempore extremo repente animo linqui atque etiam per somnum exterreri solebat*) e prosegue dicendo che "due volte sarebbe stato colto da epilessia mentre trattava gli affari" (*comitiali quoque morbo bis inter res agendas correptus est*)[8] ma, nonostante questo male, ricorda come fosse stato: "di salute florida" (*valetudine prospera*).

Secondo Plinio, Cesare fu l'uomo dotato dell'intelligenza più vivace e di un ingegno veloce come il lampo[9] e si legge[10] che, durante l'assalto nemico ai quartieri d'inverno di Cicerone, neppure un'ora di notte si stava senza lavorare e non veniva concesso il riposo "neppure ai malati" (*non aegris*), né ai feriti[11] .

Ancora Svetonio sottolinea come avesse membra tornite. Sottolinea anche come fosse stato molto meticoloso nella cura del corpo, attenzione che non venne meno in lui nemmeno quando, prigioniero dei pirati presso l'isola Farmacussa insieme ad un medico e a due "camerieri" (*cubicularii*), proseguì tranquillamente nella cura del corpo con esercizi ginnici e partecipando, dice Plutarco, anche ai divertimenti dei pirati in attesa che venisse procurata la somma per il suo riscatto[12] .

Però, a proposito di Bruto e Cassio e del loro essere magri e pallidi, confidava agli amici che non gli piaceva affatto, in particolare, l'eccessivo pallore di Cassio. Messo, poi, in guardia nei confronti di Antonio e di Dolabella che tramavano contro di lui, ebbe modo di dire di non avere alcun timore delle persone grasse e con i capelli lunghi ma di quelle magre e pallide, alludendo in tal modo, dice Plutarco, proprio a Bruto e Cassio[13] .

---

[5] Plu. *Caes.* 17, 2-3.

[6] D. C. XLIII, 32, 6-7.

[7] Nic. Dam. *Vit. Caes.* XXIII, 83.

[8] Svet. *Caes.* 45.

[9] Plin. *nat.* VII, 91.

[10] Caes. *gall.* V, 39-40.

[11] v. anche Caes. *gall.* VI, 36 e Caes. *civ.* III, 75; 78.

[12] Plu. *Caes.* 1, 8; 2, 3; Svet. *Caes.* 4; 45-46.

[13] Plu. *Caes.* 62, 9-10.

Cesare fu molto frugale nei pasti e molto sobrio nel vino e questo era stato messo in evidenza anche dai suoi avversari[14] . Inoltre, come ricorda Plutarco, per evitare gli intrighi di Potino, un eunuco molto potente che, in Egitto, tramava di nascosto contro di lui, secondo alcuni, aveva iniziato a trascorrere la notte insonne e bevendo in modo da vegliare egli stesso sulla propria sicurezza[15] .

Durante la guerra civile, si imbarcò da Brindisi con un esercito dai ranghi ridotti e questo era dovuto al fatto che molti soldati erano morti sia nelle varie campagne in Gallia e sia a causa del lungo viaggio intrapreso venendo dalla Spagna; a questo si era, poi, aggiunto l'autunno insalubre della Puglia e della zona intorno a Brindisi che aveva colpito l'esercito con una serie di malattie[16].

Inoltre durante la guerra contro Pompeo ebbe a soffrire soprattutto per la completa mancanza di viveri al punto che i soldati del suo esercito si nutrivano di un impasto realizzato con il latte e con alcune "radici selvatiche" (*chara*) che strappavano dal terreno[17]. Secondo alcuni questa fu la causa di una malattia infettiva che si propagò nell'esercito[18] e dalla quale furono liberati, secondo quanto riporta Plutarco: "in modo inaspettato" *(παραλόγως)*. Infatti, impossessatosi di Gobi, una città della Tessaglia, i suoi uomini trovarono nell'accampamento una grande quantità di vino che bevvero abbondantemente comportandosi poi come baccanti e l'ubriachezza, cambiando il loro stato d'animo, li liberò dalla malattia[19] .

Analogamente in Africa poiché non c'era grano per i soldati né foraggio per gli animali si provvide a recuperare alghe marine opportunamente private della salsedine e mescolate con la gramigna per renderle più appetitose[20] .

Svetonio riporta, poi, come alcuni ritenessero che Cesare non avesse voluto vivere più a lungo (fu ucciso a 56 anni) e di non essersi curato per il fatto di trovarsi in condizioni di salute non più prospera e che per questo fosse divenuto noncurante dei segni religiosi premonitori di una sua fine violenta e degli ammonimenti che gli venivano dagli amici[21] e questo lo manifestò apertamente sia licenziando la scorta delle guardie ispaniche e sia affrontando le insidie piuttosto che stare continuamente in guardia.

È ancora Svetonio che mette in evidenza l'attenzione che Cesare ebbe nei confronti dei medici. Infatti concesse ad essi la cittadinanza e a tutti coloro che professavano, a Roma le arti liberali e fece questo perché vi soggiornassero più volentieri e perché altri fossero così, stimolati a venirvi[22] .

---

[14] Plu. *Caes.* 17, 9-10; v. anche Svet. *Caes.* 53.
[15] Plu. *Caes.* 48, 5-6.
[16] Caes. *civ.* III, 2.
[17] Plu. *Caes.* 39, 1-2; 40, 4; Svet. *Caes.* 68; Caes. *civ.* III, 48.
[18] Plu. *Caes.* 40, 4.
[19] Plu. *Caes.* 41, 7-8.
[20] Plu. *Caes.* 52, 6.
[21] Svet. *Caes.* 81; 86.
[22] Svet. *Caes.* 42.

Anche Ottaviano Augusto ebbe modo di dedicare un'attenzione particolare nei confronti dei medici e lo dimostrò durante una grave carestia, peraltro di difficile rimedio, quando volle trattenere a Roma i medici, appunto, i precettori e parte degli schiavi e allontanandone, però, gli schiavi in vendita, i lanisti e i forestieri[23] .

Ricorda infatti Dione Cassio che quando Augusto divenne console per l'undicesima volta, avendo Calpurnio Pisone come collega, si ammalò così gravemente che si temette per la sua vita. E proprio nel momento in cui non era più neppure in grado di occuparsi dei problemi più urgenti, un certo Antonio Musa lo salvò con una terapia a base di bagni freddi e di bevande fredde e per questo servigio Musa fu lautamente ricompensato[24].

Antonio Musa insieme al fratello, come si legge in Plinio[25], aveva insegnato a tonificare il corpo, dopo il bagno, utilizzando molta acqua fredda mentre prima, per lavarsi, veniva utilizzata soltanto acqua calda. Però, mentre Augusto fu salvato in questo modo, il nipote Marcello, che non molto tempo dopo si era ammalato, fu curato da Musa in persona con quella stessa terapia, ma non sopravvisse[26].

Si legge anche in Svetonio che ad Antonio Musa, grazie ad una sottoscrizione, venne dedicata una statua in bronzo che fu collocata accanto a quella di Esculapio e, sempre secondo Svetonio, questo fu fatto poiché Antonio Musa aveva guarito Augusto "da una malattia pericolosa" (*ex ancipiti morbo*)[27]. È probabile si trattasse della malattia che lo aveva colpito dopo la sottomissione della Cantabria quando per un travaso del fegato, Augusto, come si è accennato, si era ridotto in condizioni disperate. Nel tentativo di guarirlo erano state utilizzate due contrarie ed egualmente dubbie forme di medicazione. E fu qui che provvidenziale fu il consiglio di Antonio Musa il quale, vedendo che Augusto non aveva trovato giovamento dalle fomenta calde, lo indusse a far ricorso a quelle fredde.

Antonio Musa, come ricorda lo stesso Orazio, aveva anche cercato di allargare la sua "clientela" cercando di persuadere il poeta, senza però alcun risultato, a rinunciare ai bagni caldi per quelli freddi e Orazio, allora, in una sua epistola, riporta il rammarico di Baia, famoso centro di delizie campano, che si era ritenuta per questo pur sempre tentativo del medico, abbandonata dal poeta[28].

Ricorda Nicolao di Damasco[29] che quando Cesare aveva affidato al giovane Ottavio la sovrintendenza, a Roma, del "teatro greco", questi, desideroso di dimostrare le sue capacità, esercitò l'incarico con molto zelo non lasciando il teatro se non alla fine

---

[23] Svet. *Aug.* 42.
[24] D. C. LIII, 30, 1-4.
[25] Plin. *nat.* XXV, 77; v. anche Plin. *nat.* V, 16.
[26] D. C. LIII, 30, 1-4.
[27] Svet. *Aug.* 59.
[28] Hor. *epist.* I, 15, 1-25.
[29] Nic. Dam. *Vit. Caes.* IX, 19-22.

degli spettacoli, spesso noncurante del grande caldo e della lunghezza dello spettacolo. Si ammalò gravemente e tutti, Cesare in particolare, temettero che il suo fisico fosse compromesso per sempre. Cesare andava a trovarlo tutti i giorni e non permetteva che i medici si allontanassero dal letto del giovane. Prosegue Nicolao che un giorno, mentre Cesare stava banchettando, gli fu riferito che Ottavio aveva avuto un collasso. Cesare allora, lasciato immediatamente il banchetto e senza rimettersi i calzari, corse dal giovane. Gli si sedette accanto supplicando i medici e fu molto sollevato quando Ottavio si riebbe. Si riprese dalla malattia ed era ancora convalescente quando Cesare dovette affrontare la guerra in Spagna contro i figli di Pompeo Magno. Il giovane non poté, quindi, accompagnarlo come Cesare avrebbe voluto ma si ristabilì ben presto e, secondo le disposizioni di Cesare, lo raggiunse velocemente giungendo, però, quando la guerra era ormai terminata.

Mentre Antonio marciava verso Filippi una malattia colse Ottaviano a Durazzo, città che, comunque, lasciò ben presto, benché non fosse ancora del tutto guarito[30]. Però, durante il viaggio (da Filippi al luogo di imbarco per la traversata dello Ionio) e la traversata del mare, Ottaviano soffrì molto per la malattia, al punto che coloro che stavano a Roma temettero che morisse[31]. Durante la battaglia di Filippi, l'ala posta al comando di Bruto respinse gli uomini di Ottaviano e prese il suo accampamento. Infatti Ottaviano nonostante, fosse molto debole a causa della malattia, attendeva comunque alle sue mansioni di comandante.

Ricorda Dione Cassio che il medico Artorio, spaventato da un preciso presagio avuto in sogno (vide infatti la dea Atena che gli ordinava di portare fuori dalla tenda Ottaviano) l'aveva pregato, benché ammalato, di uscire dalla tenda cosa che egli fece e così si salvò: infatti, uscito dall'accampamento, si mescolò ai soldati che combattevano nonostante fosse senz'armi e malato[32].

Anche Svetonio e così pure Plutarco ricordano lo stesso episodio dicendo che, nonostante la malattia lo avesse costretto a restare nella tenda, tuttavia fu sollecitato ad uscirne dal sogno di un amico, Marco Antonio. In tal modo si salvò perché i nemici, presi i suoi accampamenti, ritenendo che Ottaviano fosse rimasto nella tenda, vi accorsero, la lacerarono e la trapassarono[33].

È Plinio, poi, che ricorda i numerosi malanni che colpirono Ottaviano[34]: si ammalò, come si è detto, durante la battaglia di Filippi, fuggì e si nascose per tre giorni in una palude, infermo e, dice, (come ammettono Agrippa e Mecenate) gonfio per un'idropisia; fece naufragio in Sicilia, durante la guerra contro Sesto Pompeo e di nuovo, anche lì, si nascose in una caverna; quando le sue navi erano ormai in fuga sotto l'incalzare

---

30 D. C. XLVII, 37, 2; v. anche Plu. *Brut.* 38, 3.

31 D. C. XLVIII, 1, 3.

32 Vell. Pater. II, 70, 1; D. C. XLVII, 41, 3-4.

33 Svet. *Aug.* 91; Plut. *Brut.* 41, 7-8.

34 Plin. *nat.* VII, 148-149.

della flotta nemica, pregò Proculeio di ucciderlo. Affrontò, inoltre, la preoccupazione per la guerra di Perugia, l'ansia per la battaglia di Azio, la caduta da una torre durante la guerra di Pannonia, tante rivolte militari, tante malattie dall'esito incerto... l'epidemia scoppiata in Roma, la decisione di morire e il digiuno di quattro giorni che portò la morte a impadronirsi di quasi tutto il suo corpo.

Svetonio ricorda anche come, durante lo svolgimento di giochi Circensi, peraltro da lui voluti a seguito di un voto, fu costretto a parteciparvi "e ad accompagnare le tense adagiato in lettiga, perché colto da indisposizione" (*ut correptus valetudine lectiga cubans tensas deduceret*)[35].

Inoltre, dice Svetonio che c'erano altre infermità che colpivano Ottaviano, alcune delle quali lo affliggevano periodicamente: una di queste lo coglieva allorquando si avvicinava il suo compleanno (il nono giorno prima delle calende di ottobre) e in questo periodo si sentiva sofferente e l'altra lo coglieva all'inizio della primavera, quando "era assalito da un gonfiore dei precordi" (*praecordiorum inflazione temptabatur*) e quando, durante lo scirocco, era sofferente per infreddature alla testa[36].

A causa, quindi, di questi disturbi, non tollerava facilmente né il caldo né il freddo e per ovviare a questo, mentre d'estate dormiva con le porte della camera aperte e spesso addirittura all'aperto, nel peristilio, presso lo zampillo dell'acqua e anche facendosi far vento da qualcuno, d'inverno si proteggeva dal freddo indossando quattro tuniche, con una toga molto pesante, con camicia e ventriera di lana e con mutande e gambiere di panno. Anche in inverno era insofferente del sole e in casa non passeggiava mai allo scoperto se non con un copricapo[37].

Per sostenersi in tanta debolezza fisica, faceva ricorso ad ogni cura: lavandosi raramente mentre più spesso si faceva ungere oppure sudava innanzi alla fiamma, bagnandosi con acqua intiepidita o riscaldata sotto il forte sole. Ogni qualvolta, però, a causa dei nervi, doveva ricorrere alle acque marine o albule, si sedeva sopra un sedile di legno, che con un termine ispanico chiamava *dureta*, muovendo alternativamente mani e piedi[38].

Per queste sue condizioni rinunziò, subito dopo le guerre civili, a cavalcare e ad esercitarsi con le armi. Non rinunciò, però ad un moderato esercizio fisico, prima esercitandosi al gioco della palla, poi a quello del pallone per rinunciare dopo ad entrambi limitandosi a farsi portare in lettiga, a passeggiare per poi correre saltellando, nell'ultima parte della sua passeggiata, avviluppato in una sopravveste di pelle o in una coperta[39].

Anche durante il trionfo che durò, com'era naturale, ininterrottamente diversi giorni Ottaviano non poté parteciparvi a causa di una malattia ma, durante la sua assenza, ci furono altri a dirigerlo, così come era accaduto in occasione del matrimonio della

---

[35] Svet. *Aug.* 43.

[36] Svet. *Aug.* 81.

[37] Svet. *Aug.* 82.

[38] Svet. *Aug.* 82.

[39] D. C. LIII, 25, 7; v. D. C. LII, 10, 1 e LIII, 30, 1-4; Svet. *Aug.* 83.

figlia Giulia con Marcello allorquando, colpito da una malattia non poté essere a Roma e affidò ad Agrippa il compito e l'onore di celebrare i festeggiamenti[40] .

Non soltanto teneva in esercizio il corpo ma dedicava le sue attenzioni anche alla mente e per distrarla ricorreva alla pratica della pesca con la lenza, oppure giocava con i dadi o con sassolini o con le noci insieme ai bambini[41]. Inoltre per il timore di incorrere, mentre pronunciava qualche discorso, in eventuali mancanze di memoria o anche per non perdere tempo ad imparare a memoria, cominciò a leggere i discorsi[42].

Ricorda Dione Cassio che, una raucedine gli impedì di pronunciare un discorso in senato e fu quindi costretto a consegnare ad uno dei due questori il testo da leggere, che conteneva l'elenco delle iniziative che dovevano essere intraprese[43]. Questo fatto è ricordato anche da Svetonio che dice come Augusto, "per una irritazione alla gola" (*infirmatis faucibus*), arringasse il popolo per bocca del banditore[44].

Manifestò anche la sua attenzione nei confronti del popolo dando prova di sprezzo del pericolo allorquando, durante uno spettacolo di gladiatori voluto dai suoi nipoti, per rassicurare il popolo in preda al panico per la minaccia di una "caduta rovinosa" (*ruina*), ritenne opportuno rassicurarlo lasciando il suo posto per sistemarsi nel punto che era maggiormente sospetto di pericolo[45].

Prosegue ancora Svetonio che, "risulta" (*constat*), come in tutte le altre manifestazioni della vita fosse stato molto continente[46].

Dimorò sempre, per quarant'anni, nella stessa "camera" (*cubiculo*), sia d'inverno che d'estate, nonostante avesse trovato che il clima della città, durante il periodo invernale, fosse poco propizio alla sua salute[47]. Però, come abbiamo visto, "se era ammalato dormiva nella casa di Mecenate" (*aeger autem in domo Maecenatis cubabat*).

Quando voleva che non lo disturbassero, sceglieva dei luoghi appartati e posti in alto e per questo aveva scelto un luogo particolare che chiamava: "Siracusa e laboratorio" (*Syracusas et technophyon*) e lì si trasferiva, oppure sceglieva qualche villa suburbana dei suoi liberti[48].

Fra questi luoghi appartati dove si ritirava, preferì soprattutto i luoghi di mare e le isole della Campania o i luoghi vicino l'Urbe come Lanuvio, Preneste o Tivoli. Non amava le ville ampie e sfarzose ma preferì, invece, abbellirle con viali e boschetti o con oggetti rari e antichi[49].

---

[40] D. C. LI, 22, 9; v. anche LIII, 27, 4-5.

[41] Svet. *Aug.* 83.

[42] Svet. *Aug.* 84.

[43] D. C. LIV, 25, 5.

[44] Svet. *Aug.* 84; v. anche Plaut. *Merc.* 140; Plin. *nat.* XXIV, 34.

[45] Svet. *Aug.* 43.

[46] Svet. *Aug.* 71.

[47] Svet. *Aug.* 72.

[48] Svet. *Aug.* 72.

[49] Svet. *Aug.* 72.

Dicono dormisse su un letto basso e non molto soffice. Nella stanza dove dormiva teneva calzari e abiti perché fossero subito pronti nel caso si verificasse un' improvvisa necessità[50].

Era molto frugale per quanto riguardava i cibi: mangiava pane di seconda qualità, piccoli pesci, formaggio vaccino compresso a mano, fichi freschi biferi e mangiava anche prima di cena se, per caso, ne avvertiva la necessità come si legge, dice Svetonio, in alcune sue lettere: in questo caso si trattava di pane e datteri, di un'oncia di pane con pochi acini di uva duracina o, in tutto il giorno, di due bocconi dopo la prima ora di notte e questo lo faceva al bagno, prima che i servi cominciassero ad ungerlo. Dice ancora Svetonio che, a causa di questo disordine, mangiava qualcosa per lo più da solo, prima del banchetto o dopo, mentre non toccava cibo durante il convito[51].

La sobrietà di questo imperatore riguardava anche il vino. Riporta, infatti, Svetonio che, secondo Cornelio Nepote durante l'assedio di Modena, era solito bere non più di tre volte durante il pranzo e quando eccedeva nel bere non andava oltre i sei sestanti e, se gli capitava di eccedere, vomitava[52].

Apprezzava il vino retico ma ne beveva raramente durante il giorno. Preferiva, invece, mangiare del pane inzuppato in acqua fresca, oppure una fetta di cocomero, o un torso di lattuga tenera, o un frutto fresco e acidulo che avesse un succo molto vinoso[53].

Dopo il pasto meridiano, riposava, vestito com'era e con le calzature ai piedi, ponendosi la mano sugli occhi. Dopo il pranzo (*caena*) si ritirava "sulla lettiga di lavoro" (*in lecticulam...lucubratoriam*) e vi rimaneva fino a notte inoltrata terminando o quasi il lavoro della giornata, quindi passava "sul letto" (*in lectum*) a dormire. Quando gli capitava di dormire molto, lo faceva per non più di sette ore, però, durante la notte, si svegliava tre o quattro volte e se non riusciva a riprendere il sonno, faceva venire dei lettori o dei "novellatori" (*fabulatoribus*) e così riprendeva sonno e spesso restava a letto fin oltre l'alba.

Non trascorse mai la notte da sveglio, a meno che non ci fosse qualcuno accanto a lui. Svegliarsi presto lo lasciava disturbato al punto che se si fosse dovuto svegliare prima del consueto, utilizzava "un piano superiore" (*caenaculo*) di qualche "familiare" (*domesticorum*). Spesso, quando voleva dormire, lo faceva anche quando era trasportato per le strade o quando la lettiga si fermava per qualche tempo[54].

I viaggi in lettiga erano fatti quasi sempre di notte. Andava molto lentamente e con frequenti fermate così da impiegare due giorni per recarsi a Preneste o a Tivoli. Se in qualche luogo poteva giungere per via di mare, preferiva farlo.

Dicono avesse sul petto e sul ventre delle macchie congenite disposte come le stelle dell'Orsa e alcune callosità che si erano indurite per l'uso frequente dello strigile[55].

---

[50] Svet. *Aug.* 73.

[51] Svet. *Aug.* 76.

[52] Svet. *Aug.* 77.

[53] Svet. *Aug.* 77.

[54] Svet. *Aug.* 76-78.

[55] Svet. *Aug.* 80.

Fu sofferente all'anca, al femore, alla gamba sinistra al punto che spesso zoppicava ma rimediava a questo rafforzando la parte interessata con fasciature e incannucciate. Talvolta avvertiva un intorpidimento all'indice della mano destra che, oltre a essere insensibile era anche contratto per il freddo e a stento, con l'aiuto di un ditale di corno, poteva scrivere[56].

Soffrì anche alla vescica e traeva beneficio con l'espulsione dei calcoli[57].

Per tutta la vita fu soggetto a gravi e pericolose malattie, soprattutto dopo la sottomissione della Cantabria, quando una malattia, della quale si è accennato, lo ridusse in condizioni disperate e fu guarita dal medico Musa o quando, ammalatosi per la fatica e per l'ansia, si ritirò a Tarragona, dove giacque malato[58].

Ormai in tarda età, gli si indebolì la vista dall'occhio sinistro[59].

Ricorreva a metafore che derivavano dal mondo della medicina come quando diceva che occorreva eliminare coloro che manifestavano malvagità o che erano ribaldi o dissennati allo stesso modo di come venivano eliminate dal corpo quelle parti che si manifestavano sicuramente inguaribili. Un'altra manifestazione di attenzione al mondo dei medici e al loro linguaggio lo vediamo quando, si legge in Svetonio, ogni allusione alla figlia Giulia Maggiore e ai suoi nipoti Giulia Minore e Agrippa Postumo "sospirando, non altrimenti li chiamava come i suoi tre ascessi e i suoi tre cancri" (*ingemiscens... nec aliter eos appellare, quam tris vomicas ac tria carcinomata sua*)[60].

Temeva, come si è accennato, i tuoni e i fulmini e questo perché una volta, durante un viaggio notturno, "fu preso da grande spavento" (*costernatus*) per un fulmine che gli era caduto vicino. Per questo motivo, a scopo scaramantico, ricorreva ad un amuleto che era stato fatto utilizzando la pelle di un vitello marino. Però, nonostante questo, quando si temeva il manifestarsi di un uragano, si rifugiava in luogo nascosto e chiuso[61].

Quando scoppiò una guerra contro i Germani, Augusto, sofferente per l'età avanzata e per una malattia sopraggiunta non fu in condizione di partire per la spedizione militare[62]. Inviò, allora, Tiberio nell'Illirico, prefiggendosi di accompagnarlo fino a Benevento e, raggiunta Astura, da lì si imbarcò, di notte, approfittando d'un vento propizio ma si ammalò per una diarrea. Costeggiata la Campania e le altre isole vicine[63], si fermò quattro giorni nel ritiro di Capri, quindi a Napoli e benché il male gli tormentasse continuamente gli intestini, pure assisté alla gara ginnica che era stata organizzata in suo onore. Nel viaggio di ritorno, però, il male si aggravò ed alla fine ne fu vinto mentre era a Nola dove fu raggiunto da Tiberio. Qui, mentre ad alcuni

---

56 Svet. *Aug.* 80.
57 Svet. *Aug.* 80.
58 Svet. *Aug.* 81.
59 Svet. *Aug.* 79.
60 D. C. LIV, 18, 1; Svet. *Aug.* 65.
61 Svet. *Aug.* 90.
62 D. C. LV 13, 1a; v. anche 33, 5.
63 Svet. *Aug.* 98.

che erano giunti da Roma domandava della figlia di Druso che era ammalata, improvvisamente spirò[64].

Anche in Tacito si legge[65] che Augusto, ormai vecchio, fiaccato dalla malattia, si aggravò e si andava avvicinando alla fine ed alcuni sospettavano un delitto perpretato dalla moglie[66]. Anche Dione Cassio, come Tacito, accoglie il sospetto che fosse stata la moglie, Livia, a somministrargli il veleno. Dice, infatti che: Augusto, dunque, si ammalò e morì. Livia fu oggetto di qualche sospetto riguardo la sua morte (veleno)[67].

Leggiamo in Svetonio che la sua fine fu dolce, quale aveva sempre desiderato che avvenisse, augurandosi che accadesse una eutanasia, come era solito denominarla, per se stesso e per i suoi. Prima di spirare, ebbe un solo segno di alienazione mentale e fu quando, all'improvviso, si spaventò e si lamentò che quaranta giovani lo stavano portando via: ma questo, dice Svetonio, non fu un'alienazione della mente bensì un presagio perché, infatti, il suo corpo, dopo la sua morte, venne portato via da altrettanti soldati pretoriani[68].

Augusto morì il decimo quarto giorno prima delle calende di settembre alla nona ora del giorno in età di settantasei anni meno trentacinque giorni. La salma fu trasportata da Nola a Boville e il percorso fu fatto nelle ore notturne a causa della stagione. Successivamente, nel percorso verso Roma, la salma dell'imperatore fu deposta, durante il giorno, nella basilica o nel maggiore dei templi dei vari luoghi che venivano attraversati mentre, a Roma, fu deposta nel vestibolo della sua casa[69].

Agrippa

Agrippa, benché fosse iniziata la stagione invernale, si era diretto in Pannonia ma, poiché gli abitanti avevano rinunciato alla ribellione, era ritornato in Italia. Giunto in Campania si ammalò. Augusto, non appena lo seppe, si mosse subito per raggiungerlo ma non fece in tempo a vederlo ancora in vita e fece quindi portare il suo corpo a Roma[70].

Secondo quanto leggiamo in Plinio, Agrippa soffriva di gotta[71].

---

[64] Svet. *Aug.* 99.
[65] Tac. *Ann.* I, 4, 2.
[66] Tac. *Ann.* I, 5, 1.
[67] D. C. LVI, 30, 1.
[68] Svet, Aug. 99.
[69] Svet. *Aug.* 100.
[70] D. C. LIV 28, 2-3.
[71] Plin. *nat.* VII, 45

Druso Claudio Nerone

Druso Maggiore, figlio di Livia e fratello di Tiberio, mentre stava tornando velocemente indietro, "morì a causa di una malattia" (*supremum diem morbo obiit*), prima di arrivare al Reno[72]. Si legge ancora in Dione Cassio che Augusto, essendo venuto a sapere con un certo anticipo della malattia di Druso, mandò subito sul luogo Tiberio che, avendolo raggiunto, lo trovò ancora in vita. Druso, però, morì durante il viaggio di ritorno a Roma[73]. Ricorda a questo proposito Plinio che Tiberio Nerone, mentre si affrettava verso la Germania al capezzale del fratello, percorse, in carrozza, le 200 miglia, in un giorno e una notte[74].

Druso era morto, quindi, durante la spedizione in Germania e gli stessi nemici avevano avuto rispetto "di lui malato" (*illum ... aegrum*) al punto che, dice Seneca, durante la sua malattia, avevano sospeso le ostilità e non avevano osato augurarsi quanto sarebbe stato, invece, nel loro interesse. (Morì nel 9 a.C. in seguito ad una caduta da cavallo in Germania, dove aveva più volte vittoriosamente combattuto riportandone l'ovazione e il cognome di Germanico)[75].

Druso Minore

Sempre, però, secondo quanto si legge in Svetonio, l'imperatore Tiberio, pur non amando Druso di amore paterno perché offeso dai difetti di quello dovuti al carattere debole e al fiacco modo di vivere, tuttavia, alla notizia che il figlio Druso sarebbe morto a causa del veleno che gli era stato dato dalla moglie Livilla e da Seiano[76], fu preso da furia crudele dal momento che riteneva che il figlio fosse morto "per malattia" (*cum morbo*) dovuta a "stravizi" (*intemperantia*).

Si legge, però in Dione Cassio che Druso era violento e crudele tanto che le spade dalla punta più acuminata erano chiamate "drusie" e che Tiberio, spesso, lo rimproverava sia privatamente che pubblicamente[77]. Inoltre, come è riportato in Tacito, Druso era di indole impulsiva[78].

---

[72] D. C. LV, 1, 4; v. anche Svet. *Claud.* 1.

[73] D. C. LV, 2, 1.

[74] Plin. *nat.* VII, 84.

[75] Sen. *dial.* VI, 3, 1; *dial.* XII, 15, 5; Svet. *Claud.* 1, 3.

[76] Svet. *Tib.* 52; 62; v. anche D. C. LVII, 22, 1-2

[77] D. C. LVII, 13, 1; 14, 9.

[78] Tac. *ann.* IV, 3, 2; D. C. LVII, 22, 1.

Gaio e Lucio Cesare

Si legge in Tacito che Gaio Cesare, durante un colloquio cui, temerariamente, aveva preso parte nei pressi di Artagera, fu gravemente ferito per mano di un certo Adduo. Ammalatosi a causa della ferita che lo aveva menomato non solo nel corpo, ma anche nella facoltà d'intendere rendendo, dice Tacito e come anche si legge in Velleio Patercolo[79], la sua mente poco utile allo Stato, poiché la sua condizione non migliorava, si indebolì ancora di più. Decise allora di restare in quel luogo sperduto e remoto della Siria a vita privata e di invecchiare lì piuttosto che fare ritorno a Roma. Augusto, addolorato, dopo avere informato il senato della volontà di Gaio Cesare, lo esortò a rientrare in Italia. Gaio allora, deposta subito la sua carica, controvoglia, si diresse a bordo di una nave da carico, verso la Licia ma a Limira morì di malattia[80].

Anche Tacito ricorda come Gaio morisse al ritorno dall'Armenia, reso invalido per una ferita[81].

Però, prima che Gaio morisse, Lucio era morto improvvisamente a Marsiglia per una malattia e, si legge in Dione Cassio che la concomitanza della loro duplice morte aveva indotto a far cadere il sospetto di veneficio su Livia[82].

La morte di Lucio Cesare è riportata anche da Tacito che annota come, morto Agrippa, una morte precoce avesse colto Lucio Cesare mentre si recava presso gli eserciti di Spagna e aggiunge che questo era accaduto o per fatalità o per insidia della matrigna Livia, alludendo così all'utilizzo di un veleno[83].

Germanico

Germanico, padre di Gaio Cesare e figlio di Druso e di Antonia Minore, fu adottato dallo zio paterno Tiberio all'età di trentaquattro anni e morì dopo una lunga malattia ad Antiochia, non senza il sospetto di essere stato avvelenato.

A Germanico, già dall'oracolo di Apollo Claro che era stato da lui interrogato, era stata predetta una morte prematura[84]. Infatti, come si è detto, fu colpito ad Antiochia da una malattia e si pensò che questa fosse dovuta "per le insidie di Tiberio" (*fraude Tiberii*) e condotta a compimento per l'intervento di Gn. Pisone. Ristabilitosi, fu nuovamente colpito dal male e questo ritardò la partenza di Pisone che voleva sorveglia-

---

[79] Vell. Paterc. II, 102, 2-3.

[80] D. C. LV, 10a, 8-10; Tac. *Ann.* II, 102, 2-3.

[81] Tac. *Ann.* I, 3, 3.

[82] D. C. XV, 10a, 8-10.

[83] Tac. *ann.* I, 3, 3.

[84] Tac. *ann.* II, 54, 4.

re l'andamento della malattia. Germanico era convinto di essere stato avvelenato da Pisone e questa convinzione era avvalorata dal ritrovamento di numerosi indizi come ossa umane sepolte nella sua abitazione, lamine di piombo che recavano incise delle maledizioni con le quali si riteneva di effettuare la consacrazione delle anime agli dei degli Inferi. Oltre a questo anche alcune persone che si aggiravano intorno a lui, erano accusate di spiare l'aggravarsi della malattia di Germanico[85].

Molti erano, poi, gli indizi che ne suggerivano la morte per avvelenamento. Infatti il suo corpo era cosparso di molti lividi e oltre a questi una schiuma gli usciva dalla bocca. Quando fu cremato si trovò che fra le ossa era rimasto intatto il cuore e si crede che la costituzione di questo organo sia tale che, qualora sia imbevuto di veleno, non possa essere consumato dal fuoco.

Ricorda Svetonio che all'aspetto gradevole della persona mal corrispondeva la gracilità delle gambe, che però, con il continuo cavalcare dopo i pasti, a poco a poco si erano rinforzate[86].

È riportato in Plinio che quando Germanico spinse gli accampamenti oltre il Reno, in una zona vicina al mare c'era una sola fonte di acqua dolce: a chi ne beveva, entro due anni cadevano i denti e si indebolivano le articolazioni delle ginocchia. Queste malattie venivano chiamate dai medici: *stomacace* e *scelotyrbe* e c'era un'erba, detta "britannica", che era utile per curarle. Inoltre era salutare non solo per i tendini e per le malattie della bocca ma anche per combattere l'angina e il morso dei serpenti. Furono i i Frisii a farla conoscere, popolazione che abitava il territorio nel quale si trovavano gli accampamenti[87].

Tiberio Nerone Cesare

Tiberio, fiorente d'anni e di salute, improvvisamente decise di ritirarsi andando il più possibile lontano dall'Urbe[88], motivando questa volontà per stanchezza a causa degli incarichi pubblici e per il desiderio di volersi riposare. Molte furono le insistenze di coloro che volevano trattenerlo: della madre, del patrigno e delle lamentele che il patrigno gli fece anche in senato. Andava dicendo di voler rinunciare al potere a causa della sua età avanzata (aveva cinquantasei anni) e a causa della debolezza della vista. In realtà nonostante vedesse molto bene di notte, pure la sua vista era molto debole di giorno[89]. Per quattro giorni rifiutò ogni cibo e, non appena gli fu data la facoltà di partire, lasciò a Roma la moglie e il figlio e immediatamente discese a Ostia e da qui, con il favore dei

---

[85] Tac. *ann.* II, 69, 2-3; D. C. LVII, 18, 9.

[86] Svet. *Cal.* 1-3; v. anche *Claud.* 1.

[87] Plin. *nat.* XXV, 20-21; v. anche Tac. *ann.* IV, 72, 1.

[88] Svet. *Tib.* 10.

[89] D. C. LVII, 2, 4.

venti, navigò verso l'isola di Rodi dove, si legge in Svetonio, una volta chiese che fossero date disposizioni che, nella giornata egli potesse visitare tutti gli ammalati i quali furono così sistemati sotto un portico pubblico e riuniti per tipologia di malattia. Stupito egli stesso per quanto aveva stabilito, non sapendo cosa fare, si avvicinò ad ogni ammalato scusandosi per l'accaduto. Però si legge in Dione Cassio che Tiberio, nella prima parte della sua vita, manteneva con i compagni gli stessi rapporti che aveva nella vita privata, andando a trovarli quando questi si ammalavano[90].

Tornò dopo quasi otto anni di ritiro dedicandosi al riposo e astenendosi da ogni pubblico incarico[91]. Condusse la campagna militare nell'Illirico[92] ma differì il trionfo e altri onori che gli erano stati decretati poiché la città era in lutto a causa della disfatta di Varo. Però ebbe modo di celebrarlo al suo ritorno dalla Germania[93]. Alla morte di Augusto assunse il potere con molte esitazioni e quasi forzato[94].

Non entrò mai nella Curia se non una volta quando vi fu portato in lettiga perché ammalato e allontanando subito dopo gli accompagnatori.

Per i primi due anni da quando ebbe assunto il potere non lasciò mai Roma se non per andare nelle vicinanze e mai oltre Anzio nonostante avesse annunciato di voler visitare oltre alle provincie anche gli eserciti ma non fece nulla tanto che, per scherzo, venne soprannominato *Callipide* che, secondo un proverbio greco voleva significare: colui che corre sempre ma che non avanza di un passo[95]. Dopo, però, che furono morti i figli, Germanico in Siria e Druso a Roma, si ritirò in Campania[96].

Appena ebbe lasciata Roma, mentre pranzava in una grotta a Terracina per poco non fu colpito da alcuni blocchi di pietra distaccatisi dall'alto che uccisero molti commensali[97].

Adducendo quindi il pretesto di dedicare un tempio a Giove a Capua e un tempio ad Augusto presso Nola, si recò nei pressi di Capua e, dopo aver consacrato i due templi, costeggiando la Campania, si rifugiò nell'isola di Capri con il deliberato proposito di vivere lontano dall'Urbe[98]. Dice Dione Cassio che, principalmente, la causa del suo ritiro a Capri era dovuto alle intromissione della madre Livia nella vita politica[99].

Il motivo di questo non voler raggiungere Roma è stato visto da Tacito, che seguiva la testimonianza di moltissimi scrittori, come dovuto alle mali arti di Seiano. Però, dopo la morte di Seiano, Tiberio continuò a vivere lontano da Roma per altri sei anni in quella solitudine per cui Tacito ritiene più conforme a verità che la causa fosse lo

---

[90] Svet. *Tib.* 11; v. anche D. C. LVII, 11, 7.

[91] Svet. *Tib.* 10-11; 15.

[92] Svet. *Tib.* 16.

[93] Svet. Tib. 19-20.

[94] Svet. *Tib.* 24-25.

[95] Svet. *Tib.* 38.

[96] Svet. *Tib.* 39.

[97] Svet. *Tib.* 39.

[98] Svet. *Tib.* 40; Tac. *ann.* IV, 57, 1.

[99] D. C. LVII, 12, 6; Tac. *ann.* IV, 57.

stesso Tiberio, che voleva nascondere in quei luoghi la sua crudeltà e i suoi vizi mentre li palesava con i fatti e, prova di questo, è quanto Tacito riporta a proposito del pontefice Pisone che, cosa rara dato lo splendore della carica, morì di morte naturale alla veneranda età di ottant'anni, egli che non aveva mai preso l'iniziativa di atteggiamenti servili[100].

Vi erano anche coloro che pensavano che Tiberio, con l'avanzare dell'età e con l'invecchiamento del corpo, si vergognasse del proprio aspetto fisico: era infatti alto di statura e curvo, molto magro, calvo, con il volto pieno di ulcere e, per questo, lo spalmava spesso con unguenti[101].

L'isola di Capri gli piaceva particolarmente perché aveva un solo approdo e per di più piccolo ed era tutta circondata da rupi altissime e scoscese e da un mare molto profondo[102].

In quella chiusura volontaria e quasi fuori dalla vista dei cittadini, trovata la sua intera libertà, sfogò finalmente tutti insieme i vizi che erano stati da lui mal dissimulati per tanto tempo[103]. Nel ritiro di Capri escogitò una camera con divani che fu un segreto ricettacolo di libidini[104]. Adornò camerette disposte in vari luoghi, con affreschi lascivi e con statue e vi aggiunse i libri di Elefantide, perché a nessuno nei propri atti mancasse il modello della posizione che gli era comandata[105]. Dice Tacito che Tiberio, preso dalla vergogna delle sue scellerate dissolutezze[106], abbandonò del tutto le cure dello Stato[107].

Non tornò più a Roma[108] e si legge ancora in Tacito[109], che gli astrologi avevano detto che Tiberio era uscito da Roma sotto l'influsso di costellazioni che ne predicevano impossibile il ritorno.

Secondo Tacito[110], Tiberio era andato in Campania con la scusa di ritemprarsi la salute. Però, è riportato ancora in Tacito che, più verosimilmente, il suo scopo era sia quello di preparare a poco a poco gli altri ad una sua più lunga assenza e sia che volesse abituare Druso a compiere da solo le funzioni di console[111].

Era parco e attaccato al denaro[112]. La sua indole ferma e violenta era stata notata fin dagli anni dell'infanzia e sembra che il primo ad averla intuita fosse stato il suo insegnante di retorica, Teodoro di Gadara che, spesso, quando lo riprendeva lo definiva "fango macerato con sangue". Questa indole crudele emerse in Tiberio quando cercava,

---

[100] Tac. *ann.* VI, 10, 3.
[101] Tac. *ann.* IV, 57, 2-3.
[102] Svet. *Tib.* 40.
[103] Svet. *Tib.* 42.
[104] Svet. *Tib.* 43.
[105] Svet. *Tib.* 43.
[106] Tac. *ann.* VI, 1, 1.
[107] Svet. *Tib.* 40-41.
[108] Svet. *Tib.* 39.
[109] Tac. *ann.* IV, 58, 2.
[110] Tac. *ann.* III, 31, 2.
[111] Tac. *ann.* III, 31, 2; v. anche Tac. *ann.* IV, 57, 1.
[112] Svet. *Tib.* 46.

in modo subdolo, di impadronirsi del favore degli altri[113]. Inoltre, adducendo il suo intervento con il pretesto della severità e della correzione dei costumi, in realtà interveniva perché spinto proprio dalla sua indole[114].

Annota Svetonio che Tiberio aveva la mano sinistra[115] più agile e più forte rispetto alla destra e con le articolazioni così vigorose che con un dito era in grado di trapassare una mela fresca e intatta e con una nocca feriva la testa non solo di un fanciullo ma anche di un adolescente.

La sua carnagione era molto chiara, il volto era bello ma spesso, come abbiamo visto, era deturpato da improvvisi foruncoli. I suoi occhi erano molto grandi e, *quod mirum esse* (cosa mirabile), vedevano anche di notte, nelle tenebre[116] e questo, come abbiamo visto, era ricordato anche da Dione Cassio, ma ciò avveniva soltanto per breve tempo e solo quando gli occhi si erano aperti dal sonno, perché poi la vista gli si affievoliva subito dopo.

Camminava con il collo rigido e inclinato in avanti, l'espressione del volto era quasi sempre aggrottata. Era per lo più taciturno e parlava pochissimo e addirittura per niente con chi gli stava vicino e, in ogni caso, pronunciava le parole con molta lentezza accompagnandole con un gesticolare senza energia delle dita. Questo, sottolinea Svetonio[117], era indice di arroganza e Augusto, che si era accorto di questo atteggiamento, aveva tentato spesso di scusarlo presso i senatori e presso il popolo, dichiarando ch'era un vizio fisico, non della sua indole.

"Ebbe salute floridissima" (*Valitudine prosperrima usus est*) e quasi sempre perfetta per tutta la durata del principato, benché a partire dal suo trentesimo anno la amministrasse a modo suo, senza ricorrere ai medici né ai loro consigli[118].

Anche Tiberio, come già abbiamo visto per Augusto, aveva un'eccessiva paura dei tuoni e quando il cielo minacciava temporali non rinunciò mai a portare la corona d'alloro, poiché si diceva che questa pianta non venisse mai colpita dal fulmine[119].

Ricorda Svetonio[120] che per tutta la durata del suo volontario esilio due sole volte pensò di tornare a Roma. La prima volta, imbarcatosi su una trireme, si fece trasportare fino ai giardini vicini alla Naumachia e per questo viaggio erano stati sistemati dei posti di guardia lungo le rive del Tevere per tenere lontani quelli che, eventualmente, gli fossero andati incontro; la seconda volta lo fece, via terra e percorse la via Appia fino alla settima pietra miliare ma, appena ebbe visto, da lontano, le mura, senza nemmeno avvicinarsi ad esse, tornò indietro. Secondo Svetonio: la prima volta non se ne conosce

---

[113] Svet. *Tib.* 57.
[114] Svet. *Tib.* 59.
[115] Svet. *Tib.* 68.
[116] Svet. *Tib.* 68.
[117] Svet. *Tib.* 68.
[118] Svet. *Tib.* 69.
[119] Svet. *Tib.* 69.
[120] Svet. *Tib.* 72.

un motivo valido, la seconda, invece, perché spaventato da un prodigio: un serpente cui dava da mangiare morì divorato da formiche e per questo fu messo in guardia perché si guardasse dalla forza della moltitudine.

Si affrettò, quindi a ritornare in Campania, ma cadde ammalato in Astura; rimessosi un poco, si diresse fino al Circeo e, perché non si sapesse che era malato, non soltanto intervenne ai giochi castrensi ma colpì anche dall'alto, con giavellotti, un cinghiale che era stato fatto entrare nell'arena. Subito dopo, però, venutagli una fitta al fianco, sudato com'era, fu colpito da un'aria fredda e ricadde in una malattia più grave. Tuttavia si riprese per un certo periodo di tempo e, trasportato fino a Miseno, non cambiò affatto le consuete abitudini, mantenendo i conviti e ogni altro piacere[121].

Le forze fisiche erano ormai venute meno e cercava di nascondere la consunzione del corpo che pur era evidente. Non lo aveva però abbandonato la forza di simulazione, come pure era rimasta in lui, immutata, la durezza dell'animo: sempre sospettoso non solo nelle parole ma anche nell'espressione del volto che a volte atteggiava ad una cordialità affettata. È riportato in Dione Cassio come Tiberio dissimulasse quello che voleva e quello che diceva, che in realtà non lo voleva anzi dava alle sue parole un significato che era contrario a quello che realmente diceva e, mentre desiderava quello che detestava, viceversa negava quello che bramava e questo perché riteneva opportuno che un imperatore non dovesse rivelare apertamente i suoi pensieri[122].

Si legge in Dione Cassio che, nonostante fosse ormai nota la malattia di Tiberio e che non si sarebbe ripreso in alcun modo, pure Lucio Arrunzio, personaggio di grande cultura e ormai avanti negli anni, si tolse spontaneamente la vita, allorquando si seppe della gravità della malattia dell'imperatore mentre altri si salvarono perché il loro processo venne rinviato[123].

Aveva molto spesso cambiato abitazione e alla fine si stabilì presso il promontorio Miseno, nella villa che un tempo era stata di proprietà di Lucullo. Così si venne a sapere che Tiberio era prossimo alla fine. Si trovava là un medico molto valente di nome Caricle, il quale, anche se non curava le malattie dell'imperatore, era però solito fornirgli molti consigli. Costui, durante un banchetto, come se stesse per allontanarsi per impegni personali, salutò Tiberio e, prendendogli la mano con un gesto di simulato ossequio, gli tastò il polso. La cosa non sfuggì all'imperatore che, forse irritato proprio per questo gesto, represse ancor più il suo furore, lo invitò a rimanere ordinando che fosse ripreso il banchetto. Si trattenne quindi a tavola oltre il consueto come se volesse onorare l'amico che se ne andava e rispettò anche la consuetudine di mettersi in mezzo al triclinio con accanto un littore e di chiamare per nome, a uno a uno, coloro che lo salutavano[124].

---

121 Svet. *Tib.* 72; v. anche Tac. *ann.* VI, 50, 1-5.

122 D. C. LVII, 1, 1; 1, 2.

123 D. C. LVIII, 27, 4-5.

124 Svet. *Tib.* 72.

La malattia durò ancora a lungo ma Tiberio non informò i medici e continuò il suo modo di vivere ritenendo di poterlo fare ancora per molto tempo. Così, peggiorò gradualmente come accade, dice Dione Cassio[125] a coloro che sono in età avanzata e soffrono per una malattia non particolarmente grave. Talvolta sembrava fosse in punto di morte per poi riprendersi poco dopo. Questa situazione mentre da un lato procurava grande paura in coloro che lo attorniavano poiché pensavano che sarebbe sopravvissuto, dall'altro invece destava grande gioia, soprattutto in Gaio, perché sembrava che stesse per morire.

"Ci sono coloro che ritengono" (*Sunt qui putent*) che Gaio gli avesse somministrato un veleno che "consumava a poco a poco" (*lentum atque tabificum*)[126], altri che gli fosse stato negato del cibo, da lui richiesto, essendosi ripreso dopo un improvviso attacco di febbre, altri che gli fosse stato premuto sul volto un cuscino fino a soffocarlo ed è Dione Cassio che ricorda come fosse stato proprio Gaio che, nel timore si fosse salvato, non gli aveva dato nulla da mangiare con la scusa che il cibo gli avrebbe fatto male e che cominciò a coprirlo con molti mantelli pesanti adducendo ancora la scusa di procurare calore al corpo ma in realtà provocandone il soffocamento[127].

Tuttavia il medico Caricle rassicurò Macrone, comandante delle coorti pretoriane, che le forze vitali di Tiberio stavano cedendo e che egli non sarebbe durato in vita più di due giorni.

Il sedicesimo giorno prima delle calende di Aprile, poiché gli era venuto meno il respiro, si credette che fosse giunto alla fine della vita quando improvvisamente fu annunziato a Gaio Cesare che Tiberio aveva ricominciato a parlare e che, riaperti gli occhi, chiamava perché gli portassero del cibo per riaversi dal malessere che lo aveva colto e che, dal momento che nessuno gli aveva risposto, si era sollevato ma, venutegli meno le forze, era ricaduto: morì poco lontano dal letto[128].

Così morì Tiberio, a Miseno, all'età di settantotto anni[129].

Alcuni maggiori particolari li leggiamo in Svetonio che dice come l'imperatore, avendo letto negli Atti del Senato che erano stati rilasciati, senza essere stati interrogati, alcuni colpevoli dei quali aveva scritto che gli erano stati denunziati da un delatore, adirato perché non era stato tenuto in alcuna considerazione, volle a qualunque costo tornare a Capri ma, trattenuto dal mare agitato e dalla violenza del male, morì poco dopo nella villa di Lucullo, nel suo settantesimo ottavo anno di età[130].

---

[125] D. C. LVIII, 28, 1-2.

[126] Svet. *Tib.* 73.

[127] D. C. LVIII, 28, 1-3.

[128] Svet. *Tib.* 73.

[129] Svet. *Tib.* 73; v. anche D. C. LVIII, 28, 1-3.

[130] Svet. *Tib.* 73.

Fu di indole feroce e turpe[131] che manifestò, si legge in Svetonio, anche contro Tiberio allorquando, come si è detto, non esitò a somministrargli il veleno e, mentre quello ancora respirava, gli fece togliere dal dito l'anello, e, poiché sospettava che quello volesse tenerlo, gli fece gettare sopra un cuscino mentre con la sua mano gli strinse la gola. Inoltre, poiché un liberto che aveva assistito all'atroce delitto, si era messo a gridare, ordinò che fosse subito messo in croce[132].

Annota Svetonio[133] che Caligola era molto alto e di carnagione molto pallida. Il corpo era enorme ma aveva il collo e le gambe estremamente gracili. Gli occhi e le tempie erano incavati. Aveva la fronte ampia e torva, i capelli, irsuti, erano disposti intorno alla sommità della testa che, al centro, risultava così, priva di capelli. Per questo motivo, non lo si doveva guardare dall'alto o in alcun modo, si dovevano nominare le capre.

Il volto, già naturalmente cupo e dall'espressione che incuteva paura, era da lui reso ancora più feroce con atteggiamenti terribili che studiava appositamente allo specchio.

Dice Svetonio: "Non fu in salute né del corpo né della mente" (*Valitudo ei neque corporis neque animi constitit*). Fin dalla tenera età fu afflitto dall'epilessia e da adolescente non tollerava le fatiche cosicché spesso, per improvvisi cedimenti, poteva a stento, camminare, stare in piedi, ricomporsi e sostenersi.

Lo stesso Caligola si era accorto di essere infermo di mente e per questo motivo aveva pensato più volte di ritirarsi e di curarsi il cervello. Però Tacito ricorda che a lui, nonostante fosse stato debole e malato di mente, non venne mai meno la forza dell'eloquenza[134]. Alcuni ritenevano che la causa di questa debolezza mentale fosse stata la moglie Cesonia che gli aveva somministrato un filtro, evidentemente amatorio ma che, invece, lo aveva condotto a pazzia.

Soprattutto era l'insonnia che lo tormentava, perché, infatti, non dormiva più di tre ore per notte e anche quelle non erano ore tranquille ma piene di paura per le incredibili visioni che aveva e, fra queste, Svetonio ricorda quella secondo cui, una volta, gli sembrò che gli apparisse la personificazione del mare che parlava con lui. E per questo motivo, durante la maggior parte della notte, per la noia di restare sveglio a letto, era solito o stare seduto sul letto o passeggiare per i lunghissimi portici invocando spesso e aspettando l'alba[135]. Da qui la considerazione di Svetonio secondo il quale, non a torto, si potevano attribuire a questa debolezza mentale i diversissimi vizi che aveva, la grande confidenza e, nello stesso tempo, l'eccessiva paura[136].

---

[131] Svet. *Cal.* 11; 27; 29-30; 36.
[132] Svet. *Cal.* 12.
[133] Svet. *Cal.* 50.
[134] Tac. *ann.* XIII, 3, 2.
[135] Svet. *Cal.* 50.
[136] Svet. *Cal.* 51.

Anche Caligola, nonostante avesse tanto disprezzo degli dei, era terrorizzato dai tuoni, anche i più piccoli e dai lampi, chiudeva gli occhi e si copriva il capo e quando erano molto forti saltava giù dal letto e vi si nascondeva sotto. In occasione, poi, di un viaggio in Sicilia, dopo avere deriso alcuni prodigi che erano avvenuti in molti luoghi, una notte terrorizzato dai vortici del fumo e dai boati del vulcano Etna, fuggì via improvvisamente da Messina[137].

Era molto facondo e, soprattutto quando era preso dall'ira, era molto rapido nel parlare ed era aiutato dalle molte parole e da molti pensieri che gli sopraggiungevano e per questa concitazione non stava fermo in uno stesso luogo ed era udito anche da chi si trovava lontano[138].

Il giorno nono innanzi le Calende di febbraio, verso l'ora settima, poiché aveva lo stomaco ancora spossato per il cibo del giorno prima, indugiava se alzarsi per il pranzo ma alla fine, persuaso dagli amici: si alzò, uscì fuori e fu assassinato[139].

Tiberio Claudio Druso

Da bambino rimase orfano del padre e per quasi tutto il periodo di vita dalla puerizia all'adolescenza fu tormentato da malattie numerose e resistenti, al punto che snervato nell'animo e nel corpo, neppure col crescere fu ritenuto abile nell'esercitare alcun ufficio sia pubblico che privato. Dice Svetonio che a causa di questa salute così malferma, durante uno spettacolo di gladiatori che aveva dato insieme al fratello in onore della memoria del padre, contro ogni usanza, vi presiedette con la testa coperta da un cappuccio e nel giorno in cui indossò la toga virile fu portato in lettiga al Campidoglio verso la mezzanotte, senza alcun accompagnamento solenne[140].

La madre Antonia andava dicendo che era un mostro d'uomo, non completo ma che la Natura aveva solo iniziato e, se voleva dire di qualcuno che era debole di mente, diceva ch'era più stolto del figlio suo Claudio[141].

In alcuni brani di lettere di Augusto a Livia, riportati da Svetonio, si legge come l'imperatore, seguendo la richiesta di Livia: "avesse parlato con Tiberio su ciò che avrebbe dovuto fare il nipote (Claudio) Tiberio nei ludi di Marte" (*ut mandasti, mea Livia, quid nepoti tuo Tiberio faciendum esset ludis Martialibus*). Giunsero all'accordo che si dovesse stabilire quello da fare in proposito: se egli era sano e, per così dire, integro in ogni sua parte, perché si dovrebbe dubitare di farlo passare per gli stessi gradi degli onori attraversati dal fratello? Se poi, prosegue, si è convinti che è mancante sia nelle facoltà

---

[137] Svet. *Cal.* 51.

[138] Svet. *Cal.* 53.

[139] Svet. *Cal.* 58.

[140] Svet. *Claud.* 2.

[141] Svet. *Claud.* 3.

del corpo quanto in quelle della mente, allora non bisogna suscitare materia di riso, a carico suo e nostro, nella gente che è solita beffare e deridere simili cose[142].

Si legge in Svetonio[143] che Claudio era alto, con il corpo ben tornito, di bell'aspetto, con il collo robusto e di bella canizie. Mostrava autorevolezza ma le ginocchia erano malferme e quando camminava gli si afflosciavano. Molti erano i difetti che lo imbruttivano: "un riso scomposto, una collera disgustosa che gli rendeva la bocca schiumante e le narici bagnate; e oltre a ciò aveva la lingua impacciata e un continuo movimento del capo, particolarmente quando era intento a fare qualunque faccenda anche la più minima" (*Risus indecens, ira turpior spumante rictu, humentibus naribus, praeterea linguae titubantia, caputque cum semper, tum in quantulocumque actu vel maxime tremulum*)[144].

Anche Giovenale ricorda di lui "la testa tremolante...quelle sue labbra dalle quali colava continua, lunga saliva" (*tremulumque caput... et longa manantia labra saliva*)[145]. Però, secondo Dione Cassio era di grande intelligenza alimentata dal fatto che si teneva istruito costantemente[146]. Tacito, oltre a ricordare la sua debolezza fisica, lo dice malato di mente, inebetito e sottomesso alla moglie anche se sottolinea la forza della sua eloquenza[147].

Da fanciullo fu di salute cagionevole e soffriva di diverse malattie[148] e, in particolare, leggiamo ancora in Dione Cassio, come fosse stato colpito da una malattia che si manifestava con un tremore leggero della testa e delle mani e, prosegue, che era per questo motivo che la sua voce era tremolante[149].

In Seneca, che parla di lui in modo caricaturale, leggiamo che muoveva continuamente la testa e che trascinava il piede destro e ancora si legge di lui che era "di andatura insolita ... la voce ... roca e ingarbugliata; quel gesto della mano ciondoloni, ma ferma per quest'unica operazione, con cui era solito decapitare le persone" (*insolitum incessum ... vocem ... raucam et implicatam*; *illo gestu solutae manus, et ad hoc unum satis firmae, quo decollare nomine solebat*[150].

Durante il principato invece, la sua salute fu molto florida ad eccezione di un dolore allo stomaco così forte che, quando ne fu colpito, disse d'aver pensato addirittura di togliersi la vita[151]. Soffrì anche di una grande paura che lo rese particolarmente insicuro come ebbe a ricordare egli stesso in Senato[152].

Si legge, sempre in Dione Cassio, che era per questo motivo che la sua voce era tremante, inoltre non leggeva tutto quello che presentava in Senato ma lo dava al questore

---

142 Svet. *Claud.* 4.
143 Svet. *Claud.* 30.
144 Svet. *Claud.* 30.
145 Iuv. VI, 622-623.
146 D. C. LX 2, 1-4.
147 Tac. *ann.* XI, 28, 2; XIII, 3, 2.
148 D. C. LX 2, 1-4; Svet. *Claud.* 2.
149 D. C. LX, 2, 1.
150 Sen. *Apocoloc.* 5, 2; 3; 6, 2.
151 Svet. *Claud.* 31.
152 D. C. LX 2, 1-4.

perché lo leggesse ad alta voce, anche se era presente. Quando invece era lui a leggere gli interventi per i quali era richiesta la sua presenza, lo faceva stando seduto a causa della sua precaria salute[153].

Nelle grandi e nelle piccole cose la sua natura si rivelò crudele e sanguinaria[154]. Soprattutto fu pauroso e diffidente[155]. Ciò nonostante era ben consapevole della propria ira e della propria irascibilità tanto che si scusò di entrambe con un editto e distinse l'una dall'altra, promettendo che l'una sarebbe stata sicuramente breve e innocua e l'altra non sarebbe stata mai ingiusta[156].

Dice Svetonio[157] che era voce concorde ch'egli fosse stato ucciso dal veleno, però non si sapeva né dove questo fosse avvenuto né chi avesse dato il veleno. Secondo alcuni questo avvenne in Campidoglio, per mano dell'eunuco Aloto che era anche assaggiatore di vivande e che ebbe così modo di somministrargli il veleno e lo fece mentre l'imperatore banchettava con i sacerdoti. Secondo altri, invece, Claudio ricevette il veleno durante un convito familiare e fu la stessa Agrippina a somministrarglielo allorquando a lui, che era ghiottissimo di funghi, aveva messo davanti un ovolo avvelenato[158]. Plinio parla invece di boleto[159] e di boleto parla anche Giovenale, riferendosi proprio a quel "dannoso ... boleto" (*nocens...boletus*), che era stato imbandito all'imperatore dalla moglie Agrippina, "dopo il quale non mangiò più nulla" (*post quem nihil amplius edit*)[160].

Claudio fu, infatti, in ogni tempo e in ogni luogo bramosissimo di cibo e di vino[161] e non si allontanava dal triclinio se non quando fosse stato oltremodo sazio di cibo e alticcio per il troppo vino bevuto, cosicché, mentre poi, addormentato, giaceva supino e a bocca aperta, gli veniva introdotta in gola una penna per liberargli lo stomaco.

Aveva il sonno molto breve e di giorno, spesso, si addormentava mentre sedeva in giudizio.

Suscitavano, poi, grande meraviglia le sue dimenticanze e il fatto che spesso non si ricordava le parole e gli eventi cosicché emergeva il dubbio che non sapesse o non riflettesse né chi egli fosse, né con quali persone fosse, né dove fosse, né quando parlava. Tra i motivi della sua raccomandazione a favore d'un candidato alla questura mise questo, che" il padre di lui gli aveva dato un tempo, in una sua infermità, dell'acqua fredda"[162].

Di lui si ricorda anche come avesse stabilito per legge[163] che tutti gli schiavi che fossero sopravvissuti alle malattie, nonostante fossero stati cacciati di casa o non curati dai

---

153 D. C. LX 2, 1-4; LX, 12, 3.
154 Svet. *Claud.* 34.
155 Svet. *Claud.* 35.
156 Svet. *Claud.* 38.
157 Svet. *Claud.* 44.
158 Svet. *Claud.* 44.
159 Plin. *nat.* XXII, 92.
160 Iuv. IV, 146-148; v. anche VI, 620.
161 Svet. *Claud.* 33.
162 Svet. *Claud.* 39-40.
163 D. C. LX, 29, 7.

padroni quando si ammalavano, dal momento che erano in molti a farlo, diventavano liberi di diritto.

Ricorda Tacito[164] che Claudio, durante un discorso al Senato circa il riconoscimento dell'immunità dai tributi degli abitanti di Coo, fece riferimento ad alcuni particolari intorno all'antichità degli abitanti dell'isola e che, in seguito all'arrivo di Esculapio si era diffusa l'arte della medicina esercitata con grande fama soprattutto dai suoi discendenti. Di questi Claudio citò i nomi e il periodo in cui ciascuno era stato presente e fra questi ricordò anche il suo medico Senofonte che faceva parte di quei medici.

Nerone Claudio Cesare

Il padre di Nerone morì a Pirgo d'idropisia[165].

Nerone fu di statura quasi normale, il suo corpo presentava delle macchie ed era fetido, gli occhi erano azzurri e deboli, il collo obeso, il ventre prominente e le gambe molto gracili[166].

La sua salute, nonostante i numerosi stravizi, fu eccellente e, dice Svetonio che, in quattordici anni, si ammalò soltanto tre volte e che anche questi mali non furono così gravi da costringerlo ad astenersi dal vino e da ogni altra abitudine[167].

Durante una malattia, a coloro che gli stavano intorno e che per adularlo gli dicevano che, se il destino avesse voluto farlo morire, ciò avrebbe segnato la fine dell'impero, rispose che lo Stato avrebbe avuto un appoggio in Memmio Regolo[168].

Fra le malattie, che questo imperatore ebbe, è ricordato da Svetonio un mal di gola da lui accusato, ma solo per evitare di intervenire di persona in Senato[169]. Scrisse, infatti al Senato che si trattava di una raucedine che gli impediva di rientrare a Roma e si scusava come se, dice Dione Cassio, avesse dovuto cantare qualcosa davanti ai senatori. Nerone, infatti e non solo in quella circostanza, ebbe una cura particolare della sua voce, dei canti e della musica e non gridava né urlava a meno che non si fosse trattato di acclamazioni, ma in quel caso c'era sempre qualcuno che gli ricordava delle sue esibizioni come citaredo e che quindi non avrebbe dovuto in alcun modo sforzare la voce[170].

È probabile ricondurre a questo episodio quanto si legge in Filostrato[171] a proposito di questo imperatore. Dice, infatti che si era diffusa in quel periodo a Roma, quella ma-

---

[164] Tac. *ann.* XII, 61, 1-2.
[165] Svet. *Nero* 5.
[166] Svet. *Nero* 51.
[167] Svet. *Nero* 51.
[168] Tac. *ann.* XIV, 47, 1.
[169] Svet. *Nero* 41..
[170] D. C. LXIII, 26, 1-2.
[171] Philostr. *Vita di Apollonio* IV, 44.

lattia che i medici chiamavano influenza e che provocava tosse e abbassamento di voce. La gente, allora, cominciò a riempire i templi per pregare gli dei perché facessero guarire l'imperatore che aveva la gola infiammata e la voce rauca.

Anche Nerone fece uso del veleno per eliminare Britannico facendolo portare nel triclinio mentre cenavano insieme. Britannico cadde appena lo ebbe assaggiato ma Nerone, come dice Tacito[172], standosene sdraiato e fingendo di non sapere nulla, disse soltanto agli altri commensali che il giovane era stato, come sempre, assalito dall'attacco di epilessia di cui fin da bambino soffriva e che a poco a poco la vista e i sensi gli sarebbero ritornati. Però il giorno dopo, sotto una pioggia battente, lo fece seppellire in tutta fretta con esequie ordinarie come viene ricordato da Svetonio[173], tanto più che molti non erano neppure a conoscenza se Britannico esistesse o meno e gli altri credevano che soffrisse di epilessia, in base alla voce che Agrippina aveva, a buon conto, fatto circolare[174].

Allo stesso triclinio aveva partecipato anche Tito, il futuro imperatore e Svetonio, ricordando come i due giovanetti fossero stati molto intimi, avendo Tito, bevuto la bevanda per la quale Britannico era morto, ritenne che per quel motivo lo stesso Tito ne fosse rimasto ammalato per lungo tempo[175].

Ancora Svetonio ricorda come la zia paterna fosse ammalata di stitichezza, ma solo per ricordarne la sua uccisione ad opera di Nerone allorquando, dopo averla visitata, ordinò ai medici di purgarla molto abbondantemente provocandone così la morte.[176]

Un tremore violento e improvviso colse Nerone quando, volendo compiere un viaggio in Oriente e soprattutto in Egitto, dopo avere rassicurato con un editto che la sua assenza da Roma non sarebbe stata lunga, salì al Campidoglio per trarre auspici su quel viaggio. Entrando nel tempio di Vesta, all'improvviso si mise a tremare in tutto il corpo sia che fosse preso da terrore alla presenza della divinità, sia che non lo abbandonasse mai lo spaventoso ricordo dei delitti commessi.

Rinunciò quindi al progetto del viaggio, dicendo che l'amore che egli aveva verso la Patria era superiore ai suoi desideri[177].

Servio Sulpicio Galba

Svetonio ricorda come, secondo alcuni, Sulpicio Galba fosse di grande appetito e che d'inverno fosse solito prendere cibo anche prima che si facesse giorno, inoltre la sua cena era così abbondante ch'egli faceva portare in giro, a piene mani, gli

[172] Tac. *ann.* XIII, 16, 3.
[173] Svet. *Nero* 33.
[174] D. C. LX, 33, 10.
[175] Svet. *Tito* 2.
[176] Svet. *Nero* 34.
[177] Tac. *ann.* XV, 36, 1-3.

avanzi perché fossero distribuiti a coloro che, nel triclinio, gli stavano ai piedi[178].

Diceva ancora Svetonio[179] che a causa di una infermità sopravvenuta ma peraltro non grave, l'imperatore Claudio, che aveva accolto Galba nel gruppo dei suoi amici, ritardò la spedizione in Britannia per tutto il tempo in cui non si fu rimesso.

Fu sofferente di gotta che gli causò "una forte distorsione delle mani e dei piedi" (*manibus pedibusque articulari morbo distortissimis*) al punto da non poter tollerare le calzature né tenere in mano o svolgere un volume[180].

Anche Tacito annota come Galba, evidentemente nell'impossibilità di stare in piedi a causa della malattia "fu sistemato in una portantina" (*sella levaretur*)[181] ma, dice Dione Cassio che l'imperatore Galba, nonostante fosse avanti negli anni e provato dalla malattia, fosse stato molto lucido di mente e che non riteneva che un imperatore dovesse fare qualcosa solo perché obbligato come quando si rifiutò di dare ai pretoriani il denaro promesso da Nimfidio[182]. Inoltre non esitava, quando andava in giro, a mettersi al fianco una grossa spada, suscitando per questo grande ilarità[183].

Il suo fisico presentava un'escrescenza carnosa che gli si era formata sul fianco destro e che pendeva esternamente cosicché a malapena poteva essere contenuta da una fascia[184].

Si legge ancora in Svetonio che, secondo alcuni, il cognome di Galba derivava dall'uso che egli fece, durante una lunga malattia, del gàlbeo, cioè di "medicamenti avvolti in una fascia di lana" (*id est remediis lana involutis*); secondo altri, invece, dal fatto ch'ebbe ventre grassissimo che, dai Galli, viene definito: galba. Secondo altri, ancora, il nome derivava dalla sua magrezza simile a quella degli insetti che nascono in certe querce e che si chiamano: galbe[185].

Ricorda, inoltre, Tacito che Galba manifestò grande attenzione e umanità nei confronti dei soldati germanici, malandati fisicamente, che erano stati mandati da Nerone ad Alessandria e poi subito dopo richiamati indietro. I soldati, ammalatisi per le traversie e per il lungo viaggio, furono fatti curare da Galba senza badare a spese e, riconoscenti per quanto l'imperatore aveva fatto nei loro confronti, nel momento di correre in suo aiuto, giunsero tardi perché non conoscevano le strade della città per giungere a lui[186]. Questa attenzione dell'imperatore nei confronti dei soldati ammalati era stata analoga a quella del console Quinto Cecilio Metello, nella guerra contro Giugurta, allorquando senza spostare l'accampamento, era rimasto quattro giorni fermo "dedicando attente cure ai feriti" (*saucios cum cura reficit*)[187].

---

178 Svet. *Galba* 22.
179 Svet. *Galba* 7.
180 Svet. *Galba* 21.
181 Tac. *hist.* I, 35.
182 D. C. LXIV, 3, 2.
183 D. C. LXIV, 3, 4.
184 Svet. *Galba* 21.
185 Svet. *Galba* 3.
186 Tac. *hist.* I, 31; Svet. *Galba* 20.
187 Sall. *iug.* 54, 1.

In Svetonio è riportato come il padre dell'imperatore, dopo avere ricoperto il consolato "nonostante fosse piccolo e anche gobbo e di poca facondia, avesse trattato le cause con abilità" (*quamquam brevi corpore, atque etiam gibber, modicaeque in dicendo facultatis, causas industrie actitavit*)[188]. Di questa forma fisica del padre di Galba e della sua attività di oratore se ne parla anche in Macrobio[189], a proposito di un'arguta risposta di Augusto allorquando, di fronte alle ripetute interlocuzioni di Galba: "Correggimi se qualcosa non va" (*Corrige in me si quid reprehendis*) disse: "Posso avvertirti ma non posso correggerti" (*Ego te monere possum, corrigere non possum*).

Marco Salvio Otone

Svetonio riporta come, secondo alcuni, Otone fosse stato di bassa statura, avesse avuto le gambe storte e non stesse bene in piedi[190].

Aulo Vitellio

A questo imperatore venivano rinfacciati numerosi difetti fisici: era infatti di enorme statura, aveva il ventre obeso e la faccia rossa per il molto vino che amava bere[191]. Aveva una passione smodata per i banchetti e per i cibi che gli venivano portati dalla città e dall'Italia, con altissimo costo affrontato da parte dei "capi della città" (*principes civitatum*) che ne restavano rovinati[192]. Leggiamo anche in Eutropio[193] che Vitellio era da ricordare, principalmente, per la voracità e la golosità: infatti si dice che banchettasse quattro o cinque volte al giorno e i pasti erano suddivisi in "colazione, pranzo, cena e festino e a tutti era facilmente pronto per l'uso del vomitare" *(ientacula et prandia et caenas commissationesque, facile omnibus sufficiens vomitandi consuetudine*)[194]. Anche i suoi soldati si adeguavano a lui negli svaghi e nell'ozio della città[195] e si allontanavano dalla fatica e dal valore senza fare attenzione alla propria salute cosicché una gran parte di loro, accampandosi nella zona malsana del Vaticano fu soggetta a malattie. Infatti i Germani e i Galli che, ricorda Tacito, erano già pre-

[188] Svet. *Galb*. 3.
[189] Macr. *sat.* II, 4, 8.
[190] Svet. *Oto.* 12.
[191] Svet. *Vitell.* 17.
[192] Tac. *hist.* II 93.
[193] Eutr. VII, 18, 2.
[194] Svet. *Vitell.* 13.
[195] Tac. *hist.* II, 62.

disposti alle malattie, vinti dal caldo che non tolleravano, si gettavano nel Tevere che scorreva vicino per avere refrigerio e per questo si indebolivano sempre di più[196].

Quando si trattò, poi, di rispondere all'invasione nemica, atterrito dalle notizie che a lui arrivavano da ogni luogo, Vitellio ordinò a Cecina e a Valente di assumere il comando dell'esercito, ma fu costretto a mandare avanti il solo Cecina a causa della debolezza di Valente, che si stava riprendendo da una "grave malattia del corpo" (*e gravi corporis morbo*) che lo aveva colpito[197].

Ancora in Tacito si legge che lo stesso Vitellio venne colpito da una grave malattia: *gravi corporis morbo aeger*[198] durante la quale si accorse che in una torre vicina, illuminata da molte luci, si banchettava allegramente, come gli venne riferito, mentre lui era ammalato, provocando l'esasperazione dell'imperatore.

Ricorda, poi, Svetonio che Vitellio aveva una coscia alquanto debole e questo era dovuto all'urto d'una quadriga che egli aveva ricevuto nel fare da aiutante a Caligola che guidava il cocchio[199].

Dei figli d'ambo i sessi che aveva avuto da Galeria Fundana, il maschio parlava "in modo confuso o quasi privo di parola" (*titubantia oris prope mutum et elinquem*)[200].

Flavio Vespasiano Augusto

Nonostante fosse malato di nervi, male che lo costringeva a camminare a stento, ebbe una salute floridissima, "sebbene per conservarla non facesse altro se non un dato numero di fregagioni alla gola e alle altre membra nello sferisterio" (*quamvis ad tuendam eam nihil amplius quam fauces ceteraque membra sibimet ad numerum in sphaeristerio defricaret*) e un giorno di digiuno al mese[201].

Grande combattente, come si legge in Tacito[202], Vespasiano si impegnava personalmente a predisporre l'esercito. Era indifferente al cibo e a stento lo si poteva distinguere da un semplice soldato sia per l'abito che indossava, sia per l'aspetto.

Si legge in Flavio Giuseppe che durante l'assedio dell'esercito romano a Gerusalemme, Vespasiano fu ferito ad un piede da un difensore che lo colpì dall'alto delle mura con una freccia e, nonostante la ferita fosse stata di lieve entità, tuttavia il fatto suscitò grande sbigottimento nei soldati che avevano temuto il peggio[203].

---

196 Tac. *hist.* II, 93.
197 Tac. *hist.* II, 99.
198 Tac. *hist.* III, 38.
199 Svet. *Vitell.* 17.
200 Svet. *Vitell.* 6.
201 Svet. *Vesp.* 7; 20.
202 Tac. *hist.* II, 5.
203 J. *BJ* III, 7, 22.

Quando si ammalò, "alla prima comparsa della malattia" (*prima morbi accessione*), Vespasiano capì che non avrebbe avuto scampo ed esclamò: "Ahimè credo che sto per diventare un dio" (*Vae...puto, deus fio*). Infatti, durante il suo nono consolato, quando si trovava in Campania fu colto da una leggera febbre e tornò subito a Roma[204]. Dice Dione Cassio che si ammalò ma il male che lo aveva colpito non era la sua solita gotta bensì una febbre. Aggiunge anche che alcuni che volevano diffamare il figlio Tito, avevano diffuso la voce che Vespasiano fosse stato avvelenato durante un banchetto[205].

Da qui si recò a Cutilia, nella campagna di Rieti, dove aveva dei possedimenti e dove soleva ogni anno trascorrere l'estate. Ricorda Plinio[206] che le Acque di Cutilia (lago di Contigliano, borgo della Sabina non lontano da Rieti) erano acque freddissime delle quali si faceva un uso terapeutico. Queste acque, che invadevano il corpo così da poter sembrare quasi un morso, erano molto adatte allo stomaco, ai nervi e, in genere, a tutto il corpo.

Qui, benché ad aggravare l'infermità si fosse aggiunta una grave situazione dell'intestino, che gli si era guastato con il frequentissimo uso d'acqua gelida, pur tuttavia attendeva come sempre ai suoi compiti e riceveva le ambascerie anche se costretto a rimanere a letto. Ma, sopraggiunta un'improvvisa diarrea, disse "un imperatore deve morire in piedi" (*imperatorem, ait, stantem mori oportere*). E mentre si sforzava di risollevarsi morì tra le braccia di quelli che vicino a lui, lo aiutavano ad alzarsi.

Ciò accadde il nono giorno avanti le Calende di luglio quando Vespasiano aveva sessantanove anni, un mese e sette giorni[207].

Anche Dione Cassio[208] ricorda che Vespasiano, secondo la versione ufficiale, si era ammalato di febbre e che si era spento ad *Aquae Cutiliae*, nel territorio sabino[209] e che le febbri, furono aggravate, però, da una indigestione dopo aver bevuto dell'acqua gelata. Anche in Eutropio si legge che l'imperatore Vespasiano, che peraltro riscuoteva affetto ed apprezzamento da parte del Senato e del popolo, fu ucciso da un'emorragia intestinale nella propria residenza di campagna presso il territorio dei Sabini[210].

Tito Flavio Vespasiano Augusto

Leggiamo in Tacito che Tito, durante le campagne militari, non si sottraeva mai alle fatiche ma prendeva parte, insieme all'esercito, alle marce pur mantenendo il suo prestigio di comandante[211].

---

[204] Svet. *Vesp.* 23-24.
[205] D. C. LXVI 17, 1.
[206] Plin. *nat.* XXXI, 10; v. anche Vitr. 8, 3.
[207] Svet. *Vesp.* 24.
[208] D.C. LXVI, 17, 1.
[209] Svet. *Vesp.* 24.
[210] Eutr. 7, 20, 2.
[211] Tac. *hist.* V, 1

Ricorda Dione Cassio che Tito venne colpito da una pietra alla spalla sinistra e che, da allora, il braccio gli restò molto debole[212].

Durante il suo impero, come ricorda Svetonio, si verificarono alcuni eventi disastrosi: l'eruzione del Vesuvio, un incendio a Roma che durò tre giorni e una pestilenza molto grave. Per contrastare quest'ultima non tralasciò di ricorrere alle divinità con ogni sorta di sacrifici e a rimedi umani, sia per vincere il morbo che per lenire le malattie[213].

Ricorda ancora Svetonio che Tito, finiti gli spettacoli, al termine dei quali aveva pianto dirottamente in presenza del popolo, si recò in Sabina, alquanto più triste...e anche perché a cielo sereno si era udito un tuono[214].

Alle prima tappa lo colse la febbre; di là trasportato con una lettiga, si dice che ne scostasse le cortine per guardare il cielo e che si addolorò molto "che fosse tolta la vita a lui che non lo meritava" (*multumque conquestus eripi sibi vitam immerenti*)[215].

Si legge in Dione Cassio, che si diceva come fosse stato il fratello Domiziano ad ucciderlo. Infatti Tito, essendosi ammalato ma non in modo così grave da non potersi salvare, fu ucciso dal fratello Domiziano che lo fece gettare, mentre ancora respirava, in una vasca piena di acqua gelida come se la malattia avesse richiesto una siffatta terapia e così facendo ne affrettò la morte[216].

Sul punto di spirare Tito disse di avere sbagliato in una cosa soltanto, senza, però, spiegare chiaramente a che cosa alludesse[217].

Secondo Filostrato[218] Domiziano fece servire al fratello Tito il lepre di mare, il pesce che era considerato tossico e mortale e secondo Eutropio, Tito morì di malattia nella residenza di campagna nella quale era morto il padre, dopo due anni, otto mesi e venti giorni da quando era stato proclamato imperatore, nel quarantaduesimo anno di età[219].

Tito Flavio Domiziano Augusto

Si legge in Svetonio che Domiziano, da giovane, aveva un aspetto che, nell'insieme, era avvenente ad eccezione, però, dei piedi che avevano le dita rattrappite. La carnagione del volto era rossa (*ruborisque pleno*), gli occhi erano grandi ma la sua vista era debole. Avanzando con l'età, il suo aspetto risultò imbruttito dalla calvizie, dalla pinguedine del ventre e dalla sottigliezza delle gambe che una lunga malattia aveva reso anche più

---

212 D. C. LXVI, 5, 1.
213 Svet. *Tito*, 8.
214 Svet. *Tito*, 10.
215 Svet. *Tito*, 10.
216 D. C. LXVI, 26, 2.
217 D. C. LXVI, 26, 3-4.
218 Philostr., *Vita di Apollonio* VI, 32.
219 Eutr. 7, 22, 1; Svet. *Tit*. 11,1; Aur. Vict. *Caes*. 10, 5.

magre[220]. Si dice in Filostrato[221] che Domiziano aveva una voce aspra anche quando diceva cose gentili e che il suo volto aveva un aspetto sgradevole. Quello che maggiormente impressionava era il sopracciglio che gli scendeva sopra l'orbita dell'occhio e il fatto che le sue gote avevano il colore della bile.

Mal tollerava le fatiche e per questo in città e nelle spedizioni militari andava raramente a piedi e quando era in marcia talvolta andava a cavallo ma più spesso veniva trasportato in lettiga[222]. Faceva il bagno in pieno giorno e pranzava a sazietà, ma a cena difficilmente prendeva più di una mela maziana e beveva poco da un'*ampulla*[223]. Però, il giorno precedente a quello in cui morì, dopo aver ordinato che si mettessero in serbo per l'indomani alcuni tartufi che gli erano stati imbanditi, soggiunse: "se pure mi sarà consentito mangiarli" (*Si modo uti licuerit*)[224].

Organizzò spettacoli e fra questi anche una battaglia navale nella quale morirono quasi tutti coloro che si trovavano sulle navi ma anche molti spettatori: infatti, come si legge in Dione Cassio, scoppiò all'improvviso un temporale molto violento e mentre Domiziano ebbe modo di cambiarsi il mantello non permise a nessuno di lasciare il suo posto e fu per questo che molti si ammalarono e morirono[225].

Cocceio Nerva

Alla morte di Domiziano venne acclamato imperatore Nerva il quale, come si legge in Dione Cassio, era in età avanzata e, a causa della cattiva salute, vomitava il cibo che prendeva e per questo era diventato molto debole[226]. Secondo Eutropio si dimostrò equanime e magnanimo e, con divina lungimiranza provvide al bene dello Stato adottando Traiano[227].

Marco Ulpio Traiano

Secondo Dione Cassio, Traiano era vigoroso nel corpo e in grado di sopportare, al pari di altri, la fatica fisica. Pur bevendo vino in notevole quantità rimaneva sobrio[228].

---

[220] Svet. *Domit.* 18.
[221] Philostr. *Vita di Apollonio* VII, 28.
[222] Svet. *Domit.* 19.
[223] Svet. *Domit.* 21.
[224] Svet. *Domit.* 16.
[225] D. C. LXVII, 2-3.
[226] D. C. LXVIII,1, 1.
[227] Eutr. VIII, 1-2.
[228] D. C. LXVIII, 6, 2-3; 7, 4

Ricorda Eutropio come Traiano si presentasse come persona dello stesso rango rispetto a tutti gli altri e fosse molto attento nei confronti dei suoi amici che, se stavano male, si recava a visitare e così faceva anche in occasione di circostanze felici[229]. Invitava gli amici ai suoi banchetti e spesso prendeva parte ai loro.

Durante la spedizione contro i Parti, quando vennero a mancare le bende per fasciare le ferite dei numerosi soldati, si dice, secondo quanto si legge in Dione Cassio, che Traiano avesse tagliato anche il suo vestito per ricavarne bende[230]. Sotto il suo regno si ricorda un terremoto di violenza inaudita che sconvolse Antiochia e che lo stesso imperatore si salvò grazie all'intervento di una persona di dimensioni sovrumane che lo tirò fuori dalle macerie[231].

È ancora lo storico Eutropio che ne ricorda la morte a causa di un'emorragia intestinale che lo colpì presso Seleucia d'Isauria, di ritorno dalla Persia. Anche Dione Cassio ne ricorda la morte che dice essere avvenuta a Selinunte, sulla costa occidentale della Cilicia, al suo ritorno dall'Oriente. Dice, infatti che la malattia lo colse mentre stava preparando una spedizione in Mesopotamia. Si diresse allora, per tornare in Italia lasciando in Siria Elio Adriano. Lo stesso Traiano pensò si trattasse di veleno mentre altri ritennero si trattasse di un blocco del flusso sanguigno. Infatti era stato colto da apoplessia sicché restò anche paralizzato in una parte del corpo. Ma era anche malato di idropisia.

Publio Elio Adriano

Leggiamo in Elio Sparziano[232], che l'imperatore Adriano, poiché nei suoi numerosi viaggi nelle provincie dell'impero amava viaggiare sempre a capo scoperto, noncurante della pioggia e del freddo, "fu colpito da una malattia che lo costrinse a letto" (*in morbum incidit lectualem*). Fu allora che, preoccupato, ritenne di dover designare un suo successore e la scelta cadde su Serviano ma ben presto, disgustato dall'atteggiamento prevaricatore di quello, riuscì a frenare la sua ira e la sua innata crudeltà fino al giorno in cui "nella Villa Tiburtina, venne colto da un'emorragia che lo condusse quasi in fin di vita" (*in Villa Tiburtina profluvio sanguinis paene ad exitum venit*). Si legge, infatti in Dione Cassio che già in precedenza aveva sofferto di frequenti perdite di sangue dal naso che però aumentarono in quel periodo al punto che si temette per la sua vita[233]. Senza alcun ritegno, costrinse, allora, Serviano a darsi la morte con l'accusa di aspirare all'impero.

---

[229] Eutr. VIII, 5, 2.
[230] D. C. LXVIII, 8, 1-2.
[231] D. C. LXVIII, 24-25.
[232] Spart. *Hadr.* XXIII.
[233] D. C. LXIX, 17, 1-2.

Quindi "Adriano, pervenuto alla fine dei viaggi in tutto l'impero, appesantito dagli anni e da una grave malattia" (*Hadrianus aevo ingravescente morbis tristioribus pressus peregrato iam orbe terrarum*), dovendo, comunque designare un suo successore scelse Ceionio Commodo chiamandolo Elio Vero Cesare.

Questa scelta, però, non si rivelerà felice: infatti Adriano spesso lamentava il fatto di essersi appoggiato ad un muro malfermo e di avere sprecato i trecento milioni di sesterzi che aveva distribuito al popolo e ai soldati per l'adozione. Infatti Ceionio Commodo "non godeva di buona salute" (*hic tamen valetudinis adeo miserae fuit*). La sua costituzione era così delicata che non poteva nemmeno maneggiare con sicurezza e padronanza lo scudo. Inoltre, venuto a conoscenza di quello che l'imperatore diceva di lui, cadde in depressione e la sua salute, già precaria, peggiorò al punto che non fu in grado di ringraziare, in Senato, l'imperatore per averlo adottato e, "presa una dose elevata di un antidoto che riteneva potesse essere di giovamento" (*accepto largius antidoto ingravescente valetudine),* morì durante il sonno, il 1 gennaio, proprio il giorno in cui avrebbe dovuto pronunciare il discorso di ringraziamento[234].

Di lì a poco anche Adriano, "non visse più a lungo, sopraffatto dall'inedia e logorato da diverse malattie, ripetendo che un principe dovrebbe morire quando era sano e non quando si trovava ad essere in precarie condizioni" (*nec diutius vixit gravatus languore ac diverso genere morborum, saepe dicens sanum principem mori non debilitem ingruente tristissima valetudine*). Si legge, infatti in Dione Cassio che Adriano a causa dell'abbondante perdita di sangue fu colpito da idropisia e che ne fosse liberato con l'aiuto di sortilegi ma questo fu di breve durata perché ben presto, dice ancora Dione Cassio, si ritrovò pieno d'acqua[235].

Peggiorando sempre di più e ritenendo che la vita fosse ormai giunta al punto da non essere più tollerabile, ordinò ad un servo di ucciderlo, mentre Antonino lo pregava di sopportare "coraggiosamente la violenza del male" (*equo animo necessitatem morbi*). Poiché non riusciva a procurarsi la morte con le proprie mani, pose fine alla dieta iniziando ad assumere cibi e bevande inopportune e così morì[236].

Adriano non ebbe grande reputazione di clemenza. Morì in Campania, a Baia più che sessantenne e, come si legge anche in Sest. Aurelio Vittore: "morì presso Baia di consunzione" (*apud Baias tabe interiit*)[237].

Antonino Pio

Proprio a causa della sua alta statura, Antonino Pio, quando incominciò a curvarsi per la vecchiaia, si teneva eretto fasciandosi il petto con listelli di tiglio. Inoltre, per

---

[234] Spart. *Aelius* III-VI.

[235] D. C. LXIX, 20, 1; 22, 1.

[236] v. anche D. C. LXIX, 22, 2-4.

[237] Eutr. VIII, 7, 2; Spart. *Hadr.* XXV; Spart. *Aelius* VI; Aur. Vict. *Caes.* 14.

tenersi in forze, anche quando era ormai in età avanzata, ogni mattina, prima che i servi venissero a salutarlo, mangiava pane secco. Diceva Plinio che mangiare pane secco "come primo cibo era molto utile" (*primo cibo utilissimum est*) perché avrebbe migliorato la voce ed inoltre giovava molto contro il catarro[238]. Però Antonino Pio, secondo quanto è riportato in Giulio Capitolino, aveva sì, una voce rauca e grossa ma niente affatto sgradevole[239].

Secondo quanto si legge ancora in Giulio Capitolino, la morte di Antonino Pio avvenne a seguito di una indigestione di formaggio alpino. Infatti durante la notte, Antonino Pio ebbe a soffrire di dolori allo stomaco e il giorno successivo subentrò la febbre. Trascorsero tre giorni da quando si era manifestato il male e durante questi giorni non aveva fatto altro che parlare dello Stato e dei re contro i quali stava combattendo. Resosi conto che il suo stato di salute si aggravava, in presenza dei prefetti, affidò a Marco Antonino lo Stato e la figlia e diede ordine di portare nella camera del figlio adottivo la statua d'oro della Fortuna, che solitamente era situata nella camera dell'imperatore. Poi al tribuno che gli era accanto disse "Equanimità" e, dopo essersi girato sul fianco, come per dormire, morì.

Riporta Giulio Capitolino che Antonino Pio morì a Lorio all'età di settant'anni (o settantacinque)[240].

Si legge in Dione Cassio come Antonino fosse estremamente attento e scrupoloso anche in merito alle cose più insignificanti al punto che veniva chiamato "tagliatore di cumino". Si legge anche che Quadrato riporta che Antonino Pio morì molto vecchio e in modo estremamente dolce, simile ad un sonno tranquillissimo[241].

Marco Aurelio

In alcune epistole intercorse fra Marco Aurelio e l'anziano suo pedagogo M. Cornelio Frontone, dalle quali traspare l'affetto e la familiarità fra i due, vengono ricordate alcune indisposizioni, ora dell'uno, ora dell'altro, come la "febbriciattola" (*perfrictiuncula*) che aveva costretto il giovane Marco Aurelio a letto, febbriciattola che però, aggiunge, "sembra che si sia calmata" (*videtur sedata esse*)[242], o il dolore alla cervice che aveva preso Frontone, anzi, come dice egli stesso: "sono stato afferrato" (*arreptus sum*)[243] insieme anche "al dolore al piede" (*de pede dolor*) e ad un "fortissimo dolore all'inguine" (*gravissimo dolore inguinis*)[244].

---

[238] Plin. *nat.* XXII, 139.
[239] Capitol. *Pius* XIII.
[240] Capitol. *Pius* XII.
[241] D. C. LXX, 1.
[242] Fronto *Ep.* 4, 6, v. anche 5, 28.
[243] Fronto *Ep.* 5, 27- 5, 32.
[244] Fronto *Ep.* 5, 33-34.

Da giovane, questo imperatore si era dedicato allo studio del diritto e lo aveva fatto "con tanto impegno e passione che il suo corpo ebbe a risentirne" (*tantumque operis et laboris studiis impendit ut corpus adficeret*)[245].

Amava il pugilato, la lotta, la corsa, l'uccellagione, eccelleva nel gioco della palla e praticava la caccia ma lasciò da parte tutte queste occupazioni per dedicarsi allo studio della filosofia[246].

Mentre trascorreva a Preneste gli ultimi giorni che precedevano la partenza per la guerra in Germania perse il figlio Vero Cesare, di sette anni, che morì in seguito al taglio di un foruncolo che aveva sotto l'orecchio, ma non lo pianse più di cinque giorni, anzi fu proprio lui che consolò i medici e subito dopo tornò ad occuparsi degli affari pubblici[247].

Mentre era in Germania, allorquando si verificavano momenti di tregua, Marco Aurelio amministrava la giustizia[248] tenendo udienza anche di notte, dedicandosi attentamente a tutti i suoi doveri. Era, però, di salute cagionevole al punto che all'inizio non solo non tollerava il freddo ma si ritirava lasciando i soldati, che pure aveva convocato e che si erano radunati. Mangiava pochissimo e sempre di notte mentre di giorno mangiava soltanto la teriaca, un farmaco, dice Dione Cassio, che prendeva perché era debole di stomaco e di petto e, si diceva, che era proprio grazie a questo farmaco che poteva contrastare questo male e anche altri.

Nel villaggio di Alala, alle pendici del monte Tauro, morì la moglie Faustina, o a seguito di malattia, forse di gotta da cui era affetta, o in modo diverso per non dover essere denunciata per il patto intercorso tra lei e Cassio che prevedeva, in caso di morte dell'imperatore, ammalato, che Cassio ottenesse sia lei che il potere: pur tuttavia Marco Aurelio si addolorò molto per la sua morte[249].

Trovandosi in Pannonia, già avanti negli anni e in un tormentoso stato di sofferenza fisica, non solo per l'età ma anche per le fatiche e le preoccupazioni, fu colpito da una grave malattia. Infatti, leggiamo in Eutropio[250] che "sotto il regno di questo imperatore ci fu un'epidemia di peste così violenta" (*sub hoc enim tantus casus pestilentiae fuit*) che dopo la vittoria contro i Persiani, a Roma, in Italia e nelle provincie "gran parte della popolazione e quasi tutte le truppe dei soldati morirono a causa della malattia" (*maxima hominum pars, militum omnes fere copiae languore defecerint*).

Anche Marco Aurelio fu colpito dal morbo e poiché sospettava di non avere molte possibilità di salvezza, era angosciato al pensiero che il figlio, ancora adolescente, non seguisse i nobili insegnamenti e l'educazione ricevuti e potesse ribellarsi.

---

245 Capitol. *Aur.* III.
246 Capitol. *Aur.* IV.
247 Capitol *Aur.* XXI.
248 D. C. LXXI, 6, 1-3.
249 D. C. LXXI,22, 3; Capitol. *Aur.* XXVI.
250 Eutr. VIII, 12, 2.

"Appena si ammalò" (*Cum aegrotare coepisset*) fece chiamare, quindi, il figlio Commodo e in primo luogo lo ammonì a terminare le ultime operazioni di guerra se non voleva sembrare un traditore dello Stato. Commodo rispose che gli stava a cuore soprattutto la propria salute. Marco Aurelio, allora, convocò amici e familiari e, tenendosi il figlio vicino, si sollevò alquanto dal letto e cominciò a parlare affidando ad essi il figlio[251].

L'imperatore "quindi, desideroso di morire, si astenne dal mangiare e dal bere e questo aumentò il decorso della malattia" (*deinde abstinuit victu potuque mori cupiens auxitque morbum*).

Chiamò presso di sé gli amici e manifestando il disprezzo per le cose terrene e per la morte li esortò a non piangere, bensì a pensare alla propria incolumità. "L'esercito appresa la cattiva salute era molto addolorato. Il settimo giorno le condizioni della sua salute peggiorarono, e lasciò entrare soltanto il figlio ma subito lo rimandò indietro perché il morbo non si trasferisse su di lui" (*Exercitus cognita mala valetudine veementissime dolebant... Septimo die gravatus est et solum filium admisit quem statim dimisit ne in eum morbus transiret*). Quindi si coprì il capo come se volesse dormire e durante la notte morì[252].

Si legge in Erodiano che Marco Aurelio, mentre stava ancora parlando, fu colpito da un collasso, tacque e sopraffatto dallo scoramento e dalla debolezza cadde disteso sul letto. Morì il giorno successivo[253].

Secondo Dione Cassio Marco Aurelio, se fosse vissuto più a lungo, avrebbe concluso felicemente le operazioni militari sottomettendo quelle popolazioni ma la morte lo colse anche se non a causa del morbo: οὐχ ὑπό τῆς νόσου dal quale era stato colpito bensì a causa dei medici che, dice ancora Dione Cassio: come ho chiaramente sentito, volevano agevolare l'ascesa del giovane figlio dell'imperatore. Marco Aurelio, quando fu in punto di morte raccomandò il figlio Commodo ai soldati, non volendo, dice ancora Dione Cassio, che si credesse che l'imperatore era morto a causa del figlio[254].

Lucio Vero

Lucio Vero era stato associato a Marco Aurelio al potere.

Dice Giulio Capitolino che Lucio Vero "dormiva molto poco, era di una digestione molto facile" (*somni fuit permodici, digestionis facillimae*). Era alto di statura. Non aveva facilità di parola[255].

---

251 Capitol *Aur.* XXVIII.
252 Capitol. *Aur.* XXVIII.
253 Erod. I, 3.
254 D. C. LXXI, 33 (4)-34.
255 Capitol. *Verus* IV; X.

Quando partì per la guerra contro i Parti, fu accompagnato dal fratello Marco fino a Capua. Raggiunta Canosa, "si ammalò" (*morbo aegrotavit*) a causa dei suoi stravizi e qui fu raggiunto ancora dal fratello[256]. Durante il viaggio di ritorno a Roma scoppiò una pestilenza che rapidamente si diffuse fra i Parti e successivamente, dice Giulio Capitolino, in tutto il mondo. In realtà sembra fosse scoppiata a Babilonia da dove si diffuse, poi, fra i Parti[257].

Rientrato ad Aquileia dalla Pannonia, mentre viaggiava in carrozza con il fratello Marco Aurelio e si trovava nei pressi di Altino, "in carrozza, fu improvvisamente colpito dal morbo che chiamano apoplettico, Lucio fu subito preso fuori dal veicolo. Quindi venne portato ad Altino, vivendo, muto, per tre giorni, morì ad Altino" (*subito in vehiculo morbo quem apoplexin vocant, correptus Lucius depositus e vehiculo detracto Altinum perductus cum triduo mutus vixisset, apud Altinum periit).*

Dice Aurelio Vittore: "divorato dal male" (*Morbo consumptum*)[258].

Si insinuò, dice Elio Capitolino, che Vero fosse stato ucciso dal fratello Marco Aurelio che gli avrebbe fatto mangiare un pezzo di vulva di scrofa che era stata tagliata con un coltello la cui lama era stata avvelenata da una parte sola, notizia che peraltro Elio Capitolino respinge come falsa e inventata ma si legge anche che Vero sarebbe stato ucciso con ostriche avvelenate dalla suocera Faustina, la quale avrebbe così inteso vendicarsi del fatto che egli, dopo essere stato suo amante, avesse raccontato tutto a sua figlia[259].

La morte di Vero Antonino, è ricordata anche da Eutropio[260]. Dice, infatti, che Vero morì, nella Venezia, mentre stava lasciando la città di Concordia per andare verso Altino. Era seduto su un carro insieme al fratello, quando venne colpito da un'improvvisa emorragia, il tipo di malattia che i Greci, dice Eutropio, chiamano "apoplessi"[261].

Avidio Cassio

Scrive Volcacio Gallicano come Avidio Cassio avesse un carattere complesso: a volte si mostrava truce e severo, a volte, invece, era mite e benevolo: "ora avido di vino, ora sobrio; talvolta era ingordo, altre volte, invece, inappetente" (*avidus vini item abstinens, cibi adpetens et inediae patiens*)[262].

---

[256] Capitol, *Ver.* VI.
[257] Capitol. *Ver.* VIII.
[258] Capitol. *Ver.* IX; Aur. Vict. *Caes.* 16.
[259] Capitol. *Ver.* X-XI.
[260] Eutr. 8, 10, 3.
[261] Eutr. *Epit. De Caes.* 16, 5.
[262] Gall. *Av. Cass.* III.

Commodo non seguì le raccomandazioni paterne di proseguire la guerra e, come si legge in Dione Cassio, nonostante i suggerimenti e i consigli dei tutori ai quali il padre lo aveva raccomandato e degli amici paterni che assiduamente erano a lui vicini, era desideroso di tornare a Roma, lontano dalle fatiche della guerra. Così concluse in fretta una pace con i barbari. Fu corrotto dai servi di palazzo che gli ricordavano le numerose comodità dell'Urbe[263].

Secondo quanto leggiamo in Elio Lampridio, Commodo "si lavava sette o otto volte al giorno e mangiava anche negli stessi bagni" (*lavabat per diem septies atque octies et in ipsi balneis edebat*)[264]. Rientrato a Roma si dedicò alle corse dei carri, alle uccisioni di animali e ai combattimenti con i gladiatori, tralasciando le responsabilità richieste dal potere imperiale ma, commenta Dione Cassio, non sarebbe stato, comunque, in grado di assolverle per debolezza di carattere e incapacità[265]. Il suo aspetto era quello di un uomo comune. Parlava in modo rozzo, disarticolato, il volto aveva un'espressione da inebetito, tipica degli avvinazzati[266].

Eccelleva, però, come gladiatore ma per il resto, si legge in Lampridio, "era debole e malaticcio, anche a causa di una prominente ernia inguinale della quale si poteva scorgere il gonfiore cosicché il popolo Romano se ne accorgeva sotto le vesti di seta" (*fuit autem validus ad haec alias debilis et infirmus, vitio etiam inguina prominenti, ita ut eius tumorem per sericas vestes populus Romanus* agnoscere)[267]. Quando, poi, alla sua morte, il popolo infierì contro di lui con ogni possibile epiteto oltraggioso, oltre a quello come: "il gladiatore", "l'auriga", "il mancino", ci fu anche quello di "l'ernioso"[268].

Nonostante, come abbiamo visto, fosse stato malaticcio, pure era molto forte quando affrontava le fiere. Era, inoltre pigro e svogliato (lasciava ai suoi generali le campagne militari) e anche quando si trattava di sottoscrivere dei documenti si serviva di un timbro o scriveva spesso la sola parola *Vale* lasciando ai segretari la compilazione delle lettere[269]

Era incline alle gozzoviglie e non di rado, secondo quanto si legge in Erodiano[270], dopo avere esagerato nel mangiare si sentiva stordito e veniva colto da sonnolenza e quindi, dopo che ebbe bevuto una coppa di vino aromatizzato, nella quale era stato versato del veleno, non rilevò come anomalo questo malessere. E fu così che, stordito e sonnolento, pensò di essersi stancato troppo e andò a riposare ma il veleno oltre a provocare un senso di nausea, provocò anche del vomito molto abbondante e fu così che coloro che avevano

---

263 D. C. LXXII, 1, 1-2; Erod. I, 6, 1.

264 Lampr. *Comm.* XI.

265 D. C. LXXII, 10, 2; Erod. I, 15, 2-6.

266 Lampr. *Comm.* XII.

267 Lampr. *Comm.* XIII; D.C. LXXII, 17, 2.

268 D. C. LXXIII, 2, 2.

269 Lampr. *Comm.* XIII..

270 Erod. I, 17, 8-11.

versato il veleno nella coppa, temendo che con il vomito Commodo si fosse liberato anche del veleno, lo fecero strangolare dall'atleta con il quale l'imperatore era solito allenarsi[271]. Secondo Dione Cassio il veleno gli era stato messo, invece, nella carne di bue[272].

Fu sparsa, allora, la voce che l'imperatore fosse morto improvvisamente per apoplessia. Si ritenne, infatti, che questa versione avrebbe trovato maggior credito poiché era ben nota la voracità di Commodo il quale, nonostante i frequenti consigli a seguire un regime più sobrio, non li volle mai ascoltare proseguendo nella vita dissoluta...[273].

Secondo Eutropio, Commodo morì di morte improvvisa tanto che si ritenne che fosse stato strangolato o avvelenato[274].

Durante il regno di questo imperatore ci fu una pestilenza che, ricorda Dione Cassio, fu così violenta che in un solo giorno morirono a Roma duemila persone, ma molti altri morirono per mano di uomini violenti che, dietro compenso, uccisero con aghi intrisi di veleno e, mentre questi uomini, nell'indifferenza generale morivano, Commodo si mostrava più funesto di ogni pestilenza e sciagura[275].

Elvio Pertinace

Si legge in Giulio Capitolino come Elvio Pertinace fosse stato un vecchio dall'aspetto venerando "dal corpo obeso e dal ventre un po' prominente, per la statura era di aspetto imperiale" (*habitudine corporis pinguiore ventre prominulo, statura imperatoria*)[276].

Settimio Severo

Secondo quanto è riportato in Erodiano, l'imperatore Settimio Severo, in una lettera da lui inviata ad Albino, si lamentava per il fatto di essere ormai vecchio e tormentato dall'artrite da quando i suoi figli (Caracalla e Geta) erano bambini[277]. Anche Elio Sparziano ricorda come Severo, nella sua "Autobiografia" dicesse che una volta, essendo gravemente ammalato, aveva pensato che l'unica cosa da fare, dal momento che i suoi figli erano ancora troppo piccoli da poter diventare imperatori, fosse stata quella di nominare suoi successori Pescennio Nigro e Clodio Albino[278].

---

[271] v. anche Lampr. *Comm.* XVII.
[272] D. C. LXXII, 22, 4.
[273] Erod. II, 2, 3; 2, 6.
[274] Eutr. *Comm.* VIII, 15, 1.
[275] D. C. LXXII, 14, 3-4; 15, 1.
[276] Capitol. *Pertin.* XII.
[277] Erod. II, 15, 3; v. anche III, 11, 1.
[278] Spart. *Pesc.* IV.

In Erodiano, durante il principato di Settimio Severo, sono ricordate anche malattie che colpirono l'esercito durante l'assedio di Atra, allorquando fu bersagliato dal lancio di recipienti con insetti velenosi che, volando negli occhi e introducendosi sotto le armature, nelle parti non protette, procurarono nei soldati ferite pericolose. Inoltre un'altra malattia, dovuta al clima soffocante per il forte calore del sole, provocò numerose morti fra gli assalitori e i decessi furono ancora maggiori rispetto a quelli provocati dall'esercito nemico[279].

Si legge in Elio Sparziano[280] che, durante la campagna contro i Parti "i soldati, costretti a mangiare radici, si ammalassero a causa del cibo inusuale e questa malattia impediva loro di percorrere grandi distanze" *cum herbarum radicibus milites viverent atque inde morbos aegritudinesque contraherent quare...fluente quoque per insuetudinem cibi alvo militum longius ire non possent*).

Però, come è riportato in Erodiano, l'imperatore, nonostante l'età avanzata, l'artrite ed altri mali che lo tormentavano, nello spirito era più energico di qualsiasi altro giovane e così annunciò una spedizione in Britannia e affrontò il viaggio per la maggior parte in lettiga e senza fermarsi a lungo per riposare[281].

Anche in Sparziano si legge che Settimio Severo, durante una campagna militare[282] "avendo rallentato la guerra a causa di una malattia ai piedi" (*cum pedibus aeger bellum moraretur*) poiché i soldati, stanchi per il prolungamento del male, avevano nominato Augusto il figlio Bassiano, condannò tutti, ad eccezione del figlio ... "comandò che lo portassero sulla tribuna" (*tolli se atque in tribunal ferri iussit*) e indicando il capo con la mano disse: "avete capito che si comanda con la testa e non con i piedi" (*tandem sentitis caput imperare, non pedes*)[283].

Giunto in Britannia fu però, colpito da "una malattia gravissima" (*morbo gravissimo*), che lo costrinse a restare nell'accampamento.

Dopo diciotto anni di impero "ormai vecchio, non sopravvisse ad una grave malattia" (*extinctus iam senex*). Però questa malattia, che portò Settimio Severo alla morte, costituiva un impedimento per il figlio Antonino di succedere al padre al punto che tentò perfino di persuadere i medici ad accelerarne la fine[284].

Nonostante la resistenza fisica dell'imperatore, la morte sopraggiunse ma più per i dispiaceri che per l'accondiscendenza dei medici nei confronti del figlio, che alla fine li persuase a ignorare le cure da apportare all'imperatore[285].

Però, alla morte di Settimio Severo, Antonino fece comunque uccidere i medici che non avevano obbedito al suo ordine di affrettare la morte del padre, permettendogli, così, di succedergli senza attenderne la morte[286].

---

[279] Erod. III, 9, 3-6

[280] Spart. *Sev.* XVI.

[281] Erod. III, 11, 1; III, 14, 2-3.

[282] Spart. *Sev.* XVIII.

[283] Spart. *Carac.* XVIII; v. anche Spart. *Carac.* XI; Aur. Vict. *Caes.* 20.

[284] Spart. *Sev.* XIX.

[285] Erod. III, 15, 2-3.

[286] Erod. III, 15, 4.

Riporta Sparziano che Settimio Severo "era molto sobrio per quanto riguardava il cibo, era però avido delle verdure della sua terra: l'Africa; talvolta gli piaceva bere il vino e spesso non assaggiava neppure la carne" (*cibi parcissimus leguminis patrii avidus, vini aliquando cupidus, carnis frequenter ignarus*). Inoltre si legge, ancora da Sparziano[287], che Severo, ricordando come Pertinace al momento di salire al potere avesse detto: "Combattiamo", dette al tribuno, come parola d'ordine, il motto "Fatichiamo".

Morì ad Eboraco, in Britannia.

Pescennio Nigro

Leggiamo in Elio Sparziano come Pescennio Nigro fosse stato piuttosto obeso per natura. Amava il vino ma era molto sobrio nel mangiare e mangiava lo stesso cibo che mangiavano i suoi soldati e se costoro non avevano alcun riparo dalla pioggia o dal sole non lo cercava nemmeno lui[288]. Ancora Sparziano dice anche come fosse stato di alta statura, come avesse avuto una voce roca ma intonata e che sul campo, quando non c'era vento contrario, la sua voce si sentiva fino ad un miglio di distanza[289].

Antonino Caracalla

Ricorda Elio Sparziano come Caracalla, mentre infieriva contro la popolazione della Gallia "fosse colpito da una grave malattia e che si sfogò con grande crudeltà anche nei confronti di coloro che lo curavano" (*morbo implicitus graviter laboravit, circa eos qui eum curabant crudelissimus fuit*)[290].

Fu "ancora più crudele del padre che era crudele. Fu avido di cibo ed anche ingordo di vino e in odio da parte dei suoi" (*et patre duro crudelior. Avidus cibi, vini etiam adpetens, suis odiosus.*)[291].

Geta

Si legge in Elio Sparziano che Geta, di carattere difficile, era goloso e avido di vini variamente speziati[292].

---

[287] Spart. *Sev.* XIX; XXIII; v. anche Aur. Vict. *Caes.* 20.
[288] Spart. *Pesc.* XI.
[289] Spart. *Pesc.* VI.
[290] Spart. *Carac.* V.
[291] Spart. *Carac.* IX.
[292] Spart. *Geta* IV.

Opilio Macrino

Gravemente malato e sfinito per il lunghissimo viaggio, Macrino fu inseguito per ordine di Antonino (Commodo) e fu raggiunto a Calcedone, in Bitinia. Gravemente malato era anche Alessandro o perché preso dallo scoramento per la notizia del disastro o per il caldo soffocante che opprimeva anche tutto l'esercito[293].

Severo Alessandro

Elio Lampridio diceva che Severo Alessandro si controllava molto bene, conservava con cura le proprie energie, si mostrava affabile con tutti e che visitava gli ammalati anche se non appartenevano al rango senatorio né a quello equestre "ma che erano persone ammalate appartenenti a classi inferiori" (*sed etiam inferiores aegrotantes viseret*) [294].

Si esercitava nella lotta, nel gioco della palla, nella corsa e in altri esercizi meno impegnativi. Si faceva frizionare il corpo con l'olio, non lavandosi se non raramente con l'acqua calda, ma immergendosi nella piscina dove restava per quasi un'ora bevendo a digiuno, quasi un sestario (ca. mezzo litro) di fresca acqua Claudia. Poi prendeva molto latte e pane, uova e vino mielato e così fino a sera non prendeva altro cibo, ma il più delle volte mangiava anche a pranzo. Nelle ore pomeridiane esaminava la corrispondenza assistito dal suo segretario, dal funzionario preposto alle petizioni e dal funzionario *A memoria*, "i quali potevano anche sedersi se per qualche malattia non potevano stare in piedi" (*nonnumquam etiam, si stare per valetudinem non possent, sederent*)[295].

Inoltre, "dicendo che riteneva che i soldati fossero da tutelare molto più di lui stesso, poiché da loro dipendeva la salvezza dello Stato, li visitava personalmente, se erano malati, nelle loro tende, anche gli ultimi e ne curava il trasporto con i carri e provvedeva a tutto quello che fosse stato necessario" (*dicens milites se magis servare quam se ipsum quod salus publica in his esset aegrotantes ipse visitavit per tentoria milites etiam ultimos et carpentis vexit et omnibus necessariis adiruit*). Consumava, poi, lo stesso cibo che veniva ad essi distribuito[296]. Stabilì gli stipendi dei retori, dei grammatici e dei medici...e li invitava a tenere lezioni alle quali erano ammessi i figli delle famiglie indigenti purché libere, provvedendo egli stesso al loro mantenimento[297].

---

[293] Erod. V, 4, 11; VI, 6, 2-3.
[294] Lampr. *Alex. Sev.* IV; XX.
[295] Lampr. *Alex.* XXX- XXXI.
[296] Lampr. *Alex.* XLVII; LI.
[297] Lampr. *Alex.* XLIV.

Massimino il Trace

In giovinezza era stato un pastore e quando entrò nell'esercito prestò servizio nella cavalleria. "Era, infatti, di grande corporatura, insigne per valore, fra tutti i soldati...rozzo per le maniere, sprezzante" (*Erat enim magnitudine corporis conspicuus, virtute inter omnes milites clarus...ferus morbus asper*) e Severo lo notò proprio per la sua prestanza fisica. Leggiamo in Giulio Capitolino, che Massimino beveva anche venti litri di vino al giorno e che mangiava anche quaranta libbre di carne, mentre sembra non mangiasse ortaggi né assumesse bevande fredde se non per necessità[298].

Massimino, "secondo quanto riferisce Giunio Cordo, dicono fosse alto otto piedi e sei dita - 2,46 m - e il suo pollice era così grande che usava il braccialetto della moglie come anello...e che, da solo, spostasse un carro a quattro ruote, pieno" (*erat, ut refert Cordo, magnitudine tanta ut octo pedes digitis sex diceretur egressus, pollice ita vasto ut uxoris dextrocherio uteretur pro anulo...raedam onustam solus moveret*)[299].

Affrontava con crudeltà ogni situazione[300]. È riportato in Giulio Capitolino che Massimino, adirato contro un decreto del Senato, si infuriò al punto da sembrare non un uomo ma una bestia, scagliandosi contro i muri, pronunciando frasi sconnesse e brandendo la spada come se volesse uccidere l'intero Senato. Si strappava la veste e frustava coloro che gli stavano vicino. Infine gli amici, vedendo che non si calmava, lo accompagnarono nella sua stanza dove, del tutto incapace di dominarsi, si ubriacò al punto da dimenticare ogni cosa[301].

Il figlio, Massimino il Giovane, nominato Cesare ancora in giovane età, "sarebbe pervenuto alla statura paterna se non fosse morto nel ventunesimo anno nel fiore della gioventù o come alcuni dicono nel diciottesimo anno" (*ut ad paternam staturam perveniret si quidem anno vigesimo et primo periit,in ipso flore iuventutis, ut aliqui auten dicunt octavo decimo*)[302].

Gordiano I

Si legge in Giulio Capitolino che Gordiano I era di statura normale per un romano e che aveva una corporatura massiccia. Era molto moderato nel mangiare ma lo era meno nel bere...amava moltissimo la pulizia tanto da lavarsi quattro o cinque volte al giorno d'estate e due volte d'inverno. Gli piaceva dormire e lo faceva, per necessità naturale, anche nel triclinio durante il banchetto[303].

---

298 Capitol *Maximin.* II; IV
299 Capitol. *Maximin.* VI
300 Zosim. I, 13, 3
301 Capitol *Maximin.* XVII
302 Capitol. *Maximin.* XXVII
303 Capitol. *Gord.* VI

Gordiano II

Gordiano II, secondo quanto si legge in Erodiano, aveva circa ottant'anni quando venne acclamato con i titoli imperiali e fu costretto ad accettare nonostante facesse presente la sua tarda età[304]. Giulio Capitolino ricorda come Gordiano II apprezzasse il vino aromatizzato con variate spezie[305].

Morì, come si legge in Erodiano, dopo una parvenza di regno[306].

M. Clodio Pupieno Massimo

Pupieno Massimo, che era stato prefetto di Roma, e che aveva esercitato quell'incarico con molto rigore, secondo Erodiano, era considerato dal popolo una figura di costumi austeri e di acuta intelligenza[307]. Si legge in Giulio Capitolino che Massimo "fu avido di cibo ma molto moderato nel bere vino... era alto di statura e asciutto nel fisico, godeva di una salute eccellente" (*fuit cibi avidus, vini parcissimus...vultu gravissimus et retorritus, statura procerus, corporis qualitate sanissimus, moribus aspernabilis*) [308].

Massimo e Balbino, che avevano ricevuto in senato la maggioranza dei voti, ricevettero il titolo di Augusti[309].

D. Celio Balbino

Secondo Erodiano Balbino era di famiglia patrizia e di indole meno rigida rispetto a Massimo[310]. Era di statura normale...buon mangiatore e bevitore[311].

Gordiano III

Si legge in Erodiano che Gordiano III era nipote di Gordiano I e, dal momento che la sua giovane età non gli consentiva di governare, il Senato gli conferì il titolo di Cesare e fu associato a Balbino e a Pupieno Massimo[312]. Assunse il potere all'età di tredici anni.

---

[304] Erod. VII, 5, 2-4; 7
[305] Capitol. *Gord. II* XIX
[306] Erod. VII, 9, 10
[307] Erod. VII, 10, 4
[308] Capitol. *Max.* VI
[309] Erod. VII, 10, 5; Zosim. I, 14, 2
[310] Erod. VII, 4
[311] Capitol *Balb.* VII; v. anche Pupieno Massimo
[312] Erod. VII, 8-9; VIII, 8.

Il merito della spedizione e della vittoria sui Persiani andò soprattutto a Misiteo, suocero e prefetto di Gordiano III. "Misiteo, morì di malattia, secondo alcuni, mentre secondo altri la morte era stata causata dai malefici di Filippo" (*Misitheus quantum plerique dicunt artibus Philippi...ut alii, morbo exstinctus est*)[313].

Filippo l'Arabo

Durante la marcia verso Ctesifonte, Filippo si impadronì del supremo potere facendo uccidere Gordiano: però provvide ad inviare al Senato dei messaggeri ad annunciare che Gordiano era morto di malattia...[314].

Ostiliano

Adottato da Decio, venne accettato come collega all'Impero e, si legge in Eutropio, che durante il principato, suo e del figlio Volusiano, infierirono: "pestilenza, morbi e malanni" (*pestilentia et morbis atque aegritudinis*) (in Mauritania nel 250 e a Roma nel 251). Forse Ostiliano, morì di peste[315].

Treboniano Gallo

Adottò Ostiliano come figlio, poi morto nella pestilenza iniziata al tempo di Decio, e lo associò al potere, adottando però anche il proprio figlio Volusiano. Cercò di aiutare la popolazione colpita dalla peste[316].

Marco Emilio Emiliano

Secondo Eutropio[317], Emiliano regnò in modo oscuro e fu ucciso dopo tre mesi. Secondo però Aurelio Vittore, fu colpito dalla peste che si era diffusa nell'impero e morì a causa del contagio dopo tre soli mesi di regno[318].

---

[313] Capitol *Gord.* XXVII-XXVIII

[314] Zosim. I, 19, 1; Aur. Vict. *Caes.* XXVIII; Hist. Aug. *Philip. Aug*

[315] v. Aur. Vict. *Caes.* 31, 2.

[316] Zosim. I, 26, 2; Hist. Aug. *Treb. Gallo*; Aur. Vict. *Caes.* XXX.

[317] Eutr. IX, 6

[318] Aur. Vict. *Caes.* XXXI, 3

Valeriano

Si legge in Trebellio Pollione[319] che sotto l'impero di Valeriano, l'esercito romano venne decimato dalla peste che mieteva cinquemila vittime al giorno[320].

Claudio II il Gotico

Si legge in Trebellio Pollione che Claudio era un uomo di alta statura, riservato, controllato nel bere, di buon appetito e dotato di una forza notevole nelle mani[321], inoltre si legge che: "poco dopo la fine della guerra gotica, un gravissimo morbo dilagò: anche Claudio, colpito dal morbo, lasciò i mortali" (*finito sane bello Gothico gravissimus morbus increbruit tunc cum etiam Claudius adfectus morbo mortalis reliquit*)[322].

Anche Eutropio ricorda come Claudio, dotato, si dice, del senso della misura, "morì di malattia" (*morbo interiit*) nel secondo anno di regno[323].

Aureliano

Riporta Volpisco[324] come Aureliano venisse sollecitato da Valeriano, con una lettera, a prendere il comando della guerra di Nicopoli, "al fine di evitare che la malattia di Crinito potesse risolversi in un grave danno" (*aegritudo Criniti absit*)

Riporta ancora Volpisco che Aureliano era alto, muscoloso, abbastanza goloso di cibo e di vino: ai suoi banchetti "si mangiavano, soprattutto carni arrostite. Gli piaceva molto il vino rosso (*de assaturis maxime fuit. Vino russo maxime delectatus est*). Inoltre, "quando era ammalato, non faceva mai chiamare il medico, ma si curava da solo, principalmente stando a digiuno" (*medicum ad se, cum aegrotaret, numquam vocabit, sed ipse se inedia praecipue curabat*)[325].

---

[319] Treb. *Gall.* V.

[320] v. anche Zosim. I, 36; su Valeriano v. anche Lact. *mort*. V.

[321] Treb. *Claud. II*, XIII.

[322] Treb. *Claud. II*, XII.

[323] Eutr. IX, 11; Aur. Vict. *Caes*. XXXIV, 3-5.

[324] Volpis. *Aurel.* XI.

[325] Volpis. *Aurel.* XLIX-L.

Tacito

L'imperatore Tacito era estremamente frugale quanto al cibo..."Faceva il bagno di rado e così, in vecchiaia godette sempre di una buona salute" (*Balneis raro usus est atque adeo validior fuit in senectute*). Sulla sua mensa non mancavano mai cibi campestri, inoltre mangiava sempre pane secco con un po' di sale o con qualche altro condimento. Il suo pasto di un giorno consisteva in un pollo, uova e cervella. Preferiva cibi amari e beveva poco meno di un sestario di vino.

Inoltre, ricorda ancora Volpisco[326] come questo imperatore apprezzasse molto la lattuga, come del resto faceva anche l'imperatore Augusto[327], al punto da preferirla fra altre verdure per le sue qualità calmanti e che anzi scherzando, come si è accennato, "diceva infatti che con quella spesa "esagerata" si comperava il sonno" (*somnum enim se mercari illa sumptus effusione dicebat*). Inoltre, ricorda ancora Volpisco che Tacito, da vecchio, era ancora in grado, con una capacità stupefacente, di leggere testi che erano stati scritti con caratteri minutissimi[328].

Firmo

Questo imperatore, ricorda Flavio Volpisco, era di alta statura, con gli occhi un po' sporgenti, il volto scuro ma di carnagione bianca e con una cicatrice sulla fronte. Era un gran mangiatore di carne e sembra fosse stato capace di mangiare, da solo, uno struzzo al giorno; beveva, invece poco vino ma molta acqua. Era di grande forza fisica[329].

Bonoso

Si legge in Flavio Volpisco come Bonoso fosse stato un eccezionale bevitore ma per quanto bevesse rimaneva lucido e, come diceva Onesimo, biografo di Probo, più beveva e più rimaneva cosciente e lucido e, commenta Volpisco che evidentemente aveva la fortuna di smaltire quello che beveva sicché lo stomaco, il ventre e la vescica non ne soffrivano[330].

---

326 Volpisc. *Tac.* XI, 2.
327 Svet. *Aug.* 77.
328 Volpisc. *Tac.* XII.
329 Volpisc. *Firmo* IV; v. anche Amm. XXIX, 5, 54.
330 Volpisc. *Bon.* XIV.

Caro

Leggiamo in Flavio Volpisco, che Caro morì, secondo alcuni, di malattia, mentre secondo altri, ed era la maggior parte, morì a causa di un colpo di fulmine. Effettivamente, dice ancora Volpisco, al momento della sua morte, scoppiò un tuono così violento che molti dei presenti svennero per la paura; egli, "che giaceva ormai agonizzante nella sua tenda" (*cum igitur aegrotaret atque in tentorio iaceret*) tra il bagliore dei lampi, fu praticamente ucciso da quel tremendo fragore[331].

Però il suo segretario, Giulio Calpurnio, in una lettera indirizzata al prefetto di Roma, così descrive la morte di Caro: "Mentre il nostro principe Caro, veramente caro, si spegneva nella sua tenda ormai fiaccato dal male, scoppiò una tempesta così violenta che tutto piombò nell'oscurità impedendoci perfino di vederci tra noi. Il guizzo dei lampi, unito al cupo brontolio dei tuoni, dava l'impressione che una pioggia di fuoco solcasse le tenebre. Di colpo le nostre menti ottenebrate dalla furia della natura furono scosse da un grido: l'imperatore era morto! Il decesso era avvenuto proprio dopo quel tuono che aveva seminato il terrore nel campo. I servi, poi, in segno di dolore per la morte del principe diedero fuoco alla tenda, e così nacque la diceria che Caro fosse stato ucciso da un fulmine. "per quanto ci consta, egli è morto di malattia" (*Quantum scire possumus, negritudine constat absuntum*)[332].

Ricorda Eutropio che Caro, che si trovava accampato sulle rive del Tigri, morì per effetto di un fulmine mandato dagli dei[333].

Ai suoi banchetti, come si legge ancora in Volpisco, il vino scorreva a fiumi insieme a molto cibo. Faceva il bagno in acqua gelida[334].

Numeriano

Dopo la morte di Caro, Numeriano accompagnò il padre nella campagna militare in Persia "e quando gli occhi cominciarono a dolergli, poiché questo genere di malattia cui andava abitualmente soggetto a causa delle lunghe veglie, fu costretto a farsi trasportare in lettiga...fu ucciso" *cum oculos dolere coepisset quod illud aegritudinis genus nimia utpote vigilia confecto familiarissimum fuit, ac lectica portaretur...occisus est*). Il suocero Apro, ai soldati che continuavano a informarsi sullo stato di salute dell'imperatore, fece credere che Numeriano non usciva all'aperto "per proteggere dal vento e dal sole i suoi occhi già indeboliti" (*quod oculos invalidos a vento ac sole subtraheret*) mentre, in realtà, era già morto[335].

---

331 Volpisc. *Caro* VIII.

332 Volpisc. *Caro* VIII.

333 Eutr. *Caro* IX, 18, 1-2; Aur. Vict. *Caes.* 38, 4 e Volpisc. *Caro*. VIII-IX.

334 Volpisc. *Caro* XVII.

335 Volpisc. *Numer.* XII.

Anche Eutropio ricorda la morte di Numeriano, che aveva accompagnato il padre Caro nella spedizione contro i Persiani e dice che fu ucciso in un'imboscata mentre era trasportato su una "portantina" (*lecticula*), debilitato da un dolore agli occhi[336] .

Diocleziano

Leggiamo in Lattanzio che l'imperatore Diocleziano non poté attendere tredici giorni, sì da divenire console a Roma invece che a Ravenna, ma, partito nel cuore dell'inverno, tormentato dal freddo e dalle piogge, contrasse una malattia non grave ma cronica e, ammalato, fu trasportato in lettiga per quasi l'intero percorso. Trascorsa così l'estate, ritornò a Nicomedia costeggiando la riva del Danubio, mentre la malattia si era aggravata: pur sentendosi oppresso dal male volle tuttavia, un anno intero dopo i Vicennali, esser trasportato alla cerimonia della dedicazione del circo che egli aveva fatto costruire[337].

Subito dopo fu preso da una forte debolezza al punto che vennero rivolte preghiere a tutti gli dei per la sua salvezza; finché alle Idi di dicembre il lutto piombò sul palazzo. Lo dicevano non solo morto ma anche sepolto; quando il giorno dopo, immediatamente, si diffuse la voce che egli viveva, ma nessuno prestava fede a questa voce che lo diceva ancora in vita a meno che non si fosse mostrato in pubblico alle Calende di marzo, ma era quasi irriconoscibile come persona dal momento che, da circa un anno, era consumato dalla malattia. Quell'uomo, che alle Idi di dicembre si era assopito nella morte, aveva ritrovato i propri spiriti ma non del tutto. Era affetto da una follia che in certi momenti lo rendeva demente, in altri gli ridava, invece, lucidità[338].

Secondo Lattanzio, Diocleziano, colpito dalla malattia e dall'abbattimento morale che lo aveva spinto ad avere il odio la vita, si lasciò morire per fame e per il dolore[339].

Galerio

Galerio regnava già da diciotto anni, quando venne colpito con una piaga incurabile. Gli si manifestò un'ulcera maligna nella parte inferiore dei genitali e da qui si diffuse sempre più largamente. I medici tagliavano e curavano. Ma la piaga, quando già sem-

---

[336] Eutr. 9, 18, 1-2; È probabile che Numeriano al ritorno dalla Persia contraesse il tracoma, un'infezione batterica della cornea molto diffusa nelle zone aride come il Medio Oriente, v. Eutropio, *Storia di Roma*, trad. F. Bordone, 2018, IX,18, nota 102).

[337] Lact. *mort.* XVII, 3-9.

[338] Lact. *mort.* XVII, 5-9.

[339] Lact. *mort.* XLII, 1-3.

brava cicatrizzarsi, si riapriva e da una vena che si era aperta sgorgava così tanto sangue da porre in pericolo la sua vita.

Tuttavia, a stento, l'emorragia si arrestava. Si riprendeva, allora la cura ma in modo del tutto diverso, giungendo alla cicatrizzazione. Ma bastava un leggero movimento del corpo per riaprire la ferita e per fare scorrere più sangue di prima.

Galerio, impallidito, si consumava, le forze lo abbandonavano e solo alla fine si arrestava il fluire del sangue. La ferita, però non rispondeva più ai rimedi: la cancerosità si allargava alle parti attigue e tutto quello che veniva eliminato si estendeva e più il male veniva curato, più prendeva forza...

Si chiamavano d'ogni parte medici famosi senza avere alcun vantaggio. Si faceva, allora, ricorso agli dei: si invocavano Apollo e Asclepio ma il male diveniva molto più grave. La morte non era ormai lontana. I visceri imputridivano come pure la parte posteriore del corpo. Il male, nonostante le cure, sospinto all'interno dai medicamenti, si propagava, invadeva i visceri e vi generava vermi diffondendo un odore nauseabondo giacché i condotti degli escrementi e delle urine erano divenuti tutt'uno.

Il suo corpo, divorato dai vermi, si dissolveva in putredine, tra intollerabili sofferenze.

La parte superiore del corpo si era disseccata e la pelle, giallastra si era affossata fra le ossa mentre la parte inferiore era gonfia come un otre. Tutto questo durò un anno intero...le membra si disfacevano finché soccombette all'orrenda putrefazione[340].

Costantino

Costantino era di imponente statura e di grande prestanza fisica. Dopo trentadue anni di regno il suo fisico era ancora integro e vigoroso. Fu, poi, preso da una malattia. Si recò, quindi ai bagni di acqua calda di Costantinopoli e da qui si recò nella città di Elenapoli in Bitinia. Avuta consapevolezza dell'approssimarsi della fine della vita, si recò a Nicomedia ove morì[341]. Si legge in Zosimo che Costantino, dopo avere danneggiato lo Stato in tutti i modi, morì di malattia[342].

Galerio Valerio Massimino (Daia)

Massimino, definito da Eusebio di Cesarea, il Tiranno d'Oriente, empio più di chiunque altro[343], era stato nominato Cesare insieme a Flavio Valerio Severo[344].

---

[340] Lact. *mort.* XXXIII, 1-11; XXXV, 3; v. anche Euseb. *Caes.* I, LVII, 2-3; Id. *Hist. Eccl.* VIII, 16, 3-5.
[341] Euseb. *Caes.* IV, XIX, 2; LII; LXIV, 2.
[342] Zosim. II, 39, 1.
[343] Euseb. *Hist. Eccl.* IX, 1, 1.
[344] Lact. *mort.* XIX, 3-4.

Proprio nel momento in cui riteneva di essersi salvato, perché libero della veste imperiale si era mescolato alla folla ed aveva cercato la salvezza nella fuga, fu colpito, dice Eusebio, dal dardo divino. Caduto in ginocchio, ebbe tutto il corpo consunto dal fuoco cosicché gli rimasero solo ossa scheletrite. Ancora maggiormente fu colpito dalla febbre cosicché gli occhi gli uscirono dalle orbita procurandogli la cecità[345]. Secondo Lattanzio, invece, Massimino si avvelenò[346]. Morì presso Tarso[347].

Durante il periodo di regno di questo imperatore le città furono colpite non solo da una terribile carestia ma anche da una altrettanto terribile pestilenza[348].

Costanzo Augusto (Cloro)

Costanzo, entrato in fretta in Antiochia, voleva ripartirne in fretta e lo fece quando l'autunno era ormai avanzato. Giunse a Tarso e qui lo colse una febbre leggera ma, ritenendo che i movimenti dovuti al viaggio lo avrebbero salvaguardato dal pericolo di una malattia, proseguì verso Mobsucrenae (pendici del Tauro). Il giorno successivo volle riprendere il cammino ma ne "fu impedito dall'aggravarsi del male" (*morbi gravitate detentus est*). Un calore molto forte gli bruciava le vene "al punto che non poteva essergli toccato nemmeno il corpo che ardeva come un bracere" (*ut ne tangi quidem corpus eius posset, in modum foculi fervens*) e l'impiego di medicine non gli recarono alcun sollievo. Si dice che quando era ancora in possesso delle sue facoltà avesse nominato Giuliano come suo successore. Dopo avere lottato a lungo per sopravvivere morì dopo essere vissuto quarantaquattro anni[349]. Condusse una vita sobria. Fu moderato nel bere e nel mangiare e finché visse non gustò mai un frutto. Si accontentava di un breve sonno. Fu sempre in buona salute e raramente fu colpito da malattie, nonostante queste non fossero separate da pericoli per la vita e questo capita in coloro che sono lontani dalla lussuria e dalla smoderatezza, come è stato dimostrato dalla lunga esperienza derivata dall'arte medica[350].

Sorella di Costanzo Augusto

...Costanzo esortava con molte e false espressioni lusinghiere la sorella che era moglie del Cesare, a venire da lui poiché desiderava vederla...Costei, sebbene fosse incerta...

---

[345] Euseb. *Caes.* I, LVIII, 3-4; Id. *Hist. Eccl.* IX, 10, 13-15.
[346] Lact. *mort.* XLIX, 3-7.
[347] Aur. Vict. *Caes.* 41.
[348] Euseb. *Hist. Eccl.* IX, 8-129.
[349] Amm. XXI, 15, 1-3.
[350] Amm. XXI, 16, 5-6; Zosim. III, 2, 1-2.

tuttavia partì nella speranza di poter calmare il fratello. Ma giunta in Bitinia, fu colta da un improvviso e violento attacco di febbri e morì nella stazione di Caenos Gallicanos[351].

Giuliano

Nel combattimento per respingere i Persiani, Giuliano venne ferito improvvisamente, da una lancia che si conficcò fra i lobi più bassi del fegato ... "poiché il tumore delle vene gli impediva il respiro, dopo avere bevuto dell'acqua gelida che aveva chiesto nel mezzo della notte morì" (*et spiritum tumore cohibente venarum, epota gelida aqua quam petiit, medio noctis horrore, vita facilius est absolutus*)[352].

Gioviano

Gioviano che successe a Giuliano, mentre si dirigeva verso l'Illirico, fu trovato morto durante la notte nel territorio della Galazia e secondo Eutropio furono diverse le ipotesi che si diffusero a seguito di questa morte improvvisa[353].

Dice, infatti ancora Eutropio[354] che molti ritenevano che fosse stato soffocato da un'indigestione (infatti durante il pasto si era lasciato andare agli eccessi), altri, invece, ritennero che fosse morto per effetto delle esalazioni che provenivano dalla camera da letto, che era pericolosa per coloro che vi dormivano. Infatti le esalazioni erano dovute sia alla recente intonacatura delle pareti con la calce e anche all'eccesso di braci, che aveva ordinato si bruciassero in abbondanza a causa del freddo tremendo[355]. Zosimo parla, invece, di un male improvviso che lo colpì a Dadastana, in Bitinia, e che lo portò alla morte dopo avere regnato per otto anni[356].

Valentiniano

...L'imperatore di fronte alle giustificazioni dei Quadi, fu colto da una violenta ira. A poco a poco si calmò dando la sensazione di volgersi alla pacatezza ma subito dopo,

---

[351] Amm. XIV, 11, 6.

[352] Amm. XXV, 3, 6-7; 23.

[353] Eutr. X, 17, 3.

[354] Eutr. X, 18 1-2.

[355] v. Amm. XXV, 10, 13.

[356] Zosim. 35, 3.

come se fosse stato colpito da un fulmine, la voce gli venne meno e, nello stesso momento, anche la circolazione e diventò di un colore rosso fuoco; interrottasi la circolazione fu colpito da un sudore letale e perché non cadesse davanti a tante persone e di bassa condizione, fu condotto dai servi in una stanza interna. Qui fu posto su un letto e traeva gli ultimi respiri conservando, però, il vigore dell'intelletto ... "e poiché l'interno del corpo era ardente era necessario un salasso" (*et quoniam viscerarum flagrante compage, laxanda erat necessario vena*) ma non fu possibile trovarne uno che lo potesse fare, poiché Valentiniano li aveva mandati nelle varie parti perché curassero i soldati colpiti da un'epidemia. Ne fu trovato uno che, però, pur pungendo ripetutamente la vena, non riuscì a fare uscire una sola goccia di sangue poiché il corpo, all'interno, era arso da un calore eccessivo o perché, come alcuni sostenevano, le membra erano inaridite poiché alcuni passaggi che, dice Ammiano, ora chiamiamo *haemorrhoidae* (vene?) "si erano chiusi, incrostandosi, a causa della temperatura freddissima" (*obserati sunt gelidis frigoribus concrustati*). Tentò di parlare come a stento facevano intendere i singulti, lo stridore dei denti e i gesti inconsulti delle braccia "che sembravano lottare con i cesti" (*velut caestibus dimicantium indicabat*). Ormai vinto dal male e cosparso di macchie livide morì dopo una lunga lotta all'età di cinquantacinque anni[357].

Anche Zosimo parla di come l'imperatore si adirasse di fronte all'arroganza degli ambasciatori dei Quadi e dice che perse il controllo di sé. Il sangue gli salì alla bocca bloccandogli le arterie della voce. Morì dopo essersi fermato per nove mesi in Illiria. Zosimo, però parla anche di un'altra malattia che aveva colpito Valentiniano in precedenza e che lo aveva spinto ad una maggiore crudeltà e alla follia dovuta anche al sospetto che i sostenitori di Giuliano lo avessero fatto ammalare con qualche incantesimo[358].

Teodosio

Teodosio, come si legge in Zosimo, allorquando Atanarico, capo della famiglia reale degli Sciti si rivolse a lui, si era da poco ristabilito da una malattia che per poco non lo aveva condotto alla morte e che però lo colse al ritorno a Costantinopoli. Si legge, infatti, in Zosimo, che Teodosio morì di malattia e che il suo corpo, imbalsamato, fu deposto nella tomba imperiale di Costantinopoli[359].

---

[357] Amm. XXX, 7, 1-69.

[358] Zosim. IV, 1, 1-2; IV, 17, 2.

[359] Zosim. IV, 34, 3-4; 59, 4.

MALATTIE RICORDATE CON IL SOLO TERMINE DI MALATTIE O CON QUALCHE MAGGIORE INFORMAZIONE

(In ordine alfabetico)

Agricola

Secondo Tacito la voce che si faceva più persistente era che Agricola fosse stato avvelenato per volere dell'imperatore Domiziano. Infatti, l'imperatore, per tutta la durata del male, aveva mandato i suoi liberti più validi e i medici a lui più vicini o per partecipare la sua vicinanza all'ammalato o per controllare l'andamento della malattia[1].

Anco Marzio

Anco Marzio, secondo quanto viene riportato in Eutropio, morì di malattia dopo avere regnato per ventiquattro anni[2].

Annibale

Annibale, nonostante avesse potuto percorrere una strada più comoda anche se più lunga, pure scelse di percorrerne una attraverso le paludi, fiancheggiata dal fiume Arno che, in quei giorni, era straripato più del solito...Poiché le acque coprivano tutto, non si poteva trovare nulla che sporgesse per offrire un punto di riposo per breve tempo. Lo stesso Annibale "ammalato agli occhi" (*aeger oculis*), ancor prima delle variazioni primaverili della temperatura di caldo e freddo, trasportato con il solo elefante che era rimasto perché stesse più in alto sull'acqua, "perdette l'altro occhio" (*altero oculo capitur*) a causa delle veglie, dell'umidità della notte e della palude che gli gravava sul capo, poiché quello non era né il luogo, né il momento di ricorrere "alle medicine" (*medendi*)[3].

---

1 Tac. *Agr.* XLIII

2 Eutr. I, 5, 1

3 Liv. XX, 2, 1-11

Annio Gallo

Si legge in Tacito che Annio Gallo, "travagliato a causa di una caduta da cavallo" (*lapsu equi adflicto*), fu interpellato perché esprimesse il suo parere[4].

Antipatro di Sidone

Vediamo in Plinio che il poeta Antipatro di Sidone, ogni anno e solo nel giorno del suo compleanno, era preso dalla febbre e, in età avanzata, morì in quel giorno[5].

Appio Claudio

Ogni questione veniva da lui trattata in tono accusatorio, lo sguardo altero...una sola volta parlò in propria difesa. La sua fermezza impressionò tribuni e plebe al punto che venne rinviata la causa... prima che scadesse la proroga: "morì di malattia" (*morbo moritur*)[6].

Appio Claudio Pulcro

In Macedonia, dopo che ebbe terminato il consolato, fu inviato Appio Claudio ... e "lì morì di malattia" (*morbo moritur*)[7].

Attalo

Nell'assemblea generale dei Beoti il re Attalo prese a parlare e aveva appena iniziato a ricordare le benemerenze dei predecessori e le sue nei confronti della Grecia e dei Beoti che, o perché troppo vecchio, o perché troppo debole per affrontare un discorso, "ammutolì e cadde" (*obmutuit et concidit*). L'assemblea fu sospesa per portare via il re "colpito da paralisi parziale" (*parte membrorum captum*). Tito Quinzio, fermatosi per l'improvviso mancamento del re, ripartì quando si ritenne che il male non era, poi, così grave da presentare un pericolo di morte imminente e lasciò il re perché seguissero le necessarie cure. Il re, poi, fu trasportato da Tebe a Pergamo morì nel suo settantaduesimo anno di vita dopo avere regnato quarantaquattro anni[8].

Augusto

(Dall'Epistola di Augusto al nipote Gaio)

...spero festeggi lieto e in buona salute il mio sessantaquattresimo compleanno. Perché, come tu vedi, sono sfuggito ai sessantatré anni, all'anno climaterico comune a tutti i vecchi.

---

[4] Tac. *hist.* II, 33.
[5] Plin. *nat.* VII, 172.
[6] Liv. II, 61, 9.
[7] Eutr. VI, 2, 1.
[8] Liv. XXXIII, 2; 21.

A questo proposito Aulo Gellio commenta che era stato osservato...che quasi tutti i vecchi arrivati al sessantatreesimo anno di età incorrevano in pericoli e disastri, in malattie molto gravi, nella morte o in sofferenze psichiche. Per questo motivo coloro che si occupavano dello studio di tali eventi...chiamano quel particolare anno della vita umana...climaterico[9].

Bibulo

...colpito a causa del freddo e la fatica da una grave malattia, poiché non poteva curarsi né voleva lasciare il comando, non poté resistere alla violenza del male. Dopo la sua morte nessuno prese, da solo, il comando[10].

Bruto

Bruto, marciando sotto la neve attraverso regioni difficili, precedendo di molto quelli che portavano i viveri quando fu nei pressi di Epidamno, per la fatica e per il freddo fu preso da bulimia. Questa malattia, annota Plutarco[11] coglieva soprattutto animali e uomini che faticavano sotto la neve e si manifestava o perché il calore, restando all'interno del corpo a causa del freddo e della condensazione, consumava il nutrimento tutto insieme, oppure perché un vapore acre e sottile che scaturiva dalla neve che si scioglieva, penetrava nel corpo e ne distruggeva il calore, che si disperdeva così all'esterno. Sembra, infatti, che il calore, incontrando il freddo esterno, si estingua e produca sudori[12].

Quando riuscì a mangiare qualcosa grazie al cibo che quelli che erano con lui avevano chiesto alle sentinelle di Epidamno e che esse stesse, venute così a conoscenza del collasso che gli era capitato, gli avevano portato personalmente, riconoscente, trattò umanamente tutti gli abitanti della città[13].

Burro

Burro morì, secondo alcuni, per malattia e, secondo altri, perché avvelenato. Il primo caso era avvalorato dal fatto che gli si erano gonfiate le fauci e il gonfiore, ostruendogli le vie respiratorie, ne aveva impedito la respirazione. Il secondo caso, ritenuto molto più verosimile, era stato intuito anche dallo stesso Burro. In questo caso, Nerone avrebbe ordinato di spalmargli il palato, come se si fosse trattato di rendergli un sollievo, con una sostanza velenosa[14].

---

[9] Gell. XV, 7, 1-3.
[10] Caes. *civ.* III, 18.
[11] Plu. *Brut.* 25.
[12] Plut. *Brut.* 25, 4-6.
[13] Plut. *Brut.* 26, 1-2.
[14] Tac. *ann.* XIV, 51, 1.

Scrisse Tacito che Burro, intuito il delitto, quando il principe venne a trovarlo, girò il volto con atto ostile e a lui che gli si rivolgeva chiedendo come stesse, rispose questo soltanto: "io per me sto bene" (*ego me bene habeo*).

C. Flaminio

Venne colta l'occasione dell'assenza di Flaminio, "a causa di una malattia" (*cum aeger forte*)[15].

Caio Sestio Calvino

Caio Sestio Calvino era di scarsa salute e sarebbe stato il migliore di tutti per il suo fine talento e per la conversazione se non fosse stato tormentato dalla podagra e, nei momenti durante i quali la malattia lo abbandonava, continuava ad assistere alle cause, e se richiesto, dava ai clienti i suoi consigli e, quando poteva, anche la sua assistenza[16].

Catone (Cato Maior)

Catone, rosso di capelli e con occhi chiari, ebbe un fisico forte che era stato temprato dal lavoro e dalle campagne militari. Il suo stile di vita era sobrio e si adattava a tutto. Leggiamo in Plutarco che proprio per la sua energia, era stato soprannominato Catone, perché i Romani chiamavano *catus* l'uomo di talento[17].

Si legge ancora in Plutarco che, come vedremo, era sospettoso nei confronti di coloro che esercitavano la medicina a Roma e pretendeva che il figlio stesse ben lontano da costoro. Diceva di aver scritto di suo pugno un prontuario e, sulla base di questo, curava i malati di casa facendo attenzione alla loro dieta senza però, sottoporli a digiuno; curava la loro alimentazione facendo ad essi mangiare verdure e carne d'anatra, di piccione o di lepre, che, a suo dire, erano cibi leggeri e adatti alle persone deboli anche se, diceva, facevano sognare molto chi li mangiava. Diceva, poi, che, grazie a questo trattamento, lui stava bene e, allo stesso tempo, anche i suoi erano in salute[18].

Catone (Cato Minor)

Negli studi manifestò lentezza e difficoltà nell'apprendere, però quello che aveva appreso rimaneva ben fisso nella sua memoria, forse perché, dice Plutarco, anche per carattere non si lasciava persuadere facilmente: chi oppone minore resistenza si lascia

---

[15] Liv. XXXVIII, 44.

[16] Cic. *Brut.* XXXIV.

[17] Plu. *Cat. Ma.*1, 3-4.

[18] Plu. *Cat. Ma.* 23, 3-6; v. anche Cato *agr.* LXX-LXXIII, CII, CXXII-CXXIII, CXXV-CXXVII, CLVI-CLVII; Plin. *nat.* XXVIII, 260: *somnos fieri lepori sumpto in cibis Cato arbitrabatur.*

persuadere più rapidamente ed è per questo, dice ancora Plutarco, che i malati vengono persuasi più dei sani[19].

Allenava il corpo con una ginnastica dura. Cercava di abituarsi a sopportare il caldo e il freddo e camminava a piedi, per le strade e lo faceva in ogni stagione e a capo scoperto. La sua voce era forte e potente e spesso parlava per un giorno intero senza stancarsi mai[20].

Leggiamo ancora in Plutarco, che Catone sopportava, con un controllo straordinario anche le malattie; quando aveva la febbre rifiutava ogni compagnia e trascorreva la giornata da solo e così si regolava finché non vedeva un miglioramento e non sentiva che il malessere stava passando[21]. Sembra fosse stato parzialmente sordo[22].

Cestio Gallo

La rivolta dei Giudei divampò sotto il procuratore Gessio Floro ed ebbe esito incerto fino allo scontro con il legato di Siria, Cestio Gallo, che tentava di soffocarla. Quando costui morì di malattia o di crepacuore, come si legge in Tacito, Vespasiano, mandato da Nerone in Giudea, o per fortuna o perché aveva ottimi ufficiali, occupò, in due estati, tutte le città ad esclusione di Gerusalemme[23].

Cicerone

Cicerone, come si legge in Plutarco e come si evidenzia anche dalla sua corrispondenza, era di costituzione debole, quasi emaciato, fu per questo che quando partì per la Grecia aveva sparso la voce che lo aveva fatto perché necessitava di cure. La sua voce, però, era forte e potente, anche se un po' rigida e poco articolata e quando la sforzava su tonalità più alte, perché magari il discorso richiedeva una maggiore partecipazione e un maggior vigore, si temeva addirittura per la sua salute come lui stesso ebbe modo di esprimerlo a Bruto[24]. La sua costituzione, come si è detto, era molto gracile e cagionevole, il collo era lungo e sottile e una complessione predisposta a mali pericolosi, soprattutto quando si aggiungeva uno sforzo eccessivo dei polmoni: tutto quello che doveva dire lo diceva tutto d'un fiato, con tutta la voce che aveva a disposizione così da procurargli una spossatezza in tutta la persona e inutilmente medici e amici lo esortarono a cessare di trattare cause[25].

Dopo due anni di permanenza in Grecia, disse di essere diventato un altro, con un altro stile, lo sforzo eccessivo della voce era stato eliminato, il movimento della persona era più regolare e i polmoni ben più rinvigoriti[26].

---

[19] Plu. *Cat. Mi.* 1, 8-9.
[20] Plu. *Cat. Mi.* 5, 6-8.
[21] Plu. *Cat. Mi.* 5, 8.
[22] Plu. *Cat. Mi.* 63, 8.
[23] Tac. *hist.* V, 10, 1.
[24] Plu. *Cic.* III, 6; Cic. *Brut.* XCI.
[25] Cic. *Brut.* XCI.
[26] Cic. *Brut.* XCI.

Infatti, quando il suo fisico, grazie agli esercizi, si irrobustì mostrando l'aspetto di un giovane forte e sano, anche la sua voce acquistò un suo timbro gradevole, sicché era piacevole ascoltarla perché andava armonizzandosi con il resto della persona[27].

Dalle Epistole, come si vedrà, si evidenzia come fosse stato consapevole dei seri problemi di salute allo stomaco. Per prevenire eventuali altri disturbi, curò il suo corpo con scrupolo e costanza: imponendosi numerosi massaggi e lunghe passeggiate. Con questo costante esercizio si mantenne sano in modo di affrontare gli impegnativi scontri verbali che costavano tante energie[28], come durante l'*Orazione pro Milone* quando Plutarco annota come Cicerone, quasi impaurito, iniziasse a fatica a parlare, con la voce ridotta ad un filo e con il corpo scosso da tremiti di contro all'aria spavalda di Milone[29]: infatti Cicerone subiva spesso le situazioni politiche, vivendo in stato di profonda depressione[30].

Sostenitore di Pompeo, Cicerone non partecipò alla battaglia di Farsalo perché malato[31]. Inoltre, come si è detto, soffriva di problemi digestivi e per questo si riduceva a consumare solo cibi leggeri e per di più a tarda ora.

Cicerone ad Attico

Marco Tullio Cicerone, trovandosi ad Arpino con il fratello Quinto e con Attico, mostra ad Attico la villa dove era nato, allora più piccola ma che era stata ampliata e ristrutturata per interessamento del padre, il quale, a causa della salute malferma, vi aveva trascorso quasi tutta la vita negli impegni letterari[32].

Cicerone a Crasso

Cicerone, rivolgendosi a Crasso, ricorda quanto fosse stato fondamentale il costante esercizio pratico per correggere alcuni difetti congeniti e prende ad esempio l'ateniese Demostene. Questi, dice, al quale "senza dubbio, gli viene riconosciuto il vigore della parola" (*sine dubio summa vis dicendi conceditur*) aveva una forte balbuzie ma, con l'esercizio, poté parlare con una dizione più chiara di quella di chiunque altro. Aveva, poi, il respiro corto e riuscì a correggere anche questo difetto trattenendo il fiato mentre parlava e includendo, in un unico periodo del discorso, due abbassamenti di voce e due innalzamenti. Inoltre, "come è tramandato" (*ut memoriae proditum est*), tenendo dei sassolini in bocca, era solito pronunciare a voce altissima molti versi con un unico respiro e mentre faceva questo, passeggiava e camminava su per una salita ripida[33].

---

[27] Plu. *Cic.* IV, 4.
[28] Plu. *Cic.* VIII, 4.
[29] Plu. *Cic.* XXXIII, 5.
[30] Plu. *Cic.* XXXII, 5.
[31] Plu. *Cic.* XXXIX, 1.
[32] Cic. *leg.* II, 3.
[33] Cic. *de orat.* I, 260-261.

Si legge anche in Varrone che non doveva essere biasimato o soggetto a critiche chi avesse cercato di correggere uno che, per cattiva abitudine, non era capace di parlare bene, così come non doveva essere biasimato quel medico "che si fosse adoperato per correggere le malformazioni di un malato dovute a cattive abitudini pregresse" (*qui e longinqua mala consuetudine aegrum in meliorem traducit*) e viene fatto l'esempio di una di queste correzioni: quella, cioè, fatta nei confronti di un fanciullo che, per gioco, aveva cominciato a camminare con le gambe storte, in dentro, per cui avrebbe dovuto essere corretto legando delle stecche intorno alle ginocchia per raddrizzare quelle deviazioni[34]. Ugualmente, ancora in Cicerone, si legge che non era stato per intervento della Natura che aveva corretto se stessa bensì per quello dei medici, che alcuni che non potevano parlare per avere la lingua attaccata al palato, erano stati riportati alla normalità "è stato liberato con un bisturi" (*scalpello...liberarentur*)[35].

Cinna

(Cinna) dopo aver sognato di avere declinato l'invito di Cesare, ebbe la febbre per tutta la notte; tuttavia all'alba, poiché si svolgevano i funerali di Cesare, si vergognò di non parteciparvi e uscì tra la folla...[36].

Cneo Flavio

Cneo Flavio, figlio di un liberto e scrivano di professione, venne eletto edile curule dal popolo che intese così ringraziarlo per avere reso accessibile l'elenco dei giorni fasti. Questi, essendo andato a trovare un collega ammalato, aveva trovato la stanza piena di nobili. Poiché nessuno gli aveva fatto posto, ordinò che gli fosse portata una sedia curule, attributo degli edili. Vi si sedette, rivendicando così l'onore che gli spettava[37].

Cornelio Frontone

...andai a visitare Cornelio Frontone che era molto malato a un piede[38].

Dinea

La donna, dopo la perdita dei figli, aveva visto una certa speranza di ritrovarne almeno uno vivo e per questo convocò tutti i suoi parenti e gli amici intimi di suo figlio e chiese ad essi che si occupassero di quella faccenda, cioè di andare a cercare il giovane in

---

[34] Varro *ling.* IX, 5, 10-11.

[35] Cic. *div.* II, 46, 96.

[36] Plu. *Brut.* 20.

[37] Val. Max. II, 5, 2; Nepotian. II, 13.

[38] Gell. XIX, 10, 1.

modo che le fosse restituito il figlio ... Però, dopo avere messo in moto questa iniziativa, cadde ammalata. Pertanto fece testamento ... e pochi giorni dopo morì[39].

Elio Gallo

Durante la spedizione militare organizzata da Elio Gallo nella cosiddetta *Arabia Felix,* la maggior parte dell'esercito soccombette a causa della situazione ambientale che si era verificata e che era dovuta all'acqua, al sole cocente e al deserto. Infatti, in questa situazione, gli uomini manifestavano un malessere con sintomi diversi rispetto alle altre malattie. Questo male attaccava la testa e ne provocava la disidratazione giungendo a procurare in alcuni, la morte istantanea. Ad altri che riuscivano a sopravvivere a questa prima fase, non interessava il resto del corpo ma scendeva nelle gambe procurando disturbi diffusi. L'unico rimedio a questa malattia era una mescolanza di olio d'oliva e di vino che veniva usato sia come bevanda che come unguento. Però questo rimedio poteva essere utilizzato soltanto per pochi perché quella terra non produceva né olio né viti e gli uomini non ne avevano scorte abbondanti[40].

Eudemo

Eudemo di Cipro, durante un viaggio verso la Macedonia, giunse in Tessaglia e, nella città di Fere, "si ammalò così gravemente che tutti i medici disperavano di salvarlo" (*ita graviter aegrum*).

Eudemo guarì...[41]

Fabio Massimo

Di malattia morì anche Fabio Massimo che, dice Plutarco, non visse abbastanza per vedere la fine della guerra contro Annibale. Così non seppe che il condottiero cartaginese era stato sconfitto: infatti la malattia lo colse mentre Annibale lasciava l'Italia[42].

Diceva Marcello che Fabio Massimo non curava con i giusti rimedi la malattia della Patria, poiché aspettava che la guerra venisse meno insieme al logorio delle forze di Roma così come agivano quei medici timorosi nell'utilizzare rimedi utili, ritenendo la perdita di forze del paziente come il superamento della malattia[43].

---

[39] Cic. *Cluent.* 8, 22.

[40] D. C. LXIII, 29, 3-6.

[41] Cic. *div.* XXV, I.

[42] Plu. *Fab.* 27.

[43] Plu. *Marc.* 24.

Favorino

Favorino, essendosi recato a visitare un ammalato ed avendolo Aulo Gellio accompagnato, ai medici che si erano anch'essi recati presso l'ammalato, disse che non doveva destare alcuna meraviglia il fatto che l'ammalato, che prima era stato sempre di buon appetito, ora, dopo tre giorni di dieta, non manifestasse tutto quell'appetito che aveva avuto precedentemente. E ricordando quanto fosse stato vicino a verità quello che Erasistrato aveva lasciato scritto e cioè che le fibre vuote e rilassate dell'intestino e il vuoto e l'inerzia della cavità del ventre e dello stomaco provocavano la fame ma che quando esse o erano state riempite dal cibo, o si contraevano e si chiudevano per un prolungato digiuno, allora in quell'organo in cui il cibo veniva ricevuto, sia che esso fosse stato riempito o svuotato, il desiderio o la capacità di riceverlo venivano meno. Inoltre sempre Erasistrato diceva che quella violenza non tollerabile della fame, che i Greci chiamavano *boulimos* (bulimia), era più facile che fosse presente nelle giornate freddissime che non quando il tempo era sereno e calmo[44].

Favorino

...ma nell'elogio della febbre chiamò a testimone anche Platone, il quale scrisse che, chi guarisce dalla febbre quartana e recupera interamente le proprie forze, gode, poi, di una salute più solida e costante[45].

Filippo

Filippo iniziò a viaggiare nelle città della Macedonia raccomandando Antigono ai cittadini più influenti e, sicuramente, dice Livio, se fosse vissuto più a lungo avrebbe assicurato ad Antigono la successione al regno. Dopo essere partito da Demetriade si fermò a lungo a Tessalonica per poi recarsi ad Anfipoli dove "cadde gravemente ammalato" (*gravi morbo est implicitus*). Aggiunge, però Livio "ci consta, però che era più malato di mente che del corpo" (*sed animo tamen aegrum magis fuisse quam corpore constat*). Infatti, fu portato alla fine della vita da una insonnia angosciosa provocata dalla vista dello spettro del figlio che, innocente, era stato ucciso... Dice Livio che se Antigono fosse stato presente o se la notizia della morte di Filippo fosse stata resa pubblica, avrebbe potuto impadronirsi del regno, ma il medico Calligene, che aveva in cura Filippo, quando vide che non vi era alcuna possibilità di guarigione, senza attenderne la morte, chiamò Perseo e tenne segreta la morte di Filippo sino all'arrivo di quello[46].

---

[44] Gell. XVI, 3, 2-10.

[45] Gell. XVII, 12, 3.

[46] Liv. XL, 56.

Filopemene

Filopemene,...stando nella retroguardia cadde da cavallo rischiando di venire ucciso, vecchio di settant'anni e ancora debole a causa di "una lunga malattia" (*diutino morbo*), dalla quale si stava riprendendo[47].

Fulvia

Di malattia morì anche Fulvia, a Sicione, colpita mentre stava navigando per raggiungere il marito, Antonio[48].

Furio Camillo

Dice Plutarco che non si conosceva la malattia che aveva portato alla morte uno dei due figli di Camillo così come non si conosceva quella che aveva colpito lo stesso Camillo, già in età avanzata e che, procurandogli un indebolimento del fisico, gli aveva impedito di accettare la nomina al sesto tribunato militare, poiché, secondo quanto riportato ancora da Plutarco, proprio in quei giorni era malato[49]. Però il popolo non gli ritirò la nomina sostenendo che sarebbero stati sufficienti i consigli e le disposizioni che avrebbe potuto dare al collega Lucio Furio e fu così che, aggravato dalla debolezza, rimase con pochi soldati nell'accampamento. Quando poi, per l'imprudenza di Lucio Furio, vide la fuga dei Romani "balzato giù dal suo lettuccio" si precipitò sugli inseguitori dei Romani agli ingressi dello steccato.

Si legge, ancora in Plutarco che successivamente, quando la città venne colpita da una malattia contagiosa, insieme a numerosi cittadini, plebei e magistrati, colpiti dal morbo, morì anche Camillo, avanti negli anni. Dice Plutarco: per esaurimento dell' età[50].

Anche Livio [51]ricorda come a Camillo che "era già in età avanzata" (*exactae iam aetatis Camillus erat)* e che era pronto a chiedere di essere esonerato dall'incarico per motivi di salute, il popolo si opponesse. Si legge, però, sempre in Livio che la violenta pestilenza che aveva portato alla morte un censore, un edile curule, tre tribuni della plebe e molti del popolo, aveva fatto morire anche Marco Furio "morte tanto dolorosa quanto sopraggiunta tardi" (*quam matura tam acerba*) [52].

Gabinio

Intanto Gabinio morì di malattia[53].

---

[47] Liv. XXXIX, 49.
[48] Plu. *Ant.* 30.
[49] Plu. *Cam.* 11; 37.
[50] Plu. *Cam.* 43.
[51] Liv. VI, 22, 7.
[52] Liv. VII, 1, 8.
[53] D. C. XLII, 11, 4.

Gaio Albucio Silo

Gaio Albucio Silo di Novara, morì di un ascesso. Egli, ormai anziano e malato tornò a Novara e, dopo avere convocato il popolo ed avere esposti a lungo i motivi per i quali aveva deciso di morire, si astenne dal cibo[54].

Gaio Antonio

Sofferente di gotta era anche Gaio Antonio e per questo motivo non potendo partecipare alla battaglia, fu costretto ad affidare l'esercito al legato Marco Petreio[55].

Gaio Ligario

Ricorda Plutarco come Gaio Ligario fosse stato tra gli amici più intimi di Bruto. Essendo ammalato, ricevette la visita di Bruto che si rammaricò molto di quel particolare momento in cui l'amico si era ammalato. Ma quello, alzatosi subito sul gomito, gli prese la destra dicendogli che, qualora Bruto stesse meditando qualche piano degno di lui, egli sarebbe stato subito pronto e al suo fianco perché in tal caso non avrebbe minimamente sentito di essere ammalato[56].

Gaio Mecenate

Si legge in Plinio che Gaio Mecenate[57], era colpito da una febbre incessante tanto che, negli ultimi tre anni della sua vita, non poté avere un istante di sonno. Dice, infatti, Plinio che, tra le persone che soffrivano di febbre continua, c'era anche Mecenate: "alcuni hanno una febbre continua, come Gaio Mecenate; negli ultimi tre anni di vita il sonno non lo colse in nessun attimo di tempo" (*Quibusdam perpetua febris est, sicut C. Maecenati; eidem triennio supremo nullo horae momento contigit somnus*)[58].

Genzio

Genzio, re degli Illirici era stato accusato dal pretore Duronio di pirateria nei confronti delle navi romane, ma gli ambasciatori di Genzio informarono il Senato che quando i Romani si erano presentati per essere ricevuti dal re, questi era ammalato e si trovava in una parte molto lontana del regno; per mezzo loro Genzio chiedeva al Senato che non si desse ascolto alle false accuse che venivano fatte dai nemici[59].

---

[54] Svet. *De gramm* XXX, 7.
[55] Sall. *Catil.* 59, 4.
[56] Plu. *Brut.* 11.
[57] Plin. *nat.* VII, 172.
[58] Plin. *nat.* VII, 172.
[59] Liv. XL, 42.

Giuliano

Giuliano era atterrito da un presagio perché, improvvisamente, era morto a causa di una emorragia il *comes largitiorum* Felice e, dopo di lui era morto il *comes* Giuliano. Inoltre, in precedenza, era avvenuto un altro funesto presagio. Infatti proprio alle calende di gennaio, mentre Giuliano saliva i gradini del tempio dedicato al Genio, il sacerdote più anziano del collegio, senza essere stato urtato da alcuno, era caduto all'improvviso ed era morto inaspettatamente[60].

(Gneo Manlio)

(Il console Gneo Manlio), spediti ad Apamea gli ammalati e le attrezzature inutili, avvalendosi delle guide avute da Seleuco, il giorno stesso partì per la regione di Metropoli[61].

Gneo Ottavio

Gneo Ottavio era sofferente di artrite e, come ricorda Cicerone, mentre con il corpo pieno di impiastri e fasciato era seduto accanto al collega, il tribuno Gneo Sicinio, argutamente, gli si era rivolto dicendo di essere grato al collega che con il suo continuo ondeggiare, durante il lungo parlare, aveva provveduto a tenere lontano le mosche che, altrimenti, lo avrebbero divorato[62].

Gneo Pompeo

Ricorda Cicerone come Pompeo, a Napoli, fosse stato gravemente ammalato, ma che poi si fosse ristabilito[63] e Seneca commenta che se Gneo Pompeo, il vanto e il sostegno dell'impero, fosse deceduto a Napoli di malattia, sarebbe morto indubbiamente nella sua condizione di primo cittadino di Roma e invece l'aggiunta di pochi anni contribuì a farlo precipitare dal suo piedistallo. Infatti, sopravvivendo alle sue legioni massacrate a Farsalo, fu ucciso da un sicario del re Tolomeo[64].

Gneo Pompeo

Gn. Pompeo il Giovane, era gravemente ferito alla spalla e alla gamba sinistra. Oltre a questo si aggiungeva il fatto che aveva preso una storta ad un tallone: (*etiam talum intorsisset*) e questo gli provocava un grave impedimento[65], poiché era ostacolato nella

---

[60] Amm. XXIII, 1, 5-6.

[61] Liv. XXXVIII, 15.

[62] Cic. *Brut.* LX.

[63] Cic. *Tusc.* I, 86.

[64] Sen. *dial.* VI, 20, 4.

[65] *Bell. Hisp.* XXXVIII, 2-3; v. anche XXXVIII, 4.

fuga. Si nascose in un burrone e non sarebbe stato scoperto facilmente se non per la delazione di un prigioniero. Così fu ucciso[66].

Gotarze

Più tardi essendo Gotarze morto di malattia, fu chiamato al regno Volone, che era allora governatore dei Medi[67].

Homo inepte

Sofferente agli occhi era un personaggio che viene definita da Aulo Gellio: "buono a nulla" (*homo inepte*) che, dispiaciuto di non poter leggere il libro, lo restituisce e, quasi scusandosi, motiva la restituzione dicendo che i suoi occhi erano malati e quasi perduti a causa del molto studiare che faceva durante la notte e che a stento riusciva a decifrare gli apici delle lettere.

Però lo tranquillizza dicendo che, quando gli occhi sarebbero guariti, allora sarebbe stato in grado di leggere tutto il libro[68].

L. Pletorio

Cicerone dice che fu presso di lui (L. Pletorio) che Vibio abitò a Roma, fu lì che si ammalò e fu quella la casa nella quale morì[69].

Livio Druso

Livio Druso, tribuno della plebe, "giovane insigne che seguiva le orme dei Gracchi" (*clarissimum iuvenem, vadentem per Gracchana vestigia*) è dubbio se si sia suicidato, cadde infatti per una improvvisa ferita ricevuta all'inguine[70].

Lucio figlio di Publio Vitellio

Personaggio molto attivo che fu due volte console e censore sotto il principato di Claudio. Tenne la reggenza durante la spedizione dell'imperatore in Britannia. Fu molto vituperato a causa del suo amore per una libertina. Lucio, con la saliva di lei, unita a miele, faceva delle fomente con le quali si curava le fauci e i bronchi e faceva questo non di nascosto ma palesemente[71].

---

[66] *Bell. Hisp.* XXXIX, 1.
[67] Tac. *ann.* XII, 14, 4.
[68] Gell. XIII, 31, 10-11.
[69] Cic. *Cluent.* 60, 165.
[70] v. Sen. *dial.* VI, 16, 4; v. anche *dial.* X 6, 2.
[71] Svet. *Vitell.* 2.

Lucio Anneo Seneca

È Seneca stesso che parla della sua "malattia" (*mala valetudo*) che, dopo un lungo periodo durante il quale non si era presentata, improvvisamente era ricomparsa: "mi assalì (*me invasit*) e di fronte alla domanda, che gli aveva posto Lucilio di avere dei particolari circa questo male, Seneca, ammettendo di conoscere diversi mali come dirà poi: (*nullum mihi ignotum est*) tuttavia dice di essere soggetto, in modo particolare, "a una sola malattia" (*uni tamen morbo*), che poteva essere definita: "oppressione di respiro" (*suspirium*). L'inizio di questo male era, dice, di breve durata, ma di forte intensità al punto che egli lo definisce: "simile alla violenza di una tempesta" (*procellae similis est impetus*); era, però, breve e terminava nel giro di un'ora: infatti, commenta che nessuno avrebbe potuto restare per un lungo periodo con il respiro di chi rende l'anima.

Seneca prosegue dicendo di avere conosciuto tutti i mali e i pericoli, cui era andato incontro, ma aggiunge che nessuna malattia "nessun male mi sembra più doloroso" (*nullum mihi videtur molestius*) e spiega con più chiarezza che per chi fosse stato colpito da un qualsiasi altro male, si sarebbe potuto ragionevolmente dire che "è ammalato" (*aegrotare est*), chi, invece, fosse stato affetto da questo male: "esala l'anima" (*animam egerere*). È per questo, dice, che i medici chiamano questo male: "preparazione alla morte" (*meditationem mortis*): infatti prima o poi quel respiro fa quello che spesso ha tentato di fare[72].

Prosegue, poi dicendo che, dal momento che il male gli impediva di parlare, in silenzio, rivolgeva a se stesso, considerazioni su quanto stava subendo e, come aveva accennato, il male che era di breve durata, a poco a poco allentava la presa e quella respirazione, che già si presentava affannosa, concedeva intervalli maggiori e rallentati ma era rimasta e, dice, nonostante l'affanno sia cessato, il respiro non scorreva secondo natura: ma talvolta con una certa esitazione e talvolta con un indugio. "Come vorrà, purché non sospiri dall'animo" (*Quomodo volet, dummodo non ex suspirem*[73].

Aggiunge, poi, che il giorno prima aveva trascorso la metà della giornata tra le sofferenze della malattia: infatti "essa aveva rivendicato per sé" (*illa sibi vindicavit*) la mattina, il pomeriggio "me lo aveva ceduto" (*mihi cessit*)[74].

Dione Cassio ricorda, poi, come Seneca ebbe salva la vita poiché l'imperatore Caligola, che aveva ordinato che fosse messo a morte solo perché in senato aveva discusso bene una causa, si ricredette grazie a quello che una donna, che lui frequentava, gli aveva detto e cioè che Seneca, colpito da una malattia che lo stava logorando, sarebbe morto di lì a poco[75].

Però, successivamente, nonostante avesse abbandonato la vicinanza con l'imperatore Nerone, di cui era stato precettore, Seneca, motivando il distacco a causa della salute malferma, non sfuggì alla morte che era stata ordinata dall'imperatore stesso[76]

---

[72] Sen. *epist.* VI, 54, 1-2.

[73] Sen. *epist.* VI, 54, 6.

[74] Sen. *epist.* VII, 65, 1.

[75] D. C. LIX, 19, 8.

[76] D. C. LXI, 25, 3.

Si diceva che Seneca avesse chiesto il permesso di ritirarsi lontano da Roma, in campagna e, poiché ciò non gli era stato concesso, fingendo un'indisposizione, come se fosse stato sofferente di nevralgie, si era chiuso in camera senza uscirne. Alcuni dicono che per comando di Nerone gli era stato preparato del veleno per mano di un suo liberto di nome Cleonico e che Seneca aveva schivato il pericolo, o perché il liberto avesse svelato la cosa o per il terrore che suggeriva a Seneca di nutrirsi con un cibo semplicissimo e con frutti selvatici e di bere acqua corrente per dissetarsi[77].

Seneca, frattanto, protraendosi la morte lenta, aveva pregato Anneo Stazio, da lungo tempo suo amico e famoso per l'arte medica, di propinargli quel veleno col quale, ricorda Tacito, si facevano morire gli Ateniesi condannati in pubblico giudizio e che già da tempo aveva messo da parte[78].

Lucio Cornelio Silla

Il volto di Silla presentava un eritema impressionante, qua e là era macchiato di bianco e su questo emergeva l'azzurro dei suoi occhi che risultava, così, molto più accentuato al punto che viene definito da Plutarco terribilmente duro e penetrante. Secondo alcuni dal colore della pelle sarebbe derivato anche il suo cognome al quale alludeva uno degli ateniesi, che fece su di lui la battuta secondo la quale Silla era una mora aspersa con farina[79].

Mentre soggiornava ad Atene, Silla avvertì un dolore ai piedi, accompagnato da un senso di torpore e di pesantezza e Plutarco dice che Strabone riteneva che fosse attribuito ad un attacco di podagra[80], malattia che, come ricordato da Giovenale, era "una malattia da ricchi" (*locupletem ... podagram*)[81]. Si diresse, allora ad Edepso, dove iniziò a curarsi con le acque calde, restando in assoluto riposo.

Ricorda Plutarco come durante un banchetto, che si era protratto per più giorni, la moglie Metella moriva di malattia e dato che i sacerdoti non gli consentivano di recarsi da lei e di contaminare la casa con i funerali, Silla presentò un'istanza scritta di ripudio della moglie e la fece trasportare, quando era ancora viva, in un'altra casa. In quella circostanza, mentre osservò scrupolosamente questa norma dettata, peraltro, dalla superstizione, trasgredì la legge che lui stesso aveva emanato e che fissava il limite di spesa per un funerale e si abbandonò, senza alcun risparmio, a spese d'ogni genere[82].

La vita dissoluta che conduceva finì per aggravare anche la malattia che lo aveva colpito e che aveva avuto origine da una causa di lieve entità. Infatti per molto tempo ignorò

---

[77] Tac. *ann.* XV, 45, 3.
[78] Tac. *ann.* XV, 64, 3.
[79] Plu. *Sull.* 2,1.
[80] Plu. *Sull.* 26, 4.
[81] Iuv. XIII, 96.
[82] Plu. *Sull.* 35, 2-5.

d'essere affetto da un ascesso purulento all'intestino, che gli aveva infettato la carne trasformandola in vermi parassiti, cosicché, nonostante molti, tentassero di eliminarli giorno e notte, tutto si riformava infestando anche i vestiti, il bagno, il catino e perfino il cibo.

Anche i bagni che faceva ogni giorno, ripetutamente, per detergersi non gli recavano alcun beneficio, perché i vermi si riproducevano più velocemente. Dopo la rottura dell'ascesso e dopo che ebbe vomitato molto sangue, ormai privo di forze e dopo una notte tremenda spirò[83].

Si legge in Plinio che "il dittatore Silla fu distrutto dalla ftiriasi" (*phthiriasi Sulla dictator consumptus est*) e che questa malattia era stata ancora più atroce delle calamità che avevano colpito i cittadini vittime delle sue proscrizioni. Dice ancora Plinio che nel suo stesso sangue nascevano degli animali che erano in grado di divorare l'organismo, era cioè il corpo che creava il suo stesso supplizio, cioè era il corpo che si divorava da solo: (*erodiente se ipso corpo*)[84]. Questa malattia, si legge ancora, si poteva combattere spalmando il corpo con il succo di uva taminia[85] o di elleboro unito a olio; la taminia cotta nell'aceto allontanava questo fastidio anche dai vestiti e i vinaccioli liberavano il capo e il resto del corpo.

Lucio Emilio Paolo

Dopo che ebbe concluso numerosi e importanti affari, contrasse una malattia che al suo inizio si manifestò pericolosa, ma che con il tempo venne considerata inoffensiva, nonostante fosse gravosa e difficile da eliminare. Persuaso dai medici, si recò via mare ad Elea e lì trascorse molto tempo nelle campagne lungo la costa, piene di grande tranquillità. Richiamato a Roma in occasione di un rito sacro per il quale era necessaria la sua partecipazione, poiché sembrava che il suo fisico potesse tollerare bene il viaggio, tornò e compì il sacrificio insieme ai sacerdoti ma il giorno successivo ne offrì altri agli dei di ringraziamento per sé. Rientrato a casa si coricò, senza accorgersi del mutamento subentrato e cadde in delirio ed in uno stato di incoscienza. Morì il terzo giorno[86].

Lucio Licinio Crasso

...nell'ultimo giorno dei ludi scenici, Crasso tornò a Roma, molto turbato, a quanto si diceva, da quel discorso tenuto da Filippo...Si diceva che in quel frangente Crasso avesse detto molte parole in tono ispirato...Il discorso si era protratto a lungo mantenendo sempre un tono impetuoso. Si legge ancora in Cicerone che, mentre Crasso parlava, si sentiva che a lui fosse sopraggiunto un dolore acuto al fianco e molta sudorazione; fu preso, poi, da forti brividi, tornò a casa e al settimo giorno fu consumato dal dolore al fianco[87].

---

[83] Plu. *Sull.* 36, 3-7.

[84] Plin. *nat.* VII, 138; XXVI, 138.

[85] Plin. *nat.* XXIII, 17-18.

[86] Plu. *Aemil.* 39, 1-5.

[87] Cic. *de orat.* III, 1-2; v. anche Svet. *Tib.* 72; Iuv. XIII, 229-232.

Lucio Licinio Lucullo

Si dice che prima della morte abbia sofferto di sclerosi cerebrale e che, a poco a poco, abbia smarrito del tutto la ragione[88]. Secondo Cornelio Nepote[89] Lucullo non uscì di senno a causa dell'età avanzata o a causa di una malattia, ma in seguito all'azione di certe pozioni che gli erano state somministrate da Callistene, uno dei suoi liberti. Costui credeva che quelle pozioni avrebbero potuto aumentare l'affetto che il padrone aveva nei suoi confronti, invece la pozione che venne somministrata a Lucullo ebbe il risultato di farlo uscire di senno e di compromettere così la sua capacità di ragionare. Anche Plinio ricordava come Lucullo, il famosissimo generale, fosse morto a causa di un filtro amatorio[90].

(Lucio Manlio)

Rozzo nel parlare e con difetto di pronuncia era il figlio di Lucio Manlio, di nobilissima famiglia. Costui, a causa di questo difetto, invece di essere curato "se ci fosse stato in lui un qualche cosa di umano" (*si quicquam in eo humani esset*), era costretto ad una rozza esistenza e ad una educazione "fra gli animali" (*inter pecudes*). Così, commenta Livio, la sofferenza si aggiunse alla sofferenza[91].

Lutazio Catulo

Lutazio Catulo si imbarcò nonostante fosse "malato" (*aeger*); infatti era stato ferito in un precedente combattimento[92].

M. Annio Floriano

Entrambi (Probo e Floriano) si preparavano alla guerra. Floriano, giunto a Tarso, ritenne di accamparsi lì e, mentre Probo prolungava la guerra da lui affrontata con forze di gran lunga inferiori, a Tarso scoppiò, quell'estate, un caldo terribile e i soldati di Floriano, poiché venivano dall'Europa, non essendo abituati a quel clima, morirono a causa di una terribile malattia[93].

M. Claudio Marcello

Il console Marcello, "colpito da una malattia" (*valetudo adversa*) che gli impedì di agire, fu costretto a fermarsi a Nola[94].

---

[88] Plu. *Luc.* 43, 2.

[89] cfr. Nep. Frag. 9, 1.

[90] Plin. *nat.* XXV, 25.

[91] Liv. VII, 4, 2-7.

[92] Eutr. 2, 27, 2.

[93] Zosim. I, 64,1-3.

[94] Liv. XXIV, 20, 7.

M. Emilio

Il proconsole M. Emilio, poiché il tribuno aveva declinato l'incarico di presentare opposizione, si propose di venire personalmente a presentarla, ma non poté farlo a causa di una malattia che lo aveva colpito durante il viaggio[95].

Marco Crasso

Cicerone, che si chiedeva, in genere, che male comportasse la sordità, fa l'esempio di Marco Crasso, che era un po' sordo. Però diceva che l'inconveniente maggiore era un altro, cioè il fatto che la gente parlasse male di lui, cosa che, secondo Cicerone, era fatta a torto[96].

Marco Frontone

Ammalato di gotta era l'ex console Marco Frontone e Aulo Gellio, come egli stesso riporta, aveva accompagnato il filosofo Favorino a trovarlo[97].

Marco Pisone

Dice Cicerone che Marco Pisone non resse a lungo alle fatiche forensi a causa della salute mal ferma e dopo un primo periodo molto rigoglioso della giovinezza, proseguì nel lavoro forense finché fu in grado di reggerne la fatica[98].

Mastanabale e Gulassa

Leggiamo in Sallustio che, essendo morti per malattia Mastanabale e Gulassa, fratelli di Masinissa, il figlio di Masinissa, Micipsa, restò solo sul trono[99] ed ancora in Sallustio si legge che Micipsa, nel suo testamento, aveva fatto il nome di Gauda, figlio di Mastanabale, nipote di Masinissa: come secondo erede, nonostante questi fosse "molto malandato di salute" (*morbis confectus*) e per questa ragione leggermente minorato nell'intelligenza[100].

Narcisso

Agrippina, come vedremo, aveva mandato Narcisso in Campania, sostenendo che egli aveva bisogno delle acque del luogo per curare la gotta, ma soprattutto perché, altrimenti, se egli fosse stato presente, lei non avrebbe potuto attuare il suo progetto[101].

---

[95] Liv. XXXIX, 5.

[96] Cic. *Tusc.* V, 116.

[97] Gell. II, 26, 1.

[98] Cic. *Brut.* LXVII.

[99] Sall. *Iug.* V, 6-7.

[100] Sall. *Iug.* LXV, 1.

[101] D.C. LIV 34, 4; v. anche *Iuv.* XIV, 329-331.

Secondo Tacito, Narcisso, che era stato colto da una malattia, si recò a Sinuessa per recuperare le forze, approfittando di quel clima benefico e della salubrità di quelle acque[102].

Numa Pompilio

Numa Pompilio, secondo quanto viene riportato in Eutropio, dopo quarantatré anni di regno, morì di malattia[103].

Oppianico

... una folla di persone partecipava al suo pranzo di nozze. Al giovane Oppianico...fu preparata...una bevanda avvelenata sciogliendo il veleno in una bevanda a base di vino e miele. Quando era pronta per essergli data perché la bevesse, per caso un certo Babulzio...intercettò quella coppa, bevve e subito cadde morto...Cicerone avanza l'ipotesi che quello fosse arrivato a quel pranzo già sofferente di stomaco e che poi – come i giovani sono portati a fare spinti dalla loro età – non avesse saputo moderarsi nel mangiare: quindi stette male per qualche giorno e infine morì[104].

....

...Oppianico giunse nella terra di Falerno, da C. Quintilio: "là cadde subito vittima di una malattia abbastanza grave e lunga" (*ibi primum in morbum incidit ac satis vehementer diuque aegrotavi*). Si legge anche che Oppianico che ormai era in via di guarigione e che non se la sentiva più di restare lì nel Falerno ... fosse partito per tornare nei pressi della città, infatti era sua abitudine prendere in affitto una residenza fuori porta. Durante tale viaggio, sempre secondo le voci che circolavano, cadde da cavallo e, poiché era ancora debole a causa della malattia, violentemente batté a terra il fianco: quando arrivò nelle vicinanze di Roma aveva già la febbre e pochi giorni dopo morì[105].

Ordeonio Flacco

L'esercito della Germania Superiore disprezzava il legato Ordeonio Flacco, invalido a causa dell'età e della gotta, personaggio incostante e privo di autorità. Incapace di mantenere la disciplina anche in un esercito tranquillo, il fatto stesso, poi, che era ammalato rendeva più audaci coloro che tentava di mettere a freno[106]. Dice ancora Tacito che Ordeonio, dalla sua stanza da letto, dava solo ordini che facevano il gioco del nemico. Così un esercito di uomini valorosissimi era tenuto controllato da un solo vecchio ammalato[107].

---

[102] Tac. *ann.* XII, 66, 1.
[103] Eutr. I, 3, 2.
[104] Cic. *Cluent.* 60, 166.
[105] Cic. *Cluent.* 62, 175.
[106] Tac. *hist.* I, 9.
[107] Tac. *hist.* IV, 24.

Orode

Si ricorda in Plutarco che Orode aveva avuto la giusta punizione della sua crudeltà. Infatti si legge che, dopo essere stato colto da una malattia che si volse in idropisia, Orode venne tradito dal figlio Fraate che gli propinò dell'aconito, ma fu la malattia che, avendo assorbito il veleno, venne evacuata insieme ad esso. Poiché il malato migliorò, Fraate scelse allora la via più breve e strangolò il padre[108].

P. Ebuzio

La madre, dopo avere chiamato il figlio, gli disse che, durante la malattia di lui aveva fatto voto che quando fosse guarito, lo avrebbe iniziato ai misteri di Bacco[109].

P. Elvidio Rufo

Cicerone ricorda che, fra i presenti avrebbe voluto chiamare P. Elvidio Rufo, il cavaliere romano più onorato di tutti. Dice, infatti che lui, mentre vegliava giorno e notte per il (mio) cliente, fornendogli poi tutti gli elementi della causa, "è caduto improvvisamente vittima di una malattia grave e pericolosa" (*in morbum gravem periculosumque incidit*): tuttavia, pur versando in tali condizioni, non si preoccupava meno dell'incolumità di quest'uomo che della propria vita[110].

P. Sempronio

La Spagna Ulteriore...in quell'anno ebbe un periodo di pace poiché il proconsole P. Sempronio fu ammalato per un lungo periodo di tempo[111].

Peribonio

Una "malattia" particolare era quella di Peribonio. Però, dice Giovenale, non era colpa sua se la malattia gli traspariva dalla faccia e dal modo di camminare: era colpa del destino[112].

---

[108] Plu. *Crass.* 33, 8-9; v. anche Macr. *sat.* VII, 6, 5.
[109] Liv. XXXIX, 9; v. anche 10.
[110] Cic. *Cluent.* 70, 198.
[111] Liv. XXXIX, 56.
[112] Iuv. II, 16.

Persio

In Persio[113] è, invece, ricordata sia l'itterizia che la scabbia: "egli è scabbioso ed è tutto gonfio per l'itterizia" (*nam et est scabiosus, et acri bile tumet*).

Peto

...i tre punti sui quali Varrone aveva iniziato a discutere "quando venimmo a fare visita a Peto malato" (*cum Paetum fessum visere venissemus*), furono interrotti dall'arrivo del medico...[114].

Piacentini e Cremonesi

Una rappresentanza di Piacentini e Cremonesi, venuta dalla Gallia, venne presentata al Senato. Essi fecero presente la scarsità dei coloni dovuta alle guerre, "alle malattie" (*morbo absumptis*) e all'allontanamento dovuto all'insofferenza nei confronti dei vicini Galli[115].

Pleminio

Pleminio, legato di Scipione, aveva portato via il tesoro dal tempio di Proserpina. La dea, allora, aveva ordinato che fosse portato a Roma e Pleminio, in ceppi, venne condotto a Roma e messo in carcere "morì a causa di una terribile malattia" (*taeterrimo morbi genere consumptus est*)[116].

Publio Cornelio Scipione (Africano)

Scipione fu colpito da una malattia grave e questa circostanza fu resa ancora più preoccupante a causa del vizio degli uomini di ingrandire quello che avevano saputo[117].

L'arroganza dei rivoltosi venne meno e niente li spaventò quanto l'espressione di vitalità e forza che emanava dal volto di Scipione che essi avevano creduto che fosse malato ... [118].

....

Antioco, avendo saputo che Publio Scipione, ammalato, era stato portato ad Elea, mandò una delegazione perché accompagnasse da lui il figlio. Questo atto, oltre a provocare grande gioia all'animo di Scipione, giovò moltissimo anche alla salute del corpo[119].

---

113 Pers. II, 13-14.

114 Varro *rust*. II, 1, 1.

115 Liv. XXXVII, 46.

116 Val. Max. I, 1, 21; Giul. Par. I, 1, 21.

117 Liv. XXVIII, 24, 1.

118 Liv. XXVIII, 26, 14-15.

119 Liv. XXXVII, 37; XXXVII, 45; v. anche XXXVIII, 58.

Publio Cornelio Scipione (figlio dell'Africano)

Cicerone [120]ricorda come P. Cornelio Scipione, figlio dell'Africano, fosse stato di salute malferma e questo fatto, dice, gli impedì di raggiungere, nell'eloquenza i dovuti riconoscimenti.

Publio figlio di Publio Vitellio

Publio, compagno di Germanico, accusò, facendolo condannare, Gneo Pisone per la morte di Germanico. Fu arrestato fra i complici di Seiano e messo sotto custodia. "Morì di malattia durante la custodia" (*in eadem custodia morbo periit*)[121].

Publio Sestio Bàculo

Tra gli infermi lasciati con il presidio, c'era anche Publio Sestio Bàculo, che era stato primipilo con Cesare. Sestio Bàculo da cinque giorni non aveva assaggiato cibo. Inquieto della propria e della comune salvezza, uscì, inerme, dalla sua tenda; vide che il nemico era lì e che il momento era decisivo; prese allora le armi a quelli che gli erano vicini e si pose sulla porta. Allora i centurioni della coorte di guardia lo seguirono e per un poco sostennero insieme la lotta: Sestio, gravemente ferito, venne meno e, faticosamente, passando da una mano all'altra, venne tratto fuori[122].

Q. Orazio Flacco

Orazio designò, con testamento orale, Augusto suo erede e lo fece con testamento orale, perché "a causa dell'improvvisa violenza della malattia" (*cum urgente vi valetudinis*) non poté apporre il sigillo sulle tavole del testamento[123].

Quintiliano

Ricorda Quintiliano la malattia del figlio: con che coraggio e forza affrontò il dolore, con quale ammirazione da parte dei medici, "affrontò una malattia durata otto mesi" (*mensum octo valetudinem tulit*). Negli ultimi istanti della vita consolò il padre e anche quando stava venendo meno e non era più di questo mondo, il vagare delirante della sua mente era rivolto alla scuola e agli studi![124]

---

[120] Cic. *Brut.* XIX.

[121] Svet. *Vitell.* 2.

[122] Caes. *Gall.* VI, 38.

[123] Svet. *De poetis. Vita Q. Horatii Flacci.*

[124] Quint. VI, 1, 11.

Quinto Cicerone

Nella guerra gallica, "benché assai infermo" (*cum tenuissima valetudine esset*), non si riguardava e non si concedeva riposo neppure la notte, al punto che i soldati, spontaneamente, gli si stringevano intorno e lo pregavano quasi a forza che si riguardasse[125].

Quinto Muzio

Cornelio Mammula, al ritorno dalla provincia di Sardegna, riferì che Quinto Muzio a lui succeduto sull'isola, a causa delle acque malsane e del clima "si era ammalato di una malattia che non era molto pericolosa ma lunga" (*non tam in periculosum quam longum morbum implicitum*) e per questo non sarebbe stato in grado, per un periodo lungo, di sostenere una guerra[126].

Quinto Scevola

...l'augure Quinto Scevola, al tempo della guerra marsica: era ormai molto vecchio e per niente in salute, eppure ogni giorno, appena faceva luce concedeva udienze a tutti; nessuno lo vide a letto, ma vecchio e debole era il primo a venire in Senato[127].

Ricomere

Teodosio aveva pensato di affidare la cavalleria a Ricomere del quale aveva apprezzato, in molte guerre, il valore. Però, allorquando Teodosio stava per prendere questa decisione, Ricomere morì a seguito di una malattia[128].

Rodii

Allora Annibale fuggì con le navi ma gli abitanti di Rodi non furono in grado seguirli poiché i loro rematori erano "nella maggior parte ammalati" (*magna pars aegris*) e, in conseguenza, maggiormente soggetti a stancarsi[129].

Romolo

Dice Plutarco che sulla morte di Romolo, il fondatore di Roma, non si poteva dire nulla di sicuro e aggiunge anche che quell'incertezza di informazione non doveva su-

---

[125] Caes. *Gall.* V, 40.
[126] Liv. XXIII, 34, 11-12.
[127] Cic. *Phil.* VIII, 10, 31.
[128] Zosim. IV, 55, 2.
[129] Liv. XXXVII, 24.

scitare meraviglia poiché Romolo scomparve all'improvviso, senza che rimanesse di lui nemmeno un lembo di veste[130].

Roscio attore

L'attore Roscio, secondo quanto riportato in Svetonio[131], avrebbe introdotto in Roma l'uso della maschera perché così avrebbe corretto il suo vistoso strabismo. Inoltre, si legge in Cicerone che fondamentale era l'espressione del viso che, a sua volta, dipendeva da quella degli occhi e che nemmeno l'attore Roscio veniva applaudito molto se, quando recitava, aveva sul viso la maschera[132].

Scipione l'Africano (Emiliano)

Leggiamo in Plutarco che non erano note, con sicurezza, le circostanze della morte di Scipione l'Africano (Emiliano) che, dopo avere mangiato, morì a casa sua. Plutarco riporta alcune supposizioni sulle cause della sua morte: alcuni ritenevano che fosse morto di morte naturale dal momento che era malaticcio per natura; altri che si sarebbe suicidato col veleno; altri ancora che fosse stato strangolato da alcuni nemici entrati di notte in casa. Plutarco, poi, commenta che il corpo di Scipione, che era stato esposto in pubblico e che quindi tutti lo avevano potuto vedere, offriva diversi motivi di sospetto e di illazioni su quanto accaduto[133].

Scudilone

Scudilone, come è riportato in Ammiano Marcellino, "morì vomitando i polmoni a causa di un catarro al fegato" (*destillatione iecoris polmone vomitans interiit*)[134].

Sesto Clodio

Sesto Clodio, siciliano...debole di vista ma mordace per quanto riguardava la parola, dichiarava di aver logorato tutti e due gli occhi nell'amicizia con il triumviro Marco Antonio. Nei confronti della moglie di questi, Fulvia, che aveva una guancia piuttosto gonfia, disse che proprio questo sollecitava l'acutezza della sua penna[135].

---

[130] Plu. *Rom.* 27, 3-4; 6-9.

[131] Svet. *De poetis* 11.

[132] Cic. *de orat.* III, 221; v. anche Macr. *sat.* III, 14, 12 secondo il quale Roscio istituì e diresse una scuola d'arte drammatica e scrisse un manuale di recitazione.

[133] Plu. *Rom.* 27, 5-6.

[134] Amm. XIV, 24.

[135] Svet. *de gramm.* XXIX, 1; Svetonio sottolinea la vista debole anche in alcuni imperatori: Svet. *Tib.* 68, 2; *Nero* 51, 1; *Dom.* 18, 1, di cui s'è già detto.

Soldati

Vi rimasero alloggiati per poco, in attesa che arrivasse il grosso dei bagagli e per dare modo ai soldati ammalati rimasti nella Tracia, fiaccati "dalle malattie" (*morbis*) e che erano rimasti indietro a causa delle lunghe marce[136].

Sulpicio

"Sulpicio, ammalatosi" (*Sulpicius aeger*), si fermò a Pergamo...[137] ... Sulpicio era ormai guarito[138].

Tauro

Aulo Gellio riporta come avesse accompagnato Tauro il quale, avendo saputo che un suo amico, famoso filosofo stoico, giaceva a letto perché colpito da una grave malattia, desiderava andare a trovarlo.

Una volta giunti alla casa in cui era l'ammalato, videro il filosofo colpito da forti dolori e sofferenze al basso ventre, che i Greci chiamano *κόλος*. Oltre a questo, l'uomo era tormentato da una forte febbre e i gemiti che erompevano da lui e i sospiri e l'ansimare mostravano non tanto la sofferenza quanto la lotta che stava combattendo contro la sofferenza[139].

Tiberio Gracco padre

...sta di fatto che subito dopo avvenne la morte del vecchio Gracco. Morì, credo, "a causa di una qualche malattia molto grave..."(*aliqua morbi gravioris* ...)[140].

Tito Pomponio Attico

Cornelio Nepote, a proposito di Attico, riporta come, sempre godendo di ottima salute, fosse giunto fino all'età di settantasette anni (la madre era morta a novant'anni) senza avere avuto mai bisogno di medicine. Quando contrasse una malattia, da principio egli stesso e i medici, la ritennero di scarsa importanza, pensando si trattasse di una infiammazione intestinale per la quale i rimedi erano pronti e facili. Dopo tre mesi trascorsi senza altri dolori se non quelli provenienti dalla cura, improvvisamente il male si manifestò con violenza nel basso intestino, tanto che alla fine gli si aprirono lungo i lombi degli ascessi purulenti. Attico, prima che la malattia giungesse a questo stadio,

---

136 Liv. XXXVII, 33.
137 Liv. XXXV, 14, 1.
138 Liv. XXXV, 16, 1.
139 Gell. XII, 5, 1-3.
140 Cic. *div.* II, 29, 62.

sentendo che ogni giorno i dolori si facevano sempre più forti e vedendo che ad essi si era aggiunta anche la febbre, fece chiamare il genero Agrippa e con lui Lucio Cornelio Balbo e Sesto Peduceo. Quando essi giunsero, Attico, appoggiandosi sul gomito disse loro come avesse posto ogni cura per difendere la sua salute e che, al momento, non gli rimaneva altro se non provvedere a se stesso e che quindi aveva deciso di non alimentare oltre la sua malattia. Infatti, il poco cibo preso fino a quel momento non era servito ad altro che a prolungargli la vita, aumentando così le sue sofferenze e senza dargli alcuna speranza di guarigione.

Dopo due giorni di digiuno completo, la febbre cadde di colpo e cominciò un leggero miglioramento. Tuttavia insistette nel suo proposito e così quattro giorni dopo avere iniziato il digiuno, morì[141].

Tito Quieto

Il pretore Tito Quieto, rientrato da poco dalla provincia da lui amministrata con molto "disinteresse", ammalato, diceva ad un amico, che gli era vicino, di avere le mani fredde, ricevendo, però, da quello l'arguta espressione che era da poco che le aveva riportate calde dalla provincia[142].

Tuberone

La sorte di Tuberone fu estratta in base al decreto del Senato, nonostante egli non fosse presente "anzi fosse trattenuto a causa di una malattia" (*morbo etiam inpediretur*)[143].

Tullio Marcellino

Tullio Marcellino ... giovane tranquillo e presto invecchiato, essendo colpito da una malattia non già inguaribile ma lunga e fastidiosa e che richiedeva molte cure, cominciò a pensare alla morte[144].

Valerio Publicola

Valerio Publicola nominò, come proprio collega, Spurio Lucrezio Tricipitino, padre di Lucrezia, il quale era già avanti negli anni (nominato in età avanzata) e quando questi morì di malattia nominò di nuovo come proprio collega Orazio Pulvillo. [145]

---

[141] Nep. *Att.* 17; 21.

[142] Macr. *sat.* VII, 3, 15.

[143] Cic. *pro Lig.* VII, 21, 1.

[144] Sen. *epist.* IX, 77, 1.

[145] Eutr. 1, 10, 2. Forse la vecchiaia viene qui considerata come un vero e proprio *morbus.*

Vatinio

(Vatinio) occupò Durazzo prima di Bruto ma non gli procurò alcun danno, perché i soldati che lo odiavano e lo disprezzavano a causa della sua malattia, non lo seguirono[146].

Vipstano Gallo

Alla morte repentina di Vipstano Gallo, emerse una contesa per la nomina di un pretore in sua sostituzione[147].

Zenobia

È ricordato in Zosimo che si diceva come la regina Zenobia fosse morta a causa di una malattia o per digiuno[148].

---

[146] D. C. XXXVIII, 6, 6; D. C.XLVII, 21, 6.

[147] Tac. *ann.* II, 51, 1.

[148] Zosim. I, 59, 1

IL CIBO E IL VINO DURANTE LA MALATTIA

Si legge in Cicerone[1] come il vino che veniva dato ai malati fosse raramente di giovamento e che, viceversa, molto più frequentemente nuoceva.

Ricorda, infatti, anche Lucrezio che quando si era preda di una forte febbre che afferrava e spossava le membra, il solo "profumo del vino" (*odor vini*) era simile ad un colpo che prostrava[2]. Era quindi meglio non permettere che i malati lo assumessero per non incorrere nel chiaro rischio di dubbia speranza di guarigione e in una grave colpa sarebbe incorso quel medico che avesse prescritto del vino al malato, sapendo che questi lo avrebbe subito bevuto e che sarebbe morto.

Già le stesse persone inferme o delicate, come leggiamo in Plutarco[3], esse stesse erano nauseate dal cibo e dal vino e, dice anche Quintiliano che spesso venivano disprezzati anche quei cibi che erano stati causa di malattie[4].

Frontone[5] ricorda ad Antonino Augusto che quando il padre, Marco Aurelio, non stava bene, per non fare notare al figlio il fatto che si doveva privare di alcune cose piacevoli, evitava, quando questi gli era accanto, di prendere il bagno, di bere acqua e vino e di mangiare.

Plinio il Giovane[6], come vedremo nelle sue Epistole, colpito da una malattia agli occhi, racconta all'amico Cornuto che prendeva, comunque, dei bagni poiché sentiva di trarne giovamento e beveva anche del vino, anche se molto moderatamente, perché non nuoceva.

In un colloquio immaginario con il defunto Ottavio Musa[7], non viene detto espressamente, che Musa era malato ma viene ricordato come fosse stato il vino la causa della sua morte. Infatti vediamo che viene chiesto al defunto se fosse stato vero quanto si di-

---

[1] Cic. *nat. deor.* III, 27, 69-70; III, 31, 78; v. anche Macr. *sat.* VII, 6-7.

[2] Lucr. VI, 804-805.

[3] Plu. 87 b.

[4] Quint. II, 16, 6.

[5] Fronto *Ep.* I, 4.

[6] Plin. *epist.* VII, 21, 3

[7] Ps. Verg. *Catalep.* 11.

ceva circa la sua morte e che cioè: *dicunt* (dicono) che erano state le troppe coppe piene di vino puro a causarla. Però leggiamo che si cercava di discolpare, comunque, le coppe e si chiede quale crimine avessero potuto commettere quelle coppe innocenti, anche perché altri avevano bevuto e quindi la conclusione era che "ciascuno è accompagnato dal suo destino" (*sua quemque secutum fata*).

I malati che dovevano seguire le prescrizioni dei propri medici che proibivano ad essi di bere vino, esprimevamo tutto il loro disappunto, ciascuno nei confronti del proprio medico ed è Macedonio console che, nei confronti, appunto, del proprio medico, che definisce "ostile", lo apostrofa come un buono a nulla poiché non conosceva che anche Omero aveva detto che il vino dava forza all'uomo[8].

Allo stesso modo si era comportato Erode che esercitava la professione di medico e che, cogliendo sul fatto il proprio paziente, che si apprestava a bere vino, gli aveva sottratto la "coppa" (*trullam*) e lo aveva apostrofato dicendo: "Stolto perché, dunque bevi?" (*Stulte quid ergo bibis*)[9].

Era comunque difficile, per i malati, stare lontano dal vino che ad essi era proibito e che rientrava fra i piaceri maggiormente ambiti. Il medico Heras aveva messo in guardia dal bere, ma inutilmente, Frige, noto bevitore, il quale "cisposo, aveva problemi dall'altro" (*lippus: alteroque lippus*). Il medico gli aveva, infatti, raccomandato: "stai attento a bere: se berrai vino non vedrai niente" (*bibas caveto: vinum si biberis, nihil videbis*). Frige, ridendo, salutò il suo occhio chiedendo poi, che gli fosse subito versato da bere "ripetutamente" (*crebros*)[10].

Marziale, però, era più attento alle prescrizioni del proprio medico e, nonostante rivolgesse pensieri pieni di desiderio nei confronti del vino di Sezze, della neve che, evidentemente lo avrebbe dovuto raffreddare e delle numerose coppe che avrebbe potuto bere con la donna amata, pure si trattiene e non beve ma si chiede quando sarebbero venute meno le proibizioni del medico[11]. Diversamente fa Letino che, pur essendo stato colpito dalla febbre, non rinunciava al piacere di bere vino raffreddato, facendolo scorrere attraverso la neve, mentre era detto infelice quell'ammalato che, pur desiderando rinfrescare con dei pezzi di ghiaccio la sua bevanda, già messa in una coppa capace, se ne doveva astenere[12].

Leggiamo, inoltre, che per quanto riguardava le situazioni febbrili, anche Plinio[13] sosteneva che: "è un dato certo" (*certum est)* che, in caso di febbre non bisognava dare all'ammalato del vino, a meno che questi non fosse stato anziano o che la malattia fosse stata in una fase discendente. Se, però, si fosse stati nella fase più acuta della malattia il vino avrebbe potuto essere dato all'ammalato, ma solo nel

---

[8] *AP* XI, 61; Hom. *Il.* VI, 261; *Il.* IX, 706.

[9] Mart. IX, 96, 1-2.

[10] Mart. VI, 78, 1-8.

[11] Mart. VI, 86, 1-4.

[12] Mart. XII, 17, 1-10; Sen *epist.* LXXVIII, 23.

[13] Plin. *nat.* XXIII, 48.

caso si fosse stati in una situazione di evidente rientro del male e preso nella nottata, perché in tal caso il vino sarebbe stato meno nocivo perché avrebbe conciliato il sonno[14].

In ogni caso, secondo Seneca[15], spettava al medico ogni decisione nello stabilire la dieta che il paziente avrebbe dovuto seguire nei confronti del vino, quando cioè occorreva assumerlo per rinforzarsi o quando invece ci si doveva astenere dal prenderlo per non rendere più forte, nel caso specifico, la tosse ma in ogni caso, ricorda Seneca che coloro che erano sofferenti di podagra, come dovevano astenersi dai bagni, allo stesso modo dovevano astenersi anche dal vino[16].

Leggiamo ancora in Plinio che quando si aveva irritazione agli occhi o le palpebre fossero state immobili e pesanti, quando ci fossero stati problemi di articolazione delle parole, quando la lingua fosse stata impastata o le convulsioni fossero state seguite da situazioni di torpore, in tutti questi casi l'assunzione di vino doveva essere "minima" (*minime vero*).

Viceversa "nella malattia dei cardiaci è certo che l'unica speranza è nel vino" (*cardiacorum morbo unicam spem hanc e vinum esse certum est*) perché si era dimostrato che il vino era l'unico valido rimedio da somministrare in tali circostanze: secondo alcuni doveva essere dato all'inizio del male, secondo altri quando il male stava regredendo[17]. In questo secondo caso, anche in base a quanto riportato in Celso, il malato ne avrebbe potuto bere anche tre emine (ca. 0,44 litri) tra giorno e notte[18].

Anche Giovenale ricorda come ai sofferenti di male cardiaco si potesse dare del vino ma il padrone che beveva vino vecchio, travasato quando i consoli avevano ancora la barba e che teneva per sé il mosto che era stato pigiato all'epoca delle guerre sociali: "all'amico, anche se soffre di male cardiaco, non manderà neanche una piccola coppa" (*cardiaco numquam cyathum missurus amico*)[19].

Ancora in Celso però sono ricordate alcune circostanze durante le quali si sarebbe potuto somministrare al malato del vino e una di queste doveva essere quando si fosse stati in presenza di malattia e con febbre[20].

Si legge, infatti, in Plinio che il pretore Gaio Senzio ricordava come un medico, per curarlo dal mal di stomaco, gli avesse prescritto di bere vino di Chio e che, in quella circostanza il vino di Chio era entrato per la prima volta nella sua casa[21]. Oltre a questo vino ne sono ricordati anche altri voluti dai medici proprio per le loro capacità curative[22].

---

14 v. anche Macr. *sat.* VII, 6, 7.

15 Sen. *epist.* LXXVIII, 5.

16 Sen. *epist.* LXVIII, 7.

17 Plin. *nat.* XXIII, 50-51.

18 Cels. III, 19.

19 Iuv. V, 30-32.

20 Cels. III, 2; 6; 9; 14- 16.

21 Plin. *nat.* XIV, 96; XXIII, 51; XIV, 73.

22 Plin. *nat.* XIV, 75-76.

Ricorda, però, Plinio che in caso di malattia, quando si temeva che il vino potesse nuocere, veniva dato l'*adynamon*, una specie di vino leggero[23].

L'imperatore Nerone, come ricorda Svetonio, nonostante facesse continuamente stravizi, si era ammalato solo tre volte e mai, commenta, in modo così grave da doversi astenere dal vino e da altra abitudine[24].

Secondo Catone, in caso di malattia, mentre sarebbe stato meglio che il malato mangiasse solo cavolo, nel caso fosse stato senza febbre, gli consiglia l'assunzione di vino nero duro (*dato vini atri duri*), con l'aggiunta di acqua in scarsa quantità, mentre ne sconsiglia l'assunzione nel caso di presenza di febbre[25].

Anche Frontone, ormai giunto alla fine della vita, scrive a M. Cesare di essersi rimesso dopo che a sera avanzata, aveva potuto mangiare pochissime briciole di pane inzuppate nel vino e che in tal modo era stato richiamato in vita[26].

Ai malati, quindi, veniva impedito, spesso, di bere vino ma talvolta, come si legge in Ovidio, veniva impedito di bere anche l'acqua. Si legge, infatti che l'ammalato si protendeva verso l'acqua che non poteva bere, così come, dice, ci si opponeva sempre ai divieti e si desiderava quel che veniva negato[27]. Anche Quintiliano ricorda come, in caso di febbre, l'acqua, in questo caso fredda, fosse stata dannosa[28] ma che, invece, era proprio una delle cose che maggiormente veniva ricercata e i malati venivano compatiti perché non potevano sciogliere la neve nel vino o rinfrescare le bevande con il ghiaccio, anche se Lentino, come ricorda Marziale, si comportava come se non avesse avuto la febbre[29].

Quando, però, si era in salute, dice Orazio, allora era piacevole lasciarsi trasportare e godere dei piaceri del vino[30].

Talvolta, proprio a causa della violenza di una malattia appena superata che poteva aver lasciato, come si legge in Cicerone, il palato ancora insensibile: "non veniva percepita la bontà di un cibo" *(suavitatem cibi non sentiunt)*[31]. Diverso era, però, il caso di Ovidio che, in esilio nel Ponto, lamentava come in quel luogo non vi fosse alcun cibo che potesse recare giovamento all'ammalato, così come, aggiungeva anche, che non c'era alcuna casa che fosse a lui adatta[32].

Secondo Giovenale, a Roma la maggior parte degli ammalati moriva a causa dell'insonnia, per il rumore notturno della città, ma moriva anche dal languore che veniva dal cibo mal digerito, che fermentava nello stomaco[33].

---

[23] Plin. *nat.* XIV, 100.

[24] Svet. *Nero* 51; Tac. *ann.* XIV, 22, 4.

[25] Cato *agr.* CLVI.

[26] Fronto *Ep.* V, 55.

[27] Ov. *Am.* III, 4, 17-18.

[28] Quint. V, 30, 31.

[29] Sen. *epist.* LXXVIII, 23; Mart. XII, 17.

[30] Hor. *epist.* I, 15, 18-21.

[31] Cic. *Phil.* II, 45, 115.

[32] Ov. *trist.* III, 3, 9-10.

[33] Iuv. III, 232-234.

Si legge in Macrobio che non ci fu mai medico "nella cura degli ammalati" (*circa curas aegrescentium*) che fosse così negligente da prescrivere un cibo elaborato anziché uno semplice a chi avesse avuto la febbre. Infatti, anche nel caso di infermità, un'alimentazione uniforme risultava essere facilmente digeribile, mentre la variazione del cibo doveva essere evitata così come da evitare dovevano essere le diverse varietà di vino. Inoltre, si legge, che chi avesse introdotto nello stomaco un cibo semplice, avrebbe subito compreso quale succo gli avrebbe potuto dare fastidio o giovamento dal momento che ne aveva mangiato uno solo e quindi sarebbe stato facile evitare il male di cui si era scoperta la causa, cosa che, invece, non sarebbe accaduto quando si fossero mangiati diversi cibi che, avendo caratteristiche diverse, alcuni venivano digeriti più rapidamente, altri con maggior lentezza. Infatti la discordia degli umori contrastanti era fonte di malattie[34].

Sempre in Macrobio, vediamo che Eustatio rilevava che i medici prescrivevano agli ammalati un cibo semplice, non perché fosse più facile da digerire ma perché, essendo meno saporito, l'ammalato fosse indotto a mangiarne di meno, perché l'ammalato non era in grado di digerire molte cose. Se poi l'ammalato avesse avuto un forte appetito, allora il medico sarebbe dovuto interviene per limitarne le dosi. Quindi, concludeva dicendo che, sostanzialmente, i medici intervenivano nella limitazione del cibo piuttosto che nella qualità[35].

Però, a volte, bastava la sola vista del funerale di un vicino perché "gli ammalati golosi" (*avidos...aegros*) fossero spaventati e, presi dalla paura di morire, venissero costretti ad avere riguardo di se stessi[36].

Ricorda Plinio che era ugualmente importante[37] mantenere il corpo in forma in modo che fosse meno soggetto ad essere colpito dalle malattie. Dice, infatti, che il nutrimento più vantaggioso per l'uomo era quello costituito, come si è già accennato da alimenti semplici: infatti l'accumulo dei sapori era dannoso e, ancora di più, se veniva accompagnato da un condimento. Inoltre, aggiunge, che tutti gli alimenti piccanti, aspri, inconsueti, frequentemente variati, presi in quantità eccessiva e inghiottiti avidamente, venivano digeriti con difficoltà e che la digestione risultava più faticosa in estate che in inverno, maggiormente in vecchiaia che in gioventù. Inoltre gli emetici, che l'uomo aveva escogitato per rimediare alle digestioni difficili, raffreddavano il corpo ed erano nocivi soprattutto agli occhi e ai denti.

Inoltre, dice ancora Plinio che dormire durante la digestione non era salutare perché favoriva maggiormente la corpulenza e questo lo si poteva riscontrare nei confronti degli atleti, infatti era preferibile che questi digerissero camminando. Inoltre era preferibile che durante la digestione si restasse svegli.

---

34 Macr. *sat.* VI, 4, 6-33; v. anche Hor. *serm.* II, 2, 70-77.

35 Macr. *sat.* VII, 5, 12.

36 Hor. *serm.* I, 4, 126-127.

37 Plin. *nat.* XI, 282-283.

Anche Aulo Gellio si esprimeva allo stesso modo, infatti diceva che i fanciulli che mangiavano e dormivano troppo diventavano "più fiacchi e apatici fino a manifestare ottusità e i loro corpi rimanevano piccoli e mal sviluppati" (*hebetiores fieri ad ueterni usque aut eluci tarditatem corporaque eorum inprocera fieri minusque adolescere hebetiores fieri ad ueterni usque aut eluci tarditatem corporaque eorum inprocera fieri minusque adolescere*)[38].

Inoltre, prosegue Plinio, il corpo ingrassava per l'assunzione di alimenti dolci e grassi e per le bevande; dimagriva, invece con l'assunzione di sostanze secche, asciutte e fredde, così come dimagriva con la sete[39].

[38] Gell. IV, 19, 1-2.
[39] Plin. *nat.* XI, 283.

MALATTIE "DI COMODO"

In alcuni autori sono ricordate anche le "false" malattie. Si trattava, cioè di malattie non vere che venivano appositamente ricordate per giustificare qualcosa che non si voleva fare, ma soprattutto per giustificare una mancata presenza.

Questo espediente era stato utilizzato da Messalina la quale, mentre l'imperatore Tiberio si era recato ad Ostia, adducendo la scusa di essere malata, era rimasta a Roma e aveva fatto questo per essere libera di organizzare un banchetto[1].

Ancora l'espediente di avere una malattia lo vediamo utilizzato, in Ovidio, dall'amante. Ovidio, però stigmatizzava la menzogna, dicendo: "turpi menzogne della bocca fatua" (*turpia...vanae mendacia linguae*). Il poeta infatti, indignato, si rivolgeva alla sua amante che così subdolamente lo aveva ingannato: "Mi era stato detto che eri malata: subito, come un pazzo, mi sono precipitato di corsa; sono arrivato e, per il mio rivale, non era malata" (*Dicta erat aegra mihi: praeceps amensque cucurri; veni, et rivali non erat aegra meo*)[2].

Però vediamo che sarà poi lo stesso poeta che suggerisce alla donna, per essere più desiderata, di negare gli incontri notturni all'amante: "nega spesso le tue notti, una volta fingi un mal di testa"; un'altra, sarà Iside a fornirti un pretesto (*Saepe nega noctes; capitis modo finge dolorem*)[3].

Non sappiamo se "un tale" (*quendam*) al quale Orazio dice di voler fare visita perché era "a letto": (*cubat*), in realtà fosse stato veramente ammalato quanto piuttosto non si fosse trattato di una scusa inventata al momento dal poeta per liberarsi di un tale, noto ad Orazio soltanto per nome e che aveva incontrato, per caso, sulla via Sacra. Il fatto che Orazio avesse situato l'abitazione di questo conoscente ammalato in una zona ben distante da dove si trovavano: "lontano, oltre il Tevere in prossimità degli Orti di Cesare" (*trans Tiberim longe...prope Caesaris hortos*) induce, con ogni probabilità, a pensare ad una scusa accampata per tentare di sfuggire al molesto accompagnatore[4].

---

[1] D. C. LX 31, 4.

[2] Ov. *am.* III, 11, 21; 25-26.

[3] Ov. *am.* I, 73-74; v. anche Tib. I, 3, 25-26.

[4] Hor. *serm.* I, 9, 1-19.

Anche in Plauto leggiamo come Astafia, poiché vede che era giunto da Atene il militare a casa di Fronesia, le dice: "c'è qua il tuo militare, mia cara Fronesia, Stratofane; è questo il momento di fare la malata" (*Miles, mea Phronesium, tibi adest Stratophanes. Nunc tibi opus aegram ut te adsimules*)[5] e Fronesia, che deve fingere di aver partorito, assicura che fare la malata era cosa che sapeva fare molto bene: "mi si può forse vincere in fatto di malizia?" (*Quoi adhuc ego tam mala eram monetrix, me maleficio vinceres*) e poco dopo dà prova della sua recitazione davanti al militare dicendo: "non riesco ancora a reggermi in piedi e a camminare da sola" (*neque etiam queo pedibus mea sponte ambulare*).

Sarà, poi, anche Verre, in Cicerone, a fingere di essere malato ritenendo che fosse opportuno utilizzare questo espediente per non farsi vedere dalla folla e non aumentare così l'odiosità di cui era già circondato[6].

Anche Giulio Cesare, secondo Plutarco, aveva dato la colpa alla malattia: *νόσον* (non è specificato se l'epilessia) per il fatto che, stando seduto alla tribuna dei Rostri, non si era alzato al sopraggiungere dei consoli, dei pretori e di tutto il Senato, atteggiamento che fu inteso come atto intollerabile nei confronti non solo del Senato ma anche del popolo e offrendo a coloro che volevano ucciderlo, secondo Dione Cassio, un ottimo pretesto per farlo. Cesare, secondo Plutarco, aveva giustificato la manchevolezza accusando la malattia, dicendo che coloro che erano colpiti da un siffatto male, quando dovevano parlare stando in piedi, perdevano lucidità di espressione e, sopraffatti da un improvviso tremore, diventavano preda delle vertigini e perdevano conoscenza.

Secondo Dione Cassio, invece, alcuni, per difenderlo, dissero che era sofferente di stomaco a causa di una diarrea che lo aveva colpito e che, per controllarla, era rimasto seduto, anche se subito dopo si era alzato ed era tornato a casa a piedi[7].

Si poteva anche addurre la scusa di eventi atmosferici sfavorevoli messi accanto alla malattia come vediamo ricordato da Quintiliano: "ho disertato a causa del cattivo tempo, della piena dei fiumi, della malattia" (*deserui tempestatibus, fluminibus, valetudine impeditus*), cioè voleva dire non era dipeso dalla sua persona ma da quel particolare fattore che in questo caso poteva essere la malattia[8].

Leggiamo, poi, in Cicerone di alcuni malesseri, peraltro ipotizzati, che avrebbero impedito il raggiungimento di risultati migliori di quanto ci si sarebbe aspettato da parte di "alcune persone che avevano ormai acquisito una solida fama" (*homines...artium spectati et probati*) e si era subito pronti a giustificare il loro rendimento inferiore alle aspettative: e così si diceva che "indisposti a causa di un qualche malessere, non avevano potuto raggiungere quello che sanno raggiungere" *valetudine impediti non potuisse consequi id quod scirent putantur*); oppure "oggi Roscio non era ben disposto" (*noluit... hodie agere Roscius*); oppure: "non ha digerito" (*crudior fuit*); oppure più semplicemen-

---

[5] Plaut. *Truc.* II, 500-501; 527.

[6] Cic. *Verr.* 1, 56.

[7] Plu. *Caes.* 60, 4-7; v. anche Svet. *Caes.* 78, 2 e D. C. XLIV, 8, 1-3, che trattano lo stesso episodio ma con la differenza che Cesare era seduto nel pronao del tempio di Venere Genitrice.

[8] Quint. III, 6, 78.

te si diceva: "che non avevano voluto" (*aut noluisse*[9]. Poteva anche fingersi gravemente "malato" (*aeger*) chi voleva prendersi gioco di coloro che miravano all'eredità dei malati gravi, confidando nei giorni che ad essi rimanevano da vivere[10].

Si legge in Livio che L. Scipione, aveva motivato che l'assenza del fratello Publio Scipione al processo, era dovuta all'inferma salute: (*morbum causae esse cur avesse excusabat*). I tribuni della plebe accolsero la giustificazione addotta: "a causa della malattia" (*morbi causa*) e proposero che venisse stabilita una proroga e lo stesso Tiberio Sempronio Gracco aveva decretato: "la scusa della malattia avanzata da L. Scipione per il fratello gli sembrava essere sufficiente" (*cum L. Scipio excusasset morbum esse causae fratri, satis id sibi videri*) e che non avrebbe permesso che Scipione fosse sottoposto a processo prima di venire a Roma. Scipione, però non rientrò nell'Urbe ma restò nella sua villa a Literno, dove morì dando disposizione di esservi sepolto e che lì fosse costruito il suo sepolcro[11].

Non si finse ammalato Bruto ma lasciò che venisse considerato stolto, come infatti era stato soprannominato e, per avvalorare questa finzione, aveva voluto lasciare i suoi averi in potere del re Tarquinio e aveva mantenuto anche il *cognomen* di Bruto (stolto) che gli era stato dato. Bruto aveva fatto questo per meglio nascondere il suo coraggio proprio sotto quel soprannome, "sostenendo appositamente la parte dello stolto" (*ergo ex industria factus ad imitationem stultitiae*)[12]. In Cicerone si legge, invece che Bruto, aveva simulato la pazzia per nascondere la sua grande saggezza[13].

Lo stesso imperatore Tiberio si era finto ammalato per assicurare che avrebbe lasciato il suo ritiro di Capri e che sarebbe, comunque, rientrato a Roma. Inoltre, perché la cosa fosse maggiormente credibile, aveva mandato Seiano a Roma, facendo così intendere che di lì a poco sarebbe partito anche lui e lo baciò e abbracciò dicendo che una parte del suo corpo e del suo spirito si separava da lui[14].

Anche l'imperatore Nerone, come si è accennato e come ha modo di dire Dione Cassio, trovandosi a Napoli, aveva inviato una lettera ai senatori adducendo una raucedine che gli impediva il rientro a Roma. Conoscendo, però, l'attenzione che quell'imperatore aveva nei confronti della sua voce, è probabile che non si fosse trattato di una scusa ma del reale timore del sopraggiungere di un male più forte[15].

Ricorse, invece ad una scusa Agrippina e lo fece per essere libera di organizzare il suo progetto. Infatti, come si è detto, provvide ad allontanare Narcisso e lo mandò in Campania con la scusa che egli, sofferente di gotta, avrebbe potuto curarsi meglio con l'utilizzo delle acque di quel luogo[16].

---

[9] Cic. *orat.* I, 27, 124.
[10] Sen. *dial.* X,VII, 7.
[11] Liv. XXXVIII, 52; 53; v. anche 56.
[12] Liv. I, 56, 8.
[13] Cic. *Brut.* XIV.
[14] D. C. LVIII, 4, 9; LVIII, 1, 1.
[15] D. C. LXIII, 26, 1-2; Svet. *Nero* 41.
[16] D. C. LX, 34, 4; v. anche Tac. *ann.* XIII, 1, 3-4.

Claudio Pompeiano, come è riportato da Dione Cassio, durante il periodo in cui regnava Commodo, aveva trascorso la maggior parte del tempo in campagna e molto raramente rientrava in città adducendo come pretesto l'età molto avanzata e una malattia agli occhi e non si vide mai in senato. Quando, però, a Commodo subentrò Pertinace che lo onorava molto e, in senato, lo faceva sedere accanto a lui, tornò a presenziare in senato e godeva anche di buona salute e di una buona vista.

Dopo la morte di Pertinace, però, Pompeiano si ammalò nuovamente[17].

---

17 D. C. LXXIII, 3, 1-3.

MARCO TULLIO CICERONE PLINIO IL GIOVANE

EPISTOLE

Uno spazio particolare, nel quale è stato inserito anche il testo latino, si è ritenuto riservare alle Epistole di Cicerone e di Plinio il Giovane. Questo per rendere più evidente, anche dalla lettura del testo latino, la maggior attenzione, l'apprensione e partecipazione di questi autori alle malattie che colpivano i loro familiari, i loro amici, i loro servi.

Infatti, leggiamo in Aulo Gellio che nessun uomo, che avesse sentito e pensato normalmente, avrebbe potuto andare esente ed essere completamente libero da tali emozioni dell'animo, da quella che, dice, era definita da Erode Attico "sensibilità", che si provava di fronte alla malattia[1].

Le Epistole di Plinio il Giovane, in particolare, ci presentano una sincera e immediata partecipazione nei confronti delle persone amiche. In questo è stato inserita anche quella frase immediata, scarna ma non per questo priva di grande sensibilità, che lo porta a ricordare la morte di Marziale. Qui, in pochissime parole, si esprime non solo il suo rammarico per averlo solo saputo: *Audio* (apprendo), per cui è probabile che il poeta fosse morto improvvisamente, ma anche il suo sincero e profondo dolore: *moleste fero* (ne ho gran dolore). Plinio il Giovane: *facundo...Plinio* come lo chiama Marziale, era stato uno dei destinatari di un suo libretto di epigrammi e il poeta aveva chiesto alla Musa Talia di portarglielo a casa. E qui, con scherzoso affetto, si raccomanda alla Musa di non battere, ubriaca, alla porta di colui che rappresentava l'eloquenza e che, dedicando alla severa Minerva i suoi giorni, non avrebbe gradito la festosa irruzione di Talia[2].

Nelle Epistole è spesso riportata anche una descrizione più accurata della malattia, che non la sola parola: malattia e delle sue fasi di evoluzione che lo scrittore, spesso, pone in relazione all'età della persona ammalata perché, come dirà Marco Aurelio, guardando il corpo invecchiato, la prima espressione che veniva fatta era: Guarda cosa ne risulta, quante malattie[3]!

---

[1] Gell. XIX, 12, 3.

[2] Mart. X, 20, 1-21; IV, 8, 11-12.

[3] M. Ant. VIII, 21.

Solo in alcune lettere indirizzate all'imperatore Traiano, Plinio il Giovane parla dei suoi malesseri, dovuti, soprattutto, alla scarsa resistenza del suo fisico: "il caldo asfissiante ... cui si sono aggiunte pure delle febbricole" e a questi malesseri leggiamo che allude, anche l'imperatore in una sua risposta: "Vorrei davvero che l'arrivo in Bitinia fosse avvenuto possibilmente senza che soffrisse il tuo corpo delicato", mentre in una lettera inviata all'amico Cornuto, come abbiamo visto, ringraziandolo per avergli fatto dono di una gallina, Plinio il Giovane lamenta un suo disturbo agli occhi: (*infermitati oculorum*) che lo costringeva a stare nella stanza all'oscurità, ma che non gli aveva, comunque, impedito di accorgersi che si trattava di una gallina grassissima!

Nelle Epistole di Cicerone, oltre ad essere manifesta l'attenzione e la preoccupazione che i familiari e gli amici stessero in salute, vediamo anche come Cicerone parli più spesso delle indisposizioni proprie.

Infatti dalla lettura di queste Epistole emerge che Cicerone non godeva di una buona salute. Spesso lamenta disturbi di stomaco e intestinali che lo tormentavano anche per più giorni, anzi come ha modo di dire espressamente: "Ormai da dieci giorni soffrivo di seri disturbi intestinali ma senza febbre" ed anche: "ero terrorizzato dalla dissenteria". Ma ha anche disturbi agli occhi: "frequentemente riprende a disturbarmi l'infiammazione agli occhi, non in quella forma fastidiosa come in passato, ma in misura tale da rendermi impossibile lo scrivere di mio pugno". Spesso è tormentato dall'ansia e dice che da essa "deriva uno stato gravissimo di prostrazione fisica"; e ancora: "a causa dell'incredibile malessere, che grava non solo sul mio spirito ma anche sul mio corpo, non sono stato in grado di scrivere lettere in gran numero".

Anche nei confronti dei familiari e amici si avverte la sua attenzione al loro stato di salute, attenzione che gli fa iniziare le lettere con le parole: "Se sei in buona salute, va bene; io sto bene" (*si vales bene est, ego valeo*), abitudine che, dice anche Seneca[4], era consuetudine degli antichi e che si è conservata fino ad oggi (età in cui viveva Seneca).

Cicerone manifesta la sua ansia quando questi erano colpiti dalle malattie e quest'ansia la manifesta con le parole che guarissero presto: "pensa a rafforzare quella tua debole salute"; "mi auguro che tu goda di buona salute"; "sono impressionato dal tuo stato di salute"; "ti portavi addosso una febbriciattola". A questo proposito vediamo che Cicerone aveva già intuito, con grande sensibilità e partecipazione, come quella febbriciattola, che aveva colpito il suo segretario, lo aveva portato a scrivere la lettera in modo irregolare. E poi si rallegra: "gioisco del fatto che la tua febbre quartana si sia attenuata" e sinceramente si rattrista: "sono stato parecchio male venendo a sapere della febbricola di Attica".

Per questo si è ritenuto di non dover citare soltanto la malattia che aveva colpito alcuni personaggi destinatari delle Epistole, perché in questo caso sarebbe stata limitativa ma i brani, più o meno ampi dove la malattia viene ricordata anche in modo più esplicito perché, in tal caso, meglio si comprende lo stato d'animo di chi scrive, non solo l'apprensione, ma anche la gioia, nel caso della guarigione.

---

[4] Sen. *epist.* II, 15, 1.

MARCO TULLIO CICERONE

Epistole ai familiari

"... riguardo all'affare di mio fratello Quinto mi scrivi che non lo hai potuto concludere l'estate scorsa perché non ti sei recato in Cilicia a causa di una malattia, ora, però farai ogni cosa per condurlo a termine..." (I, 9, 24).
(Quod de Quinti fratris negotio scribis, te priore aestate, quod morbo impeditus in Ciliciam non transieris, conficere non potuisse, nunc autem omnia facturum ut conficias ...).

"... egli dice che sei dispiaciuto che a causa del tuo stato di salute, tu non abbia potuto vedermi quando sono venuto nei pressi di Roma ..." (IV, 1, 1).
(... molesteque te ferre quod me propter valetudinem tuam, cum ad urbem accessissem, non vidisses ...).

"Infine non dimenticare che sei Cicerone, un uomo abituato a dare consigli agli altri; e non imitare i cattivi medici che ai loro pazienti professano la propria consapevolezza in fatto di scienza medica e poi non sono in grado di curare se stessi" (IV, 5, 5).
(Denique noli te oblivisci Ciceronem esse et eum qui aliis consueris praecipere et dare consilium, neque imitare malos medicos, qui in alienis morbis profitentur tenere se medicinae scientiam, ipsi se curare non possunt).

"Se è stata una indisposizione oppure l'instabilità della tua salute che ti ha trattenuto di venire ai giochi, lo attribuisco alla Fortuna più che alla tua avvedutezza ..." (VII, 1, 1).
(Si te dolor aliqui corporis aut infirmitas valetudinis tuae tenuit quo minus ad ludos venires, fortunae magis tribuo quam sapientiae tuae;...).

"Tu pensa soltanto a rafforzare codesta tua debole salute e a riguardarti, come del resto già fai, in modo da poter venire a trovarmi nelle mie ville e fare con me lunghe corse in lettiga" (VII, 1, 5).
(Tu modo istam imbecillitatem valetudinis tuae sustenta et tuere, ut facis, ut nostras villas obire et mecum simul lecticula concursare possis).

"Mi auguro sempre che tu goda di buona salute, soprattutto ora che ci troviamo qui; vedi, infatti dopo tanti anni, avremo finalmente l'occasione di stare insieme. Per la qual cosa, se hai un appuntamento con la "gotta" (*podagra*), fai in modo di rinviarlo ad altra data. Stammi bene, dunque, e aspettami nei prossimi due o tre giorni" (VII, 4 1).
(Te cum semper valere cupio tum certe dum hic sumus; vides enim quanto post una futura simus. Qua re, si quod constitutum cum podagra habes, fac ut in alium diem differas. Cura igitur ut valeas, et me hoc biduo aut triduo exspecta).

"Ho molto timore del clima freddo che puoi trovare negli acquartieramenti invernali. Per la qual cosa ritengo si debba sistemare una buona stufa...dal momento che non sei ben provvisto di pesanti mantelli militari. Per quanto sento dire che lì da voi, ora, sia abbastanza caldo; notizia che, in verità, mi ha messo in grande apprensione per te" (VII, 10, 2). *(Valde metuo ne frigeas in hibernis. Quam ob rem camino luculento utendum censeo...praesertim qui sagis non abundares. Quamquam vos nunc istic satis calere audio, quo quidem nuntio valde mehercule de te timueram).*

"Già da dieci giorni soffrivo di seri disturbi intestinali ma senza febbre, non riuscivo a persuadere coloro che volevano i miei servizi di essere veramente indisposto. Sono fuggito nella villa di Tuscolo dopo un paio di giorni di digiuno assoluto, senza gustare neppure una goccia d'acqua. E così, debilitato dal languore e dalla fame, ho desiderato più io i tuoi servizi, di quanto ritenessi che tu cercassi i miei. Da parte mia, temo grandemente ogni malattia, ma in particolare di quella per cui gli Stoici trattano male il tuo Epicuro quando dice di essere tormentato dalla "stranguria e dalla dissenteria" e attribuiscono quest'ultima malattia al peccato di gola e l'altra ad una intemperanza ancora più turbe. In verità io ero davvero terrorizzato dalla "dissenteria". Ritengo, però, che il cambiamento del luogo e il rilassamento mentale m'abbiano giovato; ma forse era una remissione stessa della malattia giunta ormai al termine.
... Tu però, avendo saputo la cosa da Anicio (egli infatti m'ha visto in preda alla nausea), non solo avevi un giusto motivo per mandare a informarti della mia salute ma anche per vedermi. Io penso di fermarmi qui finché non mi sarò ristabilito. Infatti ho perso forze e peso. Ma se riuscirò a liberarmi della malattia, spero di recuperarli facilmente" (VII, 26, 1-2).
(Cum decimum iam diem graviter ex intestinis laborarem neque iis qui mea opera uti volebant me probarem non valere quia febrim non haberem, fugi in Tusculanum, cum quidem biduum ita ieiunus fuissem ut ne aquam quidem gustarem. Itaque confectus languore et fame magis tuum officium desideravi quam a te requiri putavi meum. Ego autem cum omnis morbos reformido tum (eum in) quo Epicurum tuum Stoici male accipiunt quia dicat στραγγουρικά καί δυσεντερικά πάθη sibi molesta esse; quorum alterum morbum edacitatis esse putant, alterum etiam turpioris intemperantiae. Sane δυσεντερίαν pertimueram; sed visa est mihi vel loci mutatio vel animi etiam relaxatio vel ipsa fortasse iam senescentis morbi remissio profuisse... Tu tamen, cum audisses ab Anicio (vidit enim me nauseantem), non modo mittendi causam iustam habuisti sed etiam visendi. Ego hic cogito commorari quoad me reficiam. Nam et viris et corpus amisi; sed si morbum depulero, facile, ut spero, illa revocabo).

"Il fatto è che il nostro Magno (Pompeo), ora è così delicato di stomaco che a stento trova qualcosa che gli piaccia" (VIII, 13, 2).
(Stomacho est (scilicet Pompeius) Magnus nunc ita languenti ut vix id quod sibi placeat reperiat).

"Sono andato a trovare Lucio Cesare che era ammalato a Napoli: benché pieno di dolori in tutto il corpo;..." (IX, 14, 3).
(L. quidem Caesar, cum ad eum aegrotum Neapolim venissem, quamquam erat oppressus totius corporis doloribus ...)

(a Peto) "Se poi alle tue facezie si aggiunge il grande affetto che hai per me, come puoi meravigliarti che io fossi tanto costernato per i tuoi problemi di salute?" (IX, 15, 2).
"Ad hos lepores cum amor erga me tantus accedat, miraris me tanta perturbazione valetudinis tuae tam graviter exanimatum fuisse ?).

"Cepario mi è venuto incontro nella foresta Gallinaria e quando gli ho chiesto come stessi, mi ha detto che eri a letto per un attacco di gotta. M'è dispiaciuto, naturalmente ma tuttavia ho deciso egualmente di venire lì, per vederti e farti visita e anche per cenare; infatti non ritengo che tu abbia anche il cuoco "artritico" (*arthriticum*). Pertanto aspettati un ospite "tanto ingordo" (*minime edacem*) quanto nemico dei pranzi sontuosi" (IX, 23, 1).
(Etsi m. Caeparius, cum mihi in silva Gallinaria obviam venisset quaesissemque qui ageres, dixit te in lecto esse quod ex pedibus laborares. Tuli scilicet moleste, ut debui, sed tamen constitu ad te venire, ut et viderem te et viserem et cenarem etiam; non enim arbitror cocum etiam te arthriticum habere. Expecta igitur ospitem cum minime edacem tum inimicum cenis sumptuosis).

"Mio fratello per i continui affaticamenti e andirivieni ha finito con l'ammalarsi gravemente, come ti scrissi in precedenza. Tuttavia, non appena può essere in grado di camminare, ... non rinunciava ad affrontare in prima linea qualsiasi pericolo. Io però non solo l'ho invitato a partire, l'ho addirittura costretto, perché in quelle condizioni di salute rischiava più di morire che di potermi aiutare qui in campo ..."(X, 17, 2).
(Fratrem meum adsiduis laboribus concursationibusque confectum graviter se habuisse antea tibi scripsi. Sed tamen cum primum posse ingredi coepit, ... ad omnia pericula princeps esse non recusabat. Sed ego eum non solum hortatus sum verum etiam coegi isto proficisci, quod et illa valetudine magis conficere se quam me iuvale posset in castris ...).

"(Mio fratello) ... per gli strapazzi s'è presa una febbriciattola ostinata e assai fastidiosa. Non appena potrà, farà di tutto per tornare di corsa" (X, 21a, 1).
(Qui ex labore in febriculam incidit adsiduam et satis molestam. Com primum poterit, istoc recurrere non dubitabit ...).

"Ero arrivato nella mia villa di Tuscolo di sera, e subito l'indomani mattina lui venne da me non ancora rimesso del tutto. Mentre io gli rimproveravo la scarsa attenzione alla sua salute, disse che non vedeva proprio l'ora di incontrarmi" (XI, 27, 1).
(Nam cum in Tusculanum vesperi venissem, postridie ille (Mazio) ad me, nondum satis

firmo corpore cum esset, mane venit. Quem cum obiurgarem quod parum valetudini parceret, tum ille nihil sibi longius fuisse quam ut me videret).

"Abbi cura della tua salute; non puoi farmi cosa più gradita di questa" (XI, 29, 3).
(Da operam ut valeas. Hoc mihi gratius facere nihil potes).

"... e così, lasciati sul terreno circa seicento uomini, abbandonati i malati, di notte era fuggito da Antiochia in direzione di Laodicea" (XII, 15, 7).
(... itaque DC circiter amissis, aegris relictis, noctu Antiochea profugisse Laodiceam versus ...)

"... il nostro Irzio tarda a riprendersi"[1] (XII, 22, 2).
(... Hirtius noster tardius convalescit).

"Abbi cura della tua salute: non mi puoi fare piacere più grande" (XII, 23, 4).
(Da operam ut valeas, hoc mihi gratius facere nihil potes).

"...Come infatti la malattia assume una forma più grave in coloro che vi ricadono dopo aver dato l'impressione di esserne usciti, così in noi è maggiore la sofferenza quando siamo costretti a riprendere una guerra quasi risolta" (XII, 30, 2).
(... Ut enim gravius aegrotant ii qui, cum levati morbo videntur, in eum de integro inciderunt, sic vehementius nos laboramus, qui profligato bello ac paene sublato renovatum bellum gerere conamur).

"Asclapone, medico di Patrasso, è un mio amico e la sua vicinanza mi ha giovato molto, ma anche la sua competenza, che ho visto in occasione di malattie di miei familiari (Tirone segretario di Cicerone). Sono rimasto soddisfatto non solo della sua bravura professionale ma anche della sua dedizione e delle sue attenzioni. Pertanto te lo raccomando (a Servio) e fai in modo che egli capisca che ti ho scritto di lui tutto il bene possibile e che la mia raccomandazione gli è stata molto utile. Te ne sarò veramente grato" (XIII, 20).
(Asclapone Patrensi medico utor familiariter eiusque cum consuetudo mihi iucunda fuit tum ars etiam, quam sum expertus in valetudine meorum; in qua mihi cum ipsa scientia tum etiam fidelitate benevolentiaque satis fecit. Hunc igitur tibi commendo et a te peto ut des operam ut intellegat diligenter me scripsisse de sese meamque commendationem usui magno sibi fuisse. Erit id mihi vehementer gratum).

"Subito dopo egli (Tito Antistio) si ammalò di una malattia dalla quale non si rimise più. Malato si recò a Corfù, lì morì" (XIII, 29, 4).

---

[1] Si era ammalato nell'agosto del 44 cfr. Cic *Phil.* 1, 37 e non si ristabilì mai completamente cfr. Cic. *Phil.* 7, 12; 8,5; 10, 16;14, 4.

(Ille in morbum continuo incidit, ex quo non convaluit; aeger Corcyram venit, ibi est mortuus).

"Ti rimando indietro Clodio Filetero, mio uomo di fiducia, perché malato agli occhi" (XIV, 4, 6).
(Clodium Philhetaerum, quod valetudine oculorum impediebatur, homine fidelem, remisi).

"Tutte le inquietudini...le ho lasciate cadere e allontanate. Quale ne fosse la causa l'ho capito il giorno dopo quando vi ho lasciato. Di notte ho vomitato "bile pura". Subito, così, mi sono sentito sollevato, così che mi sembrasse che un dio m'avesse dato una medicina. E a questo dio (*deus aliquis*), come sei solita (Terenzia), dimostrerai devozione e gratitudine: Apollo o Esculapio che sia[2]...Soprattutto pensa alla tua salute" (XIV, 7, 1; 3).
(Omnis molestias et sollicitudines...deposui et eieci. Quid causae autem fuerit postridie intellexi quam a vobis discessi. Χολὴν ἄκρατον noctu eieci. Statim ita sum levatus ut mihi deus aliquis medicinam fecisse videatur. Cui quidem tu deo, quem ad modum soles, pie et caste satis facies (id est Apollini et Aesculapio)...Tu primum valetudinem tuam velim cures).

"Se tu stai bene altrettanto lo è per me. Provvedi alla tua salute con la massima attenzione. Infatti mi si scrive e mi hanno anche detto che tu hai avuto un improvviso attacco febbrile" (XIV, 8, 1).
(Si vales, bene est; ego valeo. Valetudinem tuam velim cures diligentissime. Nam mihi et scriptum et nunziatum est te in febrim subito incidisse).

"... si è aggiunta ora anche la preoccupazione per la salute di Dolabella e di Tullia...Tu, abbi cura della tua salute e di quella di Tullia. Stai bene" (XIV, 9, 1).
(... accessit dolor et de Dolabellae valetudine et de Tulliae ... Tu velim tuam et Tulliae valetudinem cures. Vale).

"Abbi molta cura della tua salute"[3] (XIV, 11).
(Valetudinem tuam cura diligenter).

"... Abbi cura della tua salute diligentemente" (XIV, 15).
(...Valetudinem tuam cura diligenter).

---

[2] v. anche Plin. *nat.* XXIX, 3, 2-3, dove si legge che anche all'epoca di Plinio il Vecchio, si chiedeva agli oracoli la guarigione dalle malattie.

[3] Terenzia visse fino a 103 anni. v. Plin. *nat.* 7, 158; Val. Max. 8, 13, 6.

"Abbi cura della tua salute e di quella di Tullia" (XIV, 17).
(Tu fac ut tuam et Tulliae valetudinem cures).

"Qui da noi...abbiamo notizia della morte di Publio Silla padre: secondo alcuni per mano di briganti, secondo altri per un male allo stomaco" (XV, 17, 2).
(Nos hic ... P. Sullam patrem mortuum habebamus. Alii a latronibus, alii cruditate dicebant).

"... Sembrava, però, che tu fossi deciso a non voler assolutamente navigare se non dopo il tuo completo ristabilimento. Ho approvato la tua decisione e la mantengo se anche tu sei dello stesso parere ... Guarda tu, se invece una volta che avrai ripreso ad alimentarti, ti sembrerà di essere in grado di raggiungermi ... Se invece troverai necessario, per ristabilirti, trattenerti un poco a Patrasso, niente preferisco di più che la tua salute. Se ti metti per mare subito potrai raggiungerci a Leucade; se invece ti vuoi ristabilire del tutto, vedi di avere buoni compagni di viaggio, condizioni atmosferiche favorevoli e una nave adatta ... Pensa dunque innanzi tutto alla salute" (XVI, 1, 1-2).
(... Sed quia tua voluntas ea videbatur esse ut prorsus nisi confirmato corpore nolles navigare, appobavi tuum consilium neque nunc muto, si tu in eadem es sententia; sin autem, postea quam cibum cepisti, videris tibi posse me consequi, tuum consilium est ... Si autem intelleges opus esse te Patris convalescendi causa paulum commorari, nihil me malle quam te valere. Si statim navigas nos Leucade consequere; sin te confirmare vis, et comites et tempestate set navem idoneam ut habeas diligenter videbis ... Cura ergo potissimum ut valeas).

"... fintanto che non ti sarai rimesso completamente, non affidarti né al mare né per terra. Ti vedrò presto abbastanza, se ti vedrò completamente ristabilito. Per quanto riguarda al medico tu scrivi che è ben stimato e così sento dire anch'io; ma non approvo completamente la sua terapia perché ad un "gastritico" come te non avrebbe dovuto prescrivere del brodo. Io comunque ho scritto dettagliatamente sia a lui sia a Lisone ... Questo, però, mio caro Tirone ti chiedo: prendi quello che ti è necessario per rimetterti in salute, non lesinare in nulla. Ho scritto a Curio di soddisfare ogni tua richiesta. Anche al medico penso che si debba dare qualcosa perché ci metta più attenzione ... Stammi bene, Tirone mio, bene, bene e in salute" (XVI, 4, 1-2; 4).
(... quoad plane valeas, te neque navigazioni neque viae committas. Satis te mature videro si plane confirmatum videro. De medico et tu bene existimari scribis et ego sic audio, sed plane curationes eius non probo. Ius enim dandum tibi non fuit cum κακοστόμαχος *esses. Sed tamen et ad illum scripsi accurate et ad Lysonem ... .Illud, mi Tiro, te rogo, sumptu ne parcas ulla in re, quod ad valetudinem opus sit. Scripsi ad Curium quod dixisses daret. Medico ipsi puto aliquid dandum esse quo sit studiosior ... Vale, mi Tiro, vale, vale et salve).*

"Egli ha promesso tutto quello che ti sarà necessario; e credo lo farà ... Sarò contento, se starai meglio, che ti porterà a Leucade perché ti possa rimettere completamente. Vedrai tu quel che ritengono opportuno fare Curio, Lisone e il medico ... Io ho in Curio ogni speranza che ti possa curare scrupolosamente, niente può essere fatto con maggior umanità e con maggior amabilità. Affidati completamente a lui. Preferisco vederti un po' più in avanti piuttosto che subito ma ancora debole. Preoccupati quindi solo della tua salute ... Ancora e ancora stai bene" (XVI, 5, 1-2).
(Is omnia pollicitus est quae tibi essent opus; facturum puto. Mihi placebat, si firmior esses, ut te Leucadem deportaret, ut ibi te plane confirmares. Videbis quid Curio, quid Lysoni, quid medico placeat ... Ego omnem spem tui diligenter curandi in Curio habeo. Nihil potest illo fieri humanius, nihil nostri amantius. Ei te totum trade. Malo te paulo post valentem quam statim imbecillum videre. Cura igitur nihil aliud nisi ut valeas ... Etiam atque etiam vale).

"La tua salute (a Tirone) è per noi di grande apprensione. Infatti è vero che la tua malattia, secondo quanto dice chi arriva "non desta preoccupazione anche se si è cronicizzata"... ma tuttavia, nonostante io desideri vederti con grande desiderio, tuttavia ti prego dal più profondo di non esporti, nel periodo invernale, in un lungo viaggio per mare e per terra se non sei perfettamente rafforzato e di non imbarcarti se non con mille precauzioni. A stento all'interno delle case stesse e delle città è possibile evitare i guai del freddo quando la salute è cagionevole, figuriamoci poi se è facile rimanere indenni dalle offese della stagione durante i viaggi per mare e per terra ... (Il freddo per un corpo delicato è il peggior nemico) dice Euripide...se mi vuoi bene fa' in modo di guarire e di venire al più presto da noi ben saldo e in salute ..." (XVI, 8, 1-2).
(Magnae nobis est sollecitudini valetudo tua. Nam tametsi qui veniunt ἀκίνδυνα μέν χρονιώτερα δέ nuntiant... tamen, quamquam videre te tota cogitazione cupio, tamen te penitus rogo ne te tam longae navigazioni et viae per hiemem nisi bene firmum committas neve naviges nisi explorate. Vix in ipsis tectis et oppidis frigus infirma valetudine vitatur, nedum in mari et via sit facile abesse ab iniura temporis. Ψῦχος δέ λεπτῷ χρωτί πολεμιώτατον inquit Euripides...effice, si me diligi, ut valeas et ut ad nos firmus ac valens quam primum venias).

"... ma tuttavia il medico Asclapone assicura sulla tua prossima guarigione...Meglio che tu avessi evitato il concerto in casa di Lisone per non cadere proprio nella quarta crisi del settimo giorno, ma poiché hai preferito preoccuparti più delle buone maniere che della tua salute, preoccupati di tutte le altre precauzioni. Ho detto a Curio di pagare l'onorario al medico e di darti quanto ti è necessario ..." (XVI, 9, 2-3).
(... sed tamen Asclapo medicus plane confirmat propediem te valentem fore...symphoniam Lysonis vellem vitasses ne in quartam hebdomada incideres. Sed quoniam pudori tuo maluisti obsequi quam valetudini, reliqua cura. Curio misi ut medico honos haberetur et tibi daret quod opus esset ...).

“Certamente desidero tu venga da me, ma temo il viaggio. Sei stato molto male, sei sfibrato dal digiuno, dalle purghe e dalla forza del male stesso. Da gravi malattie solitamente provengono gravi complicanze se si commette qualche mancanza ...” (XVI, 10, 1).
(Ego vero cupio te ad me venire, sed viam timeo. Gravissime aegrotasti, inedia et purgationibus et vi ipsius morbi consumptus es. Graves solent offensiones esse ex gravibus morbis si quae culpa commissa est).

“Però la virulenza del male, secondo quanto mi scrive Curio, si è volta in febbre quartana, spero che tu riguardandoti starai presto meglio...Fa’ in modo che, in questo momento, tu abbia una sola preoccupazione: di guarire perfettamente” (XVI, 11, 1).
(... Sed quoniam in quartanam conversa vis est morbi (sic enim scribit Curius), spero te diligentia adhibita iam firmiorem fore. Modo fac...ne quid aliud cures hoc tempore nisi ut quam comodissime convalescas).

“Chiedo che al medico (Metrodoro?) sia assicurato l’onorario che richiederà: l’ho scritto a Ummio. Sento che il tuo animo è angustiato e che, secondo il medico, stai male per questo. Se mi vuoi bene, ridesta dal sonno i tuoi studi e la tua cultura per la quale sei a me carissimo. Adesso è necessario che il tuo animo guarisca per poterti rimetter anche nel fisico: ti chiedo di farlo sia per te che per me. Trattieni pure Acasto, perché ti possa assistere nel migliore dei modi. Stammi bene” (XVI, 14, 1-2).
(Medico mercedi quantum poscet promitti iubeto. Id scripsi ad Ummium. Audio te animo angi et medicum dicere ex eo te laborare, si me dirigi, excita ex sommo tuas litteras humanitatemque, propter quam mihi es carissimus. Nunc opus est te animo valere ut corpore possis. Id cum tua tum mea causa facias a te peto. Acastum retine, quo commodius tibi ministretur).

“Egitta è venuto da me ... e mi ha riferito che tu sei del tutto privo di febbre e che stai bene in salute; tuttavia, poiché ha detto anche che non avevi potuto scrivermi, mi ha procurato ansia ... È arrivato Ermia e io ho ricevuto la tua lettera dalla grafia a piccole lettere e tremante; ma non c’è da esserne meravigliati, considerata la gravità della malattia” (XVI, 15, 1-2).
(Aegypta ad me venit ... is, etsi mihi nuntiavit te plane febri carere et belle habere, tamen, quod negavit te potuisse ad me scribere, curam mi attulit ... Scripta iam epistula Hermia venit. Accepi tuam epistulam, vacillantibus litterulis, nec mirum tam gravi morbo).

“Balbo mi ha scritto che è oppresso da un fortissimo ἐπιφορᾷ (raffreddore) a causa del quale non può parlare” (XVI, 23, 1).
(Balbus ad me scripsit tanta se ἐπιφορᾷ oppressum ut loqui non possit).

"Terenzia ha forti dolori alle articolazioni ... Abbi riguardo per la tua salute" (I, 5, 8).
(Terentia magnos articulorum dolores habet...Cura ut valeas).

"Circa la somministrazione del loglio non sei nel giusto; per quanto riguarda il vino approvo pienamente"[4] (II, 2, 3).
(De lolio, sanus non es; de vino laudo).

"... la seconda - lettera - nella quale mi dici che un liberto di Crasso ti ha parlato dell'ansia che mi assilla e della magrezza del mio corpo" (III, 15, 1).
(... Alteram qua Crassi libertum ais tibi de mea sollecitudine macieque narrasse).

"Infatti Catone è ammalato" (IV, 17, 4).
(Nam Cato aegrotat).

"Un'indisposizione per me gravosa, dalla quale mi sono ormai rimesso in salute, dal momento che la situazione di malessere non mi aveva procurato febbre e, d'altro canto, l'attesa di Pontino, sul quale fino ad ora non mi erano giunte notizie neppure vaghe, mi trattenevano a Brindisi" (V, 8, 1).
(Me et incommoda valetudo, e qua iam emerseram utpote cum sine febri laborassem, et Pomptini expectatio, de quo adhuc ne rumor quidem venerat, tenebat ... Brundisi).

"... Come potrebbe darsi il caso di un medico che, quando un suo ammalato sia stato affidato ad un altro medico, volesse sfogare la sua ira sul medico che è subentrato, se costui fa dei cambiamenti alle sue prescrizioni di cura ..." (VI, 1, 2).
(... Ut si medicus, cum aegrotus alii medico traditus sit, irasci velit ei medico qui sibi successerit si quae ipse in curando constituerit immutet ille ...).

"Tirone ti avrebbe dato una lettera, se non lo avessi lasciato, gravemente ammalato, ad Isso; però mi dicono che va meglio" (VI, 7, 2).
(Tiro ad te dedisset litteras, nisi eum graviter aegrum Issi reliquissem; sed nuntiant melius esse).

"... Ho ricevuto subito da Acasto le tue lettere...mi sono meravigliato non appena ho visto la brevità della lettera ancora sigillata. Poi, appena aperta, nuova meraviglia per i caratteri piccoli, mentre tu sei solito comporli in forma precisa e nitida. Ma per non aggiungere altro, ho capito, da quanto avevi scritto, che avevi la febbre al tuo arrivo a Roma ... Egli (Acasto), secondo quanto sembrava a te e a lui e secondo quanto aveva

[4] Al piccolo Quinto per la sua malattia, v. Plin. *nat.* XXII, 160.

sentito dire da quelli di casa tua, non c'era niente di grave. Ciò sembrava comprovare quanto si trovava nelle ultime righe, che mi avevi scritto di avere una febbriciattola. Ma tuttavia ti stimo e sono ammirato che nonostante tutto mi hai scritto di tua mano ... spero infatti ... come Acasto mi dice di fare, confido che tu ormai stia bene in salute, come noi vogliamo" (VI, 9, 1).
(... accepi ab Acasto ... statim tuas litteras ... admiratus sum, ut vidi obsignatam epistulam, brevitatem eius, ut aperui, rursus σύγχυσιν litterularum, quae solent tuae compositissimae et clarissimae esse, ac, ne multa, cognovi ex eo quod ita scripserat te Romam venisse... cum febri...Ille et tibi et sibi visum et ita se domi ex tuis audisse ut nihil esset incommodi; id videbatur adprobare quod erat in extremo, febriculam tum te habentem scripsisse. Sed te amavi tamen admiratusque sum quod nihilo minus ad me tua manu scripsisses ... spero enim ... ut me iubet Acastus, confido te iam ut volumus valere).

"Il tuo stato di salute mi inquieta molto, infatti le tue lettere mi indicano che tu stai di nuovo male. Ora, dal momento che so bene quanto tu sia forte, sospetto che tu sia costretto a cedere e prossimo ad essere fiaccato. Anche se il tuo servo Panfilo mi ha detto che uno degli attacchi della febbre quartana era scomparso e l'altro più leggero si avvicinava. Invero Terenzia, nello stesso tempo, venne alle porte di Brindisi mentre io ero nel porto e mi venne incontro nella piazza del mercato e mi raccontava che Lucio Ponzio, nella sua tenuta di Trebula, le aveva detto che anche quelli ultimi erano scomparsi. Se le cose stanno così, cosa che io mi auguro grandemente, ne sono lieto e spero che tu abbia raggiunto questo con la tua prudenza e la tua moderazione" (VII, 2, 2).
(Valetudo tua me valde conturbat, significant enim tuae litterae te prorsus laborare. Ego autem, cum sciam quam sis fortis, vehementius esse quiddam suspicor quod te cogat cedere et prope modum infringat. Etsi alteram quartanam Pamphilus tuus mihi dixit decessisse et alteram leviorem accedere. Terentia vero, quae quidem eodem tempore ad portam Brundisinam venit quo ego in portum mihique obvia in foro fuit, L. Pontium sibi in Trebulano dixisse narrabat etiam eam decessisse; quod si ita est, quod maxime mehercule opto, (gaudeo), idque spero tua prudentia et temperantia te consecutum).

"Sono agitato dal tuo stato di salute e ritengo che Pilia, ammalatasi della medesima malattia, susciti in te maggiore preoccupazione. Dunque fate in modo per ristabilirvi del tutto. Elimina codesta febbre quartana con quella accortezza che è somma in te" (VII, 5, 1; 5).
(Valetudine tua moveor et Piliam in idem genus morbi delapsam curam tibi adferre maiorem sentio. Date igitur operam ut valeatis ... Cura igitur ut valeas; aliquando quartanam istam diligentia quae in te summa est).

"Non conosco in quale giorno ricorra l'accesso della tua febbre, ma non voglio assolutamente che tu ti muova mettendo a rischio la tua salute" (VII, 7, 3).
(Tua λῆψις quem in diem incurrat nescio, sed prorsus te commoveri incommodo valetudinis tuae nolo).

"Da una tua lettera, che mi avevi scritto quando la febbricola cominciava a venire, avevo segnato anch'io il giorno in cui nasceva e tu potessi, senza disturbo, venire da me nella tenuta di Alba il 3 gennaio. Ma, ti prego, senza alcun danno alla salute. Infatti, cosa comporta il rinvio di uno o due giorni?" (VII, 8, 2).
(Diem tuum ego quoque ex epistula tua quadam quam incipiente febricula scripseras mihi notaveram et animadverteram posse pro re nata te non incommode ad me in Albanum venire III Non. Ian. Sed, amabo te, nihil incommodo valetudinis feceris. Quid enim est tantum in uno aut altero die?).

"Se scrivessi io stesso, la lettera sarebbe stata più lunga ma ho dovuto dettarla a causa di un'infiammazione agli occhi" (VII, 13a (24 gennaio), 3).
(Si scriberem ipse, longior epistula fuisset, sed dictavi propter lippitudinem).

"Oggi 25 gennaio, partendo da Cales per Capua, mentre perdura una lieve infiammazione agli occhi, ho dato questa lettera al corriere" (VII, 14, 1).
(A. d. VIK al. Febr. Capuam Calibus proficiscens, cum leviter lippirem, has litteras dedi).

"... infatti solo ora ho appreso che la febbre quartana ti ha lasciato; possa io morire se mi avesse fatto più piacere se fosse accaduto a me" (VIII, 6, 4).
(... modo enim audivi quartanam a te discessisse; moriar si magis gauderem si id mihi accidisset).

"Apprendo che il nostro Tirone è stato lasciato da un altro - attacco di febbre quartana" (VIII, 6, 5).
(Tironem nostrum ab altera relictum audio).

"La congiuntivite era anche più fastidiosa che in passato; tuttavia ho voluto dettare questa lettera a Gallo Fabio, carissimo ad entrambi piuttosto che non dare alcuna lettera per te" (VIII, 12, 1).
(Mihi molestior (lippitudo) erat etiam quam ante fuerat; dictare tamen hanc epistola malui quam Gallo Fabio amantissimo utriusque nostrum nihil ad te litterarum dare).

"La calligrafia di un mio segretario ti serva da indicazione del persistere della mia congiuntivite e indizio della brevità della lettera, anche se ora come ora non ho niente da scriverti" (VIII, 13, 1).
(Lippitudinis meae signum tibi sit librari manus et eadem causa brevitatis; etsi nunc quidem quod scriberem nihil erat).

"Però, procura di stare bene. Infatti ritengo che ieri sia stato il tuo giorno - di crisi -" (IX, 8, 2; v. anche IX, 2, 1; VII, 2).
(Sed cura ut valeas. Puto enim diem tuum heri fuisse).

"Poi ..., tu, pur scrivendomi una lettera breve, esattamente dopo l'interruzione della fase acuta della febbre, tuttavia poni questo ..." (IX, 10, 8).
(Deinde ... cum breviter scriberes tamen ponis hoc ...).

"Sono felice del fatto che la tua febbre quartana sia divenuta più leggera" (X, 9, 3).
(Quartanam leviorem esse gaudeo).

"La disurìa, di cui soffri, mi preoccupa molto. Curati, ti prego, finché la malattia è agli inizi" (X, 10, 3).
(δυσουρία tua mihi valde molesta; medere, amabo, dum est ἀρχῇ).

"Per quanto mi riguarda, anche questa infiammazione agli occhi a causa della quale non ti scrivo di persona, è senza lacrime, ma è spesso fastidiosa, perché mi impedisce di dormire" (X, 14, 1).
(Mihi quidem etiam lippitudo haec, propter quam non ipse ad te scribo, sine ulla lacrima est sed saepius odiosa est propter vigilias).

"Sono felice che tu sia guarito dalla febbre quartana ed ugualmente Pilia" (X, 15, 4).
(Te a quartana liberatum gaudeo itemque Piliam).

"Tu, dal momento che la febbre quartana ti ha lasciato ed hai sconfitto la nuova malattia (disuria), ma anche il raffreddore e, fa' di essere, per noi, vegeto in Grecia" (X, 16, 6).
(Tu quotiam quartana cares et novum morbum removisti (disurìa) sed etiam gravedinem, te vegetum nobis in Graecia siste ...).

"Frequentemente riprende l'infiammazione agli occhi, non certo quella molto fastidiosa, ma tuttavia quella che mi impedisce di scrivere di mia mano. Sono felice che ormai la tua salute si sia rafforzata sia dalla vecchia malattia, sia dalla nuova infermità (raffreddore)" (X, 17, 2).
(Crebro refricat lippitudo, non illa quidem perodiosa sed tamen quae impediat scriptionem meam. Valetudinem tuam iam confirmatam esse et a vetere morbo et a novis temptationibus gaudeo).

"Mi assilla l'ansia; dalla quale deriva uno stato gravissimo di infermità fisica" (XI, 4a, 1).
(Me conficit sollicitudo, ex qua etiam summa infirmitas corporis).

"A causa dell'incredibile malessere non solo del mio spirito, ma anche del mio corpo, non ho potuto scrivere lettere più numerose; tuttavia ho risposto a coloro dai quali le avevo ricevute" (XI, 5, 3).
(Ego propter incredibilem et animi et corporis molestiam conficere pluris litteras non potui; iis tantum rescripsi a quibus acceperam).

"La malattia e lo stato di prostrazione fisica della mia Tullia mi uccidono. Comprendo come essa sia oggetto delle tue grandi attenzioni, la qual cosa mi è molto gradita"(XI, 6, 4).
(Tulliae meae morbus et imbecillitas corporis me exanimat. Quam tibi intellego magnae curae esse, quod est mihi gratissimum).

" è venuto da me un corriere che aveva viaggiato di notte con una tua lettera; l'ho letta e, naturalmente, sono rimasto molto addolorato della febbriciattola di Attica" (XII, 1, 2).
(... noctuabundus ad me venit cum epistula tua tabellarius; qua lecta de Atticae febricula scilicet valde dolui).

"Sono addolorato che l'attacco febbrile di Attica sia durato così a lungo, ma, poiché è ormai senza brividi, spero che tutto proceda come vogliamo" (XII, 6a, 2).
(Atticam doleo tam diu; sed quotiamo iam sine horrore est, spero esse ut volumus).

"In verità dobbiamo prenderci cura di Alessi, copia di Tirone, che ho rimandato ammalato a Roma. Inoltre, se il colle comporta il rischio di qualche epidemia, occorre che Alessi venga trasferito a casa mia insieme con Tisameno. La parte superiore della casa, come sai, è libera. Ritengo che questo sia molto pertinente al riguardo" (XII, 10, 1).
(Alexim vero curemus, imagine Tironis, quem aegrum Romam remisi, et, si quid habet collis ἐπιδήμιον, ad me cum Tisameno tranferamus. Tota domus superior vacat, ut scis. Hoc puto valde ad rem pertinere).

"Ho appreso con dolore della morte di Seio. Ma bisogna sopportare tutte le condizioni umane...Apprendo con piacere dell'allegria di Attica, soffro anch'io con lei dei piccoli movimenti febbrili" (XII, 11, 1).
(Male de Seio. Sed omnia humana tolerabilia ducenda ... Atticae hilaritatem libenter audio. Commotiunculis συμπάσχω).

"Mi preoccupa la condizione di Attica, anche se io accordo piena fiducia a Cratero" (XII, 13, 1)[5].
(Commovet me Attica; etsi adsentior Cratero).

"Sono addolorato per la salute di Attica, ma, poiché è lieve, confido che ogni cosa vada nel migliore dei modi" (XII, 23, 3).
(De Attica molestum, sed quoniam leviter, recte esse confido).

"Sono molto in apprensione per la salute della nostra Attica, e temo anche che sia intervenuto, addirittura qualche fattore di negligenza. Ma sia la probità del pedagogo,

---

[5] v. Hor. *serm.* II, 3, 161; Pers. III, 65.

sia l'attenzione del medico, che le cure assidue di tutta la casa, mi vietano, per contro, di sospettare. Pertanto prenditi cura di lei; infatti di più non posso dirti" (XII, 33, 2).
(Vehementer me sollicitat Atticae nostrae valetudo, ut verear etiam ne quae culpa sit. Sed et paedagogi probitas et medici adsiduitas et tota domus in omni genere diligens me rursus id suspicari vetat. Cura igitur; plura enim non possum).

"Delle condizioni di Attica ne sono molto felice; sono preoccupato per la tua astenia, anche se mi scrivi che non è preoccupante" (XII, 45, 1).
(De Attica optime. ἀκηδία tua me movet, etsi scribis nihil esse).

"Ti mando subito quello che era venuto dal Cumano poiché riferiva, sia che Attica gode di ottima salute, sia che diceva di avere lettere da recapitare" (XIII, 27, 2).
(Eum qui e Cumano venerat, quod et plane valere Atticam nuntiabat et litteras se habere aiebat, statim ad te misi).

"... (Cesare) È stato unto, si è sdraiato a mensa. Egli segue una dieta emetica; perciò non solo mangia ma anche beve senza freno, davvero sontuosamente" (XIII, 52, 2)[6].
(Unctus est, accubito ἐμετικὴν agebat; itaque et edit et bibit ἀδεῶς et iucunde opipare ...).

"Spero che la salute vada per te come desideriamo, poiché sei rimasto a digiuno a causa del tuo leggero disturbo (di stomaco), ma ciò nonostante vorrei sapere come te la passi" (XIV, 5, 1).
(Spero tibi iam esse ut volumus, quotiam quidem ἠσίτησας cum leviter commotus esses; sed tamen velim scire quid agas).

"... Pertanto, soprattutto la salute va meglio ..." (XIV, 6, 1).
(Primum igitur melius esse ...).

"Per quanto riguarda Attica mi ha fatto molto piacere che tu hai fatto in modo che io sapessi che si era rimessa prima di apprendere che non era stata bene" (XIV, 16, 4).
(De Attica pergratum mihi fecisti quod curasti ut ante scirem recte esse quam non belle fuisse).

"Del medesimo parere era Lucio Cesare che avevo visto il giorno prima, a Napoli, gravemente ammalato" (XIV, 17, 2).
(Quod idem L. Caesari videbatur, quem pridie Neapoli adfectum graviter videram).

"Lucio Cesare, in verità, quando mi sono recato a Napoli da lui che era ammalato, benché fosse oppresso dai dolori per tutto il corpo, tuttavia, prima di salutarmi ..." (XIV, 17A, 3).

[6] v. anche Cic. *pro rege Deiotaro*, 21; cfr. Cic. *fin.* II, 25.

(L. quidem Caesar, cum ad eum aegrotum Neapolim venissem, quamquam erat oppressus totius corporis doloribus tamen, ante quam me plane salutavit ...).

"Che disgrazia quella di Alessione. È incredibile quanto grande il dispiacere che mi ha recato... E ora a quale medico ti rivolgerai? Ma se è questo il punto, che necessità c'è? O, se mi occorresse, c'è tanta carenza di medici in giro? Desidero il suo affetto nei miei confronti, la sua umanità, la sua dolcezza. Anche questo: che cosa non dovremmo fortemente temere, quando un uomo di così grande temperanza, un medico sommo venga oppresso da una malattia così inesorabile? Ma di fronte a tutti questi eventi resta una sola forma di consolazione, che siamo nati alla condizione che non dobbiamo rifiutare niente di quello che può accadere ad un essere umano" (XV, 1, 1).
(O factum male de Alexione! Incredibile est quanta me molestia adfecerit,... Ad quem igitur te medicum conferes? Quid mihi iam medico? Aut si opus est, tanta inopia est? Amorem erga me, humanitatem suavitatemque desidero. Etiam illud: quid est quod non pertimescendum sit, cum hominem temperantem summum medicum, tantus improviso morbus oppresserit? Sed ad haec omnia una consolatio est quod ea condicione nati sumus ut nihil quod homini accidere possit recusare debeamus).

"Provo dolore per Alessione, ma, poiché era stato colpito da una malattia tanto grave, ritengo che il destino sia stato favorevole per lui" (XV, 2, 4).
(De Alexione doleo, sed quoniam inciderat in tam gravem morbum, bene actum cum illo arbitror).

"Ma ti scongiuro, che cosa è che apprendo da Bruto? Egli dice che hai scritto che Pilia viene messa a dura prova da una paralisi. Sono rimasto molto sconvolto, anche se egli mi assicura che tu dici di sperare che essa possa migliorare. Così certamente vorrei e ti prego di fare moltissimi saluti a lei e alla dolcissima Attica" (XVI, 7, 8).
(Sed obsecro te, quid est quod audivi de Bruto? Piliam πειράζεσθαι παραλύσει te scripsisse aieba. Valde sum commotus, etsi idem te scribere sperare melius. Ita plane velim et (ei) dicas plurimam salutem et suavissimae Atticae).

PLINIO IL GIOVANE

Epistole

"Se infatti i medici accompagnano con espressioni blande gli elementi nutritivi ma privi di gusto, quanto più era opportuno a un pubblico benefattore esporre con grazia un dono certamente molto utile sì, ma non altrettanto popolare" (I, 8).
(Nam si medici salubres, sed voluptate carentes cibos, blandioribus alloquiis prosequuntur,

quanto magis decuit publice consulentem utilissimum munus, sed non perinde populare, comitate orazioni inducere?)

"Ho sofferto una disgrazia gravissima...Corellio Rufo è morto, e di sua propria volontà...Mentre invero quando qualcuno muore, comunque di malattia, grande conforto ci viene dal pensiero dell'inevitabilità; per coloro, invece che si sono dati volontariamente la morte, allora il dolore è insanabile, perché si ritiene che sarebbero potuti vivere più a lungo. Corellio fu, invero, spinto da una ragione suprema... Ma una lunga, una insopportabile infermità lo travagliava, e questi tanti motivi di vivere furono vinti dalle ragioni della morte... A trentatre anni, come ho saputo, ebbe un attacco di podagra. Questo era un male di famiglia; infatti la maggior parte delle malattie, come altre cose, si tramandano. Egli aveva vinto il male e spezzato, in giovane età, con la sobrietà e con la continenza; da ultimo, quando a causa della vecchiaia il male si accentuò, lo sopportava con la forza dell'animo, nonostante soffrisse dolori incredibili e tormenti fortissimi. Infatti il dolore non era più soltanto nei piedi, come lo era prima, ma si era diffuso per tutte le membra. Il male si era aggravato; egli tentò di mitigarlo con la sobrietà, la temperanza; fuggì con il coraggio il male che infieriva. Si era astenuto dal cibo per due, tre, quattro giorni ... Aveva detto anzi al medico che gli presentava del cibo di aver deciso così κέκρικα. Aveva compiuto sessantasette anni, una vita abbastanza lunga anche per i più vigorosi, lo so" (I, 12).
(Iacturam gravissima feci ... Decessit Corellius Rufus, et quidem sponte ... Nam utcumque in illis, qui morbo finiuntur, magnum ex ipsa necessitate solatium est; in iis vero, quos accersita mors aufert, hic insanabilis dolor est; quod creduntur potuisse diu vivere. Corellium quidem summa ratio ... compulit ... Sed tam longa, tam iniqua valetudine conflictabatur, ut haec tanta pretia vivendi mortis rationibus vincerentur. Tertio et tricesimo anno, ut ipsum praedicantem audiebam, pedum dolore correptus est. Patrius hic illi. Nam plerumque morbi quoque per successiones quasdam, ut alia, traduntur. Hunc abstinentia, sanctitate, quoad viridis aetas, vicit et fregit; novissime, cum senectute ingravescentem, viribus animi sustinebat, cum quidem incredibilis cruciatus et indignissima tormenta pateretur. Iam enim dolor non pedibus solis, ut prius, insidebat, sed omnia membra pervagabatur... Increverat valetudo, quam temperantia mitigare tentavit, perseverantem constantia fugit. Iam dies alter, tertius, quartus; abstinebat cibo ... Dixerat sane medici admoventi cibum κέκρικα ... Implevit quidem annum septimum et sexagesimum, quae aetas etiam robustissimis satis longa est; scio).

"Mi angustia la lunga e persistente malattia di Tito Aristione...E come è poi frugale nel mangiare, come modico nel suo vivere. Sempre nel suo cubicolo e nel letto stesso, immagine dell'antica semplicità ... Apprezzeresti ... con quale pazienza sopporti questa malattia e come resista al dolore e alla sete, come resista, immobile e coperto, all'incredibile ardore delle febbri. Recentemente fece chiamare me e pochi altri intimi e ci chiese di consultare i medici sul punto essenziale della malattia, se fosse insuperabile per

lasciare volontariamente la vita ... E in verità i medici ci assicurano esiti favorevoli; resta ora che un Dio confermi le promesse e finalmente mi sollevi da questa preoccupazione" (I, 22).
(Perturbat me longa et pertinax valetudo Titi Aristonis ... Ad hoc quam parcus in victu! Quam modicus in cultu! Soleo ipsum cubiculum eius ipsumque lectum, ut imaginem quandam priscae frugalitatis aspicere ... Mirareris... qua patientia hanc ipsam valetudinem toleret, ut dolori resistat, ut sitim differat, ut incredibilem febrium ardorem immotus opertusque transmittat. Nuper me, paucosque mecum quos maxime diligi advocavit, rogavitque ut medicos consuleremus de summa valetudinis, ut, si esset insuperabilis, sponte exiret e vita, si tantum difficilis et longa, resisteret maneretque ... Et medici quidem secunda nobis pollicentur; superest ut promissis deus annuat tandemque me hanc sollecitudine exsolvat).

"Aveva compiuto (Virginio Rufo) il suo ottantesimo terzo anno in grandissima tranquillità, e con pari venerazione. Ebbe una salute forte ad eccezione di un tremore alle mani peraltro senza dolore: tuttavia l'avvicinarsi della morte fu lungo e penoso, ma anch'esso ammirevole. Mentre infatti esercitava la voce per il discorso di ringraziamento al principe per l'assunzione al consolato, il volume che aveva preso e che era troppo grande per lui vecchio e che stava per di più in piedi, per lo stesso peso, gli sfuggì di mano. Mentre si chinava per raccoglierlo, gli venne meno il piede sul pavimento liscio; cadde e si ruppe il femore e questo perché messo male a posto, complice anche l'età, si saldò male. Il console Cornelio Tacito pronunciò il suo elogio funebre" (II, 1).
(Annum tertium et octogesimum excessit in altissima tranquillitate, pari venerazione. Usus est firma valetudine, nisi quod solebant ei manus tremere, citra dolorem tamen: aditus tantum mortis durior longiorque sed hic ipse laudabilis. Nam cum vocem praepararet, acturus in consolatu principi gratias, liber, quem forte acceperat grandiorem et seni et stanti, ipso pondere elapsus est. Hunc dum consequitur colligitque, per leve et lubricum pavimentum, fallentem vestigio, cecidit, coxamque fregit, quae, parum apte collocata, reluctante aetate, male coiit ... Laudatus est a Cornelio Tacito).

"... Non ascolterò (scuse come queste)...ero ammalato" (II, 2).
(Non sum auditurus...infirmior).

"Tuttavia sono angosciato che non mi siano concesse quelle cose che bramo, come i malati bramano il vino, i bagni, le fonti" (II, 8).
(Angor tamen non et mihi licere quae sic concupisco, ut aegri vinum, balinea, fontes).

"Presiedeva l'imperatore - che infatti era console - ... mi dimostrò tanto interessamento e anche tanta premura...che più volte mi fece esortare dal mio liberto, sistemato in piedi dietro di me, ad aver riguardo alla gola e ai polmoni, ogniqualvolta ritenesse ch'io mi sforzassi più impetuosamente di quanto poteva tollerare il mio fisico gracile" (II, 11).
(Princeps praesiedebat (erat enim consul)... quidem mihi tantum studium, tantam etiam

curam...praestitit, ut libertum meum post me stantem saepius admoneret voci laterique consulerem cum me vehementius putaret intendi quam gracilitas mea perpeti posset).

"Al mattino si trattiene sul divano. All'ora seconda chiede i calzari e cammina per tre miglia, esercitando così lo spirito e il corpo...Poi si siede e di nuovo un libro o una conversazione...subito dopo sale in vettura...Dopo una corsa di sette miglia, di nuovo cammina per mille, siede di nuovo...Quando è annunziata l'ora del bagno (la nona d'inverno, l'ottava d'estate) passeggia nudo, al sole, se non spira il vento. Poi gioca alla palla, vigorosamente e a lungo, infatti anche con questo genere d'esercizio egli combatte con la vecchiezza. Uscito dall'acqua si corica, allontanando un poco il cibo...Si serve poi la cena, non meno accurata che frugale...Così (Spurinna), a settantasette anni compiuti, conserva intatto il vigore dell'udito e della vista, il corpo agile e vigoroso e della vecchiaia ha soltanto la prudenza" (III, 1).
(Mane lectulo continetur. Hora secunda calceos poscit, ambulat milia passuum tria, nec minus animum quam corpus exercet...Deinde considet, et liber cursus aut sermo...mox vehiculum ascendit...Peractis septem milibus passuum, iterum ambulat mille, iterum residet...Ubi hora balnei nuntiata est (est autem hieme nona, aestate octava), in sole, si caret vento, ambulat nudus. Deinde movetur pila vehementer et diu, nam hoc quoque exercitationis genere pugnat cum senectute. Lotus, accubat, et paulisper cibum differt...Inde illi post septimum et septuagesimum annum aurium oculoramque vigor integer, inde agile et vividum corpus, solaque ex senectute prudentia).

(Plinio il Vecchio). "Prima di giorno si recava dall'imperatore Vespasiano, infatti anche quello lavorava di notte ... Spesso dopo il cibo che d'estate, secondo l'uso antico era leggero e facile, se aveva qualche momento libero durante la giornata, si stendeva al sole, chiedeva un libro ... Dopo il bagno di sole ne prendeva, di solito, uno freddo, poi mangiava e dormiva un poco. Poi, come se fosse stato un nuovo giorno, studiava fino al momento della cena... Questa, nel trambusto della vita cittadina era la sua vita. In campagna, solo il tempo dedicato al bagno era sottratto allo studio e quando dico "bagno" parlo di quando stava nell'acqua, infatti durante il massaggio e mentre si asciugava, ascoltava una lettura o dettava" (III, 5).
(Ante lucem ibat ad Vespasianum imperatorem, nam ille quoque noctibus utebatur...Post cibum saepe, quem interdiu levem et facilem, veterum more, sumebat, aestate, si quid otii, iacebat in sole, liber legebatur ... Post solem plerumque frigida lavabatur, deinde gustabat dormiebatque minimum. Mox, quasi alio die, studebat in cenae tempus ... Haec inter medios labores urbisque fremitum. In secessu solum balinei tempus studiis eximebatur; cum dico balinei, de interioribus loquor; nam, dum destringitur tergiturque, audiebat aliquid aut dictabat).

"Mi è stato detto che Silio Italico si è lasciato morire di fame nella sua villa napoletana; causa della morte, una malattia. Gli si era formato un tumore inguaribile, per insoffe-

renza del quale egli affrettò la morte con irrevocabile fermezza, sereno fino all'ultimo giorno e beato ... visse settantacinque anni con un fisico più delicato che infermo" (III, 7).
(Modo nuntiatus est Silius Italicus in Neapolitano suo inedia finisse vitam; causa mortis, valetudo. Erat illi natus insanabilis clavus, cuius taedio ad mortem irrevocabili constantia decucurrit, usque ad supremum diem beatus et felix ... annum quintum et septuagesimum excessit, delicato magis corpore quam infirmo...).

"Apprendo che Marziale è morto e ne ho gran dolore..."(III, 21).
(Audio Valerium Martialem decessisse et moleste fero ...).

"Il discorso cadde su Catullo Messalino, il quale, cieco degli occhi, alla naturale cattiveria, aggiungeva le perfidie dovute alla cecità. Non aveva rispetti, non si vergognava di nulla, non aveva compassione; di lui Domiziano molto spesso si valeva, come di un dardo che, anch'esso cieco e repentino colpiva, nei confronti dei migliori cittadini" (IV, 22).
(Incidit sermo de Catullo Messalino, qui luminibus orbus, ingenio saevo mala caecitatis addiderat. Non verebatur, non erubescebat, non miserebatur; quo saepius a Domitiano, non secus ac tela quae et ipsa caeca et improvida feruntur, in optimum quemque contorquebatur).

"Non aveva ancora quattordici anni ... E con quale serenità, con quale pazienza e anche con quale fermezza, sopportò l'ultima malattia. Obbediva ai medici, esortava la sorella e il padre e anche se stessa sosteneva, nonostante ormai priva di forze, con la forza dell'animo. Questa durò in lei sino alla fine; senza che fosse affievolita dalla durata della malattia, dal timor della morte, per lasciare in noi il rammarico e il dolore".
...
"Come infatti una ferita ancora fresca teme la mano che la medica, ma poi la sopporta e anzi la ricerca, così un dolore recente dell'animo respinge e fugge le consolazioni, poi le desidera e, se son date con garbo, si acquieta"(V, 16).
(Nondum annos quatuordecim impleverat ... Qua illa temperantia, qua patientia, qua etiam constantia novissimam valetudinem tulit! Medicis obsequebatur, sororem, patrem adhortabatur, ipsamque se, destitutam corporis viribus, vigore animi sustinebat. Duravit hic illi usque ad extremum, nec aut spatio valetudinis aut metu mortis infractus est, quo plures gravioresque nobis causas relinqueret et desiderii et doloris).
...
(Ut enim crudum adhuc vulnus medentium manus reformidat, deinde patitur atque atque ultro requirit, sic recens animi dolor consolationes reiicit ac refugit, mox desiderat et clementer admotis acquiescit).

"Ma se anche per natura io fossi più severo e più duro, tuttavia mi piegherebbe l'infermità del mio liberto Zosimo, cui sono debitore di tanto maggior riguardo, quanto più egli ora ne necessita ... Infatti, alcuni anni or sono, mentre declamava con impeto e con veemenza, ebbe uno sbocco di sangue. Lo mandai per ciò in Egitto e di là, dopo lunga assenza, tornò da poco, ristabilito. Ma poi, poiché per diversi giorni aveva chiesto troppo alla sua voce, una tossetta gli ricordò il vecchio male e di nuovo gli tornò il sangue. Per questo motivo ho pensato di mandarlo nella terra che possiedi a *Forum Iuli*. Infatti ti ho udito, spesso, dire che l'aria è salubre e vi è latte, cose molto valide per queste cure. Ti prego, pertanto, di scrivere ai tuoi perché gli aprano il luogo e la villa e, se ci sarà necessità, provvedano anche alle sue spese. Egli è, infatti, molto parco e sobrio e limita non solo i piaceri ma anche le necessità per la sua salute" (V, 19).
(Quod si essem natura asperior et durior, frangeret me tamen infirmitas liberti mei Zosimi, cui tanto maior humanitas exhibenda est, quanto nunc illa magis eget...Nam ante aliquot annos, dum intente instanterque pronuntiat, sanguinem reiecit; atque, ob hoc in Aegyptum missus a me, post longam peregrinationem confirmatus rediit nuper; deinde, dum per continuos dies nimis imperat voci, veteris infirmitatis tussicula admonitus rursus sanguinem redditi. Qua ex causa destinavi eum mittere in praedia tua, quae Foro Iuli possides. Audivi enim te saepe referentem esse ibi et aerem salubrem et lac, eiusmodi curationibus accommodatissimum. Rogo ergo scribas tuis ut illi villa, ut domus pateat, offerant etiam sumtibus eius, si quid opus erit; erit autem opus modico. Est enim tam parcus et continens, ut non solum delicias, verum etiam necessitates valetudinis frugalitate restringat ...).

"Triste è la notizia che Giulio Valente giace molto ammalato, nonostante essa sia triste, se si pensa che sarebbe per lui un grande sollievo liberarsi al più presto possibile da quel male incurabile" (V, 21).
(Triste illud, quod Iulius Valens graviter iacet; quamquam ne hoc quidem triste, si illius utilitatibus aestimetur, cuius interest quam maturissime inexplicabili morbo liberari).

"Non mi sono mai lamentato delle mie occupazioni come quando esse non mi hanno concesso di accompagnarti mentre, convalescente, partivi per la Campania, e di raggiungerti una volta partita. Infatti, ora desideravo moltissimo essere con te, per valutare con i miei propri occhi come vanno le tue forze e il tuo piccolo corpo e anche se sopporti senza problemi i piaceri di codesto ritiro e la vita lussuosa della regione ... Ora, poi, oltre che della tua lontananza, anche il pensiero della tua infermità mi spaventa con molti dubbi e preoccupazioni" (VI, 4).
(Numquam sum magis de occupationibus meis quaestus, quae me non sunt passae aut proficiscentem te valetudinis causa in Campaniam prosequi, aut profectam e vestigio subsequi. Nunc enim praecipue simul esse cupiebam, ut oculis meis crederem quid viribus, quid corpusculo apparares, ecquid denique secessus voluptates regionisque abundantiam inoffensa transmitteres ... Nunc vero me cum absentiae tum infirmitatis tuae ratio incerta et varia sollecitudine exterret).

"Il marito, già da molto tempo malato, incancreniva per ulcere intorno agli organi genitali. La moglie ottenne ch'egli si lasciasse vedere da lei, infatti nessuno avrebbe potuto esprimere con più sincerità se vi fosse potuta essere una guarigione. Vide e disperò. Lo esortò allora a morire e lei stessa gli fu compagna nella morte, subito gli fu d'esempio e lo costrinse. Infatti si legò al marito e si gettò nel lago (Lario)" (VI, 24).
(Maritus ex diutino morbo circa velanda corporis ulceribus putrescebat. Uxor ut inspiceret exegit; neque enim quemquam fidelibus indicaturum possetne sanari. Vidit, desperavit. Hortata est ut moreretur, comesque ipsa mortis, dux immo et exemplum et necessitas fuit. Nam se cum marito ligavit abiecitque in lacum).

"Mi spaventa codesta tua ostinata malattia e, benché io ti conosca come persona molto moderata, ciononostante temo che si conceda anche qualche attacco al tuo carattere. Ti esorto perciò a resistere pazientemente; questo sarà molto onorevole e ti sarà salutare... Certo io sono solito comportarmi così, mentre sono sano, con i miei familiari. "Io spero proprio, se per caso dovessi cadere in qualche malattia, niente chiederò per cui debba o vergognarmi o pentirmi. Se tuttavia il male mi sforzasse, vi chiedo di non darmi nulla senza il permesso dei medici e sappiate che se me lo deste, mi vendicherei come altri sono soliti fare per un rifiuto". E anzi, quando una volta che arso per una febbre violentissima, quando questa si abbassò ed io ero in gran sudore, ricevetti dal medico una pozione, gli tesi la mano e dissi di tastarmi il polso e gli restituii la coppa che già era alle mie labbra. Dopo, nel ventesimo giorno della malattia, mentre mi preparavo per il bagno, vidi improvvisamente i medici sussurrare tra loro e ne domandai il motivo. Mi risposero che potevo bagnarmi tranquillamente ma che c'era, tuttavia, una qualche inquietudine. "È forse necessario, dissi". E così, lasciata con placida dolcezza la speranza del bagno, ove già mi vedevo entrare, disposi nuovamente l'animo e il volto all'astinenza" (VII, 1).
(Terret me haec tua pertinax valetudo, et, quamquam te temperantissimum noverim, vereor tamen ne quid illi etiam in mores tuos liceat. Proinde moneo patienter resistas; hoc laudabile, hoc salutare ... Ipse certe sic agere, sanus, cum meis soleo: "Spero quidem, si forte in adversam valetudinem incidero, nihil me desideraturum vel pudore vel paenitentia dignum. Si tamen superaverit morbus, denuntio ne quid mihi detis nisi permittentibus medicis, sciatisque, si dederitis, ita vindicatorum ut solent alii quae negantur." Quin etiam cum, perustus ardentissima febri, tandem remissus unctusque acciperem a medico pozione, porrexi manum utque tangeret dixi, admotumque iam labris poculum reddidi. Postea cum vicesimo valetudinis die balineo praepararer, mussantesque medicos repente vidissem, causam requisivi. Responderunt posse me tuto lavari, non tamen omnino sine aliqua suspicione. "Quid, inquam, necesse est?" Atque ita spe balinei, cui iam videbar inferri, placide leniterque dimissa, ab abstinentiam rursus, non secus ac modo ad balineum, animum vultumque composui).

"Mi angustia la malattia di Fannia. Costei la contrasse mentre assisteva la vestale Giunia, prima spontaneamente (perché è sua parente) poi anche per disposizione dei pontefici...Fannia, mentre adempiva questo compito con molto zelo, si è trovata colpita

dallo stesso male. La febbre è insistente, la tosse cresce; estrema magrezza, debolezza grande; soltanto l'animo e il coraggio sono vigorosi ... tutto il resto deperisce, ed io sono logorato non solo da timore ma anche da dolore" (VII, 19).
(Angit me Fanniae valetudo. Contraxit haec dum assidet Iuniae virgini, sponte primum (est enim affinis), deinde etiam ex auctoritate pontificum .... Quo munere Fannia dum sedulo fungitur, hoc discrimine implicita est. Insident febres, tussis increscit; summa macies summa defectio; animus tantum et spiritus viget...reliqua labuntur, meque non metu tantum verum etiam dolore conficiunt).

"Ti obbedisco, collega carissimo e curo, come tu mi comandi, il mio mal d'occhi. Infatti son venuto qui, in una vettura coperta e chiusa da tutte le parti, come se fosse una stanza e qui mi astengo non solo dallo scrivere ma anche ... dal leggere e studio con le sole orecchie. Con tende rendo ombrose, non però oscure, le stanze. Anche la galleria, con la parte inferiore delle finestre velata, è tanto ombrosa quanto luminosa. Così, a poco a poco, mi abituo a sopportare la luce. Faccio dei bagni perché mi giovano e prendo vino perché non nuoce, tuttavia moderatamente. Così mi abituo e ora ho presso di me un infermiere" (VII, 21).
(Pareo, collega carissime, et infirmitati oculorum, ut iubes, consulo. Nam et huc tecto vehiculo undique inclusus quasi in cubiculo perveni, et hic non stilo modo, verum etiam lectionibus difficulter... solisque auribus studeo. Cubicula obductis velis opaca nec tamen obscura facio. Cryptoporticus quoque adopertis inferioribus fenestris, tantum umbrae quantum luminis habet. Sic paulatim lucem ferre condisco. Balineum assumo, quia prodest, vinum, quia non nocet, parcissime tamen. Ita assuevi, et nunc custos adest).

"È morta Ummidia Quadratilla che aveva poco meno di ottant'anni; fino all'ultima malattia era stata vigorosa e anche più forte e robusta nel corpo che non sia di solito una donna" (VII, 24).
(Ummidia Quadratilla paulo minus octogesimo aetatis anno decessit, usque ad novissimam valetudinem viridis, atque etiam, ultra matronalem modum, compacto corpore et robusto).

"Recentemente l'infermità d'un mio amico mi ha fatto notare che noi, quando siamo malati, siamo molto migliori. Infatti, qual è quel malato che è tormentato o dall'avarizia o dall'ambizione o dalle libidini? Non è più dominato dall'amore, non brama cariche, disprezza le ricchezze e, se anche possiede poco, gli sembra abbastanza come chi sta per lasciarla. Allora si ricorda degli Dei e sente di essere un uomo. Non ha invidia per nessuno, non ammira nessuno, nessuno disprezza e neppure presta attenzione alle altrui maldicenze. Pensa soltanto ai bagni e alle acque; questa è la somma dei pensieri, la somma dei desideri e se gli capita di uscirne si propone nell'avvenire una vita ricca e beata" (VII, 26).
(Nuper me cuiusdam amici languor admonuit optimos esse nos, dum infirmi sumus. Quem

enim infirmum aut avaritia aut ambitio aut libido sollicitat? Non amoribus servit, non appetit honores, opes neglegit, et quantulumcumque, ut relicturus, satis habet. Tunc Deos, tunc hominem esse se meminit. Invidet nemini, neminem miratur, neminem despicit, ac ne sermonibus quidem malignis aut attendit aut alitur. Balinea imaginatur et fontes: haec summa curarum, summa votorum; mollemque in posterum et pingue, si continua evadere, hoc est innoxia beatamque destinat vitam).

"Sono desolato che tu, come mi scrivi, abbia perduto un discepolo su cui avevi riposto grande speranza. Come so bene l'impedimento recato ai tuoi studi dalla malattia e dalla morte di lui ..." (VII, 30).
(Torqueor quod discipulum, ut scribis, optimae spei amisisti. Cuius et valetudine et morte impedita studia tua quidni sciam ...).

"Ho fatto un ottimo viaggio ad eccezione di alcuni dei miei che per l'estrema calura sono stati colpiti da una molesta malattia. Anche il lettore Encolpio, così serio nei miei lavori come nei miei svaghi, ha avuto la gola irritata dalla polvere e ha sputato sangue. Quale tristezza per lui stesso, quale disgrazia per me se fosse divenuto inabile agli studi! ... Ma gli Dei promettono eventi migliori; il sangue si è fermato e il dolore recede. Inoltre egli stesso è prudente, io sono attento, diligenti sono i medici. E la salubrità dell'aria, il ritiro, la quiete gli promettono, come il riposo, anche la salute. Stai bene" (VIII, 1).
(Iter commode explicui, excepto quod quidam ex meis adversam valetudinem ferventissimis aestibus contraxerunt. Encolpius quidem lector, ille seria nostra, ille deliciae, exasperatis faucibus pulvere, sanguinem reiecit. Quam triste hoc ipsi, quam acerbum mihi, si is, cui omnis ex studiis gratia, inhabilis studiis fuerit!... Sed Di laetiora promittunt; stetit sanguis, resedit dolor. Praeterea continens ipse, nos solliciti, medici diligentes. Ad hoc salubritas coeli, secessus, quies tantum salutis quantum otii pollicentur. Vale).

"Sono stato molto afflitto da malattie dei miei e anche le morti, di alcuni giovani ..." (VIII, 16).
(Confecerunt me infirmitates meorum, mortes etiam, et quidem iuvenum).

"... ella, donna di nobili natali, di ottimi costumi, avanti in età, da tempo vedova, già stata madre, era parsa non seguire il decoro accettando il matrimonio con un vecchio ricco così pieno di mali che sarebbe stato tedioso anche per una moglie che lo avesse sposato ancor giovine e sano; storpio in tutte le membra e paralizzato, egli godeva le sue ricchezze soltanto con gli occhi e perfino nel letto non si moveva se non con l'aiuto altrui. Ed anche (turpe e miserevole a dirsi!) doveva farsi lavare e strofinare i denti. Spesso lo udivano dire, quando si lamentava degli assalti del male, che egli ogni giorno leccava le dita dei suoi servi. Eppure viveva e vivere voleva ..." (VIII, 18).
(Nam mulier natalibus clara, moribus proba, aetate declivis, diu vidua, mater olim, parum decore secuta matrimonium videbatur divitis senis ita perditi morbo, ut esse taedio

posset uxori quam iuvenis sanusque duxisset; quippe omnibus membris extortus et fractus, tantas opes oculis obibat, ac ne in lectulo quidem nisi ab aliis movebatur. Quin etiam (foedum miserandum dictu!) dentes lavandos fricandosque praebebat. Auditum est frequenter ex ipso, cum quereretur de contumeliis debilitatis suae, se digitos servorum suorum cotidie lingere. Vivebat tamen et vivere volebat...).

"E ciò che accresce le mie lacrime è il fatto che io, lontano e ignaro del male che lo minacciava, ho appreso nello stesso momento la notizia della malattia e quella della morte, senza essermi preparato, con timore, al gravissimo dolore" (VIII, 23).
(Accedit lacrimis meis quod, absens et impendentis mali nescius, pariter aegrum, pariter decessisse cognovi, ne gravissimo dolori timore consuescerem).

"Vedi come i medici, benché tra servi e liberi, quando sono ammalati, non ci sia alcuna differenza, pure trattano i liberi più dolcemente e con maggior clemenza" (VIII, 24).
(Vides a medicis, quamquam in adversa valetudine nihil servi ac liberi differant, mollius tamen liberos clementiusque tractari).

"Sono stato molto preoccupato per la malattia di Passieno Paolo e per motivi davvero tanto numerosi quanto giusti ... Per tale amico, per tale ingegno io fui afflitto nell'animo quanto egli nel corpo, finalmente egli mi è reso" (IX, 22).
(Magna me sollecitudine affecit Passieni Pauli valetudo, et quidem plurimis iustissimisque de causis...Pro hoc ego amico, pro hoc ego ingenio, non minus aeger animo quam corpore ille, tandem illum, tandem me recepi).

"L'anno scorso, o signore, afflitto da una gravissima malattia che mi portò fin in pericolo di vita, feci ricorso a un medico che potrei ricompensare adeguatamente per le sue cure premurose soltanto facendo ricorso alla tua benevolenza" (X, 5, 1).
(Proximo anno, domine, gravissima valetudine usque periculum vitae vexatus iatralipten adsumpsi, cuius sollecitudini et studio tuae tantum indulgentiae beneficio referre gratiam parem possum).

"Per la recente malattia, o signore, sono rimasto obbligato al medico Postumio Marino, che potrei col tuo aiuto contraccambiare adeguatamente se verrai incontro alle mie preghiere con la tua solita bontà" (X, 11).
(Proxima infirmitas mea, domine, obligavit me Postumio Marino medico, cui parem gratiam referre beneficio tuo possum, si precibus meis ex consuetudine bonitatis tuae indulseris).

"Fino a Efeso, o signore, ho navigato godendo ottima salute ma in seguito, quando ho cominciato a fare il viaggio in carrozza, il caldo asfissiante è stato per me un tormento e, vessato anche da febbricole, mi sono fermato a Pergamo" (X, 17a, 1).

(Sicut saluberrimam navigationem, domine, usque Ephesum expertus, ita inde, postquam vehiculis iter facere coepit, gravissimis aestibus atque etiam febriculis vexatus Pergami substiti).

(Traiano a Plinio il Giovane). "Avrei voluto davvero che l'arrivo in Bitinia fosse avvenuto possibilmente senza che soffrisse il tuo corpo delicato e chi ti accompagna, e che il viaggio via terra da Efeso non fosse stato diverso dalla traversata avuta fin là" (X, 18, 1).
(Cuperem sine querela corpusculi tui et tuorum pervenire in Bithyniam potuisses, ac simile tibi iter ab Epheso et navigazioni fuisset quam expertus usque illo eras).

"... anche i malati si trascinavano adagio, senza tener conto dell'ordine dei medici, al tuo cospetto quasi andassero incontro alla salute e alla guarigione" (*Panegyricus*, 22).
(...aegri quoque, neglecto medentium imperio, ad conspectum tui quasi ad salutem sanitatemque prorepere).

CONSIDERAZIONI DEGLI AUTORI LATINI SUI MEDICI E SULLE MALATTIE

Riporta Plinio[1], che il primo medico che giunse a Roma (219 a. Cr.) fu il greco Arcagato che proveniva dal Peloponneso. A lui fu concesso il diritto di cittadinanza e gli venne messa a disposizione anche una bottega, situata nel "crocicchio" (*compitum*) Acilio, che fu acquistata con denaro pubblico e questo perché potesse esercitare la professione.

L'inizio fu buono ma ben presto, per la crudeltà con cui esercitava la professione, soprattutto per l'efferatezza con cui tagliava e bruciava, l'epiteto di "chirurgo" (*vulnerarius*) che aveva ricevuto all'inizio, gli fu mutato in "carnefice" (*carnifex*)[2].

Questo contribuì a fare odiare i medici e la loro professione anche perché i medici avevano in ogni istante a portata di mano gli strumenti e i ferri pronti per essere utilizzati nei casi inaspettati[3].

Ma "amico e medico di Livia" (*amicus ac medicus Liviae*) era Eudemo che era solito frequentare lei, Livia, moglie di Druso, sorella di Germanico e nuora di Tiberio, in segreti colloqui con il pretesto, si legge in Tacito, di esercitare la sua arte[4] e godeva di buona fama il medico Cratero, ricordato, come si è visto da Cicerone, da Orazio e di lui, come di un medico famoso, parla anche Persio[5] che lo ricorda a proposito dell'idropisia, commentando anche che quando si era già colpiti da questo male e la pelle era ormai gonfia non sarebbe servito ricorrere all'elleboro e sperare che il suo impiego portasse alla guarigione. Infatti, diceva che occorreva porre rimedio al male quando questo era ancora all'inizio perché in tal modo non ci sarebbe stato alcun bisogno ricorrere poi alla bravura di Cratero e promettere mari e monti a questo medico famoso. Però, anche

---

[1] Plin. *nat.* XXIX, 12-13.

[2] v. anche Cic. *Cluent.* 178 dove viene ricordata la bottega che Sassia aveva aperto, a Larino, al medico Stratone: la bottega era completamente attrezzata e rifornita perché questi potesse esercitarvi la professione nel migliore dei modi. V. anche Mart. XIV, 78, 1-2 a proposito della scatoletta in avorio per le medicine che il medico Paccio avrebbe voluto.

[3] M. Ant. III, 13.

[4] Tac. *ann.* IV, 3, 3-5.

[5] Pers. III, 65-68.

se un malato "non è sofferente di stomaco" (*non est cardiacus*) e anche se lo avesse detto Cratero non voleva dire che quello si sarebbe potuto alzare e che stava bene, lo stesso Cratero avrebbe detto di no perché fianchi e reni erano affetti dalla malattia acuta[6].

Svetonio ricorda anche Cratete di Mallo il quale fu inviato al Senato Romano dal re Attalo, tra la seconda e la terza guerra punica, più o meno in concomitanza con la morte di Ennio. Questi, dopo essersi rotto una gamba per la caduta in una botola di cloaca nella zona del Palatino, per tutto il tempo della durata dell'ambasceria e della convalescenza, tenne senza risparmiarsi, molte lezioni e organizzò frequenti dibattiti e fu, dice Svetonio, un esempio da imitare. (Sembra riproporre il motivo dello studioso distratto che cammina senza guardare in terra)[7].

Sempre a proposito dei medici, vediamo che Catone[8] parlava di loro in modo dispregiativo, come di "una razza di pessima qualità e rozza" (*nequissimum et indocile esse genus illorum*)

E secondo quanto leggiamo in Plinio[9], che riporta quello che Catone raccomandava al figlio in merito ai Greci, si vede che Catone diceva che era bene conoscere il loro sapere ma che non bisognava approfondirlo perché quella gente "guasterà tutto e peggio ancora se ci manderà qui i suoi medici. Hanno giurato tra loro di sterminare a forza di medicina tutti i barbari e si fanno anche pagare, perché la gente se ne fidi e sia più facile mandarla in malora. Vanno dicendo barbari noi pure ..." (*omnia corrumpet, tum etiam magis, si medicos suos huc mittet. Iurarunt inter se barbaros necare omnes medicina, sed hoc ipsum mercede facient, ut fides iis sit et facile disperdant: nos quoque dictitant barbaros*). Aggiungendo poi, come monito al figlio Marco: "T'ho vietato d'avere a che fare con i medici" (*Interdixi tibi de medicis*)[10].

Catone non ricorreva ai medici per quelle malattie che avrebbero potuto colpire la sua *familia* ma provvedeva personalmente con numerose ricette derivate principalmente dall'impiego di erbe ed espedienti vari che erano raccolti in un libretto e con le ricette raccolte diceva di curare il figlio, gli schiavi e gli amici.

Lo stesso Plinio ammette di avere utilizzato, nella sua opera, questo libretto, a seconda dell'argomento e queste ricette, commenta ancora Plinio, avevano permesso a Catone e a sua moglie di raggiungere un'età avanzata[11].

Catone, nelle sue ricette mediche faceva grande uso del cavolo e con particolare attenzione sono riportate le indicazioni da seguire sull'utilizzo di questa verdura, come anche vedremo più avanti. Il cavolo era ritenuto da Catone "il migliore fra tutti gli ortaggi" (*brassica est quae omnibus holeribus antistat*)[12].

---

[6] Hor. *serm.* II, 3, 161-163, v. anche *epist.* I, 6, 28-29.
[7] Svet. *De gramm.* II, 1-2.
[8] Cato *Libri ad Marcum filium*, fr. 1.
[9] Plin. *nat.* XXIX, 13-14.
[10] Cato *ad fil. frg. De medicina*, 1; v. anche Plin. *nat.* XXIX, 7; 14.
[11] Plin. *nat.* XXIX, 15.
[12] Cato *agr.* CLVI; v. anche CLVIII.

Catone, però, non era stato il solo ad esaltare le proprietà salutari del cavolo perché anche il medico Crisippo ne aveva riconosciuto l'utilità nella medicina, ricordandone l'utilizzo per ogni parte del corpo che fosse stata oggetto di malattia[13]. Anche Plinio ne ricorda gli effetti benefici e scrive di aver trovato, nelle sue fonti, come alcuni malati di gotta fossero guariti mangiando il cavolo e bevendolo in decotto: (*invenio et podagra liberato sedendo eam decoctaeque ius bibendo*) mentre addirittura immuni dalla gotta sarebbero stati coloro che avessero mangiato pane d'orzo[14]. Ancora Plinio ricorda anche come un decotto di cavolo e sale si fosse rivelato utile in casi di morbo cardiaco ed epilessia, così come coloro che fossero stati sofferenti di raucedine, avrebbero trovato giovamento nel fare dei gargarismi, e poi nel bere il succo di cavolo crudo[15].

Per quanto riguardava i medici, vediamo, però, che Catone non era il solo a non stimarli. Leggiamo, infatti che anche Plinio non "li amava". Diceva che la medicina era la sola arte per la quale ci si affidava al primo venuto che si fosse professato medico, ma che nessun'altra menzogna era così pericolosa. E prosegue dicendo che non c'era alcuna legge che avesse punito un'imperizia del medico che avesse costato la vita del malato e nessuna rivendicazione nei suoi confronti.

I medici apprendevano a rischio e pericolo degli ammalati e su di loro facevano esperienza. Infatti un'assoluta impunità era garantita al medico che commetteva un omicidio. Inoltre si dava la colpa all'ammalato per essere stato indisciplinato e per di più, chi era morto doveva anche subire un processo[16]. A questo proposito si legge sull'iscrizione funeraria di Efesia Rufria, buona madre, buona moglie, che "morì per una febbre maligna che le avevano procurato i medici e che andò oltre le loro previsioni" (*hic adquiescit, quai(mala periit febri\quam medici praeter ex(pectatum adduxerant*). L'epigrafe prosegue dicendo che a quel crimine simulato e alla voce falsa c'era questo solo conforto: che una donna tanto soave, sia morta, credo, perché sembrò più adatta al consesso degli dei[17].

Orazio, però, non era dello stesso avviso nei confronti dei medici. Egli riteneva come dovessero essere i medici a fornire le medicine ai malati[18] ma diceva anche che, nel caso un malato non fosse guarito con l'impiego di una radice o di un'erba prescritta dai medici, allora l'ammalato stesso avrebbe dovuto smettere di curarsi con quell'erba o con quella radice che non era servita in alcun modo[19].

Però, leggiamo in Plinio che le medicine, prima di essere assunte se, per caso, fossero state appoggiate su una mensa, avrebbero perso la loro efficacia (*medicamenta, priusquam adhibeantur, in mensa forte deposita negant prodesse*)[20].

---

[13] Plin. *nat.* XX, 78.
[14] Plin. *nat.* XXII, 135.
[15] Plin. *nat.* XX, 87.
[16] Plin. *nat.* XXIX, 17-18.
[17] *CIL* VI, 25580.
[18] Hor. *epist.* II, 1, 114-116.
[19] Hor. *epist.* II, 2, 149-151.
[20] Plin. *nat.* XXVIII, 28.

Ricorda Cicerone[21] che il medico "coscienzioso" (*diligenti*), prima di somministrare una medicina all'ammalato, non solo doveva conoscere la malattia che voleva curare ma doveva anche conoscere le abitudini che il paziente aveva quando era in salute e conoscere anche la sua costituzione.

Una particolare attenzione nei confronti del suo medico la ebbe Giuliano Imperatore, allorquando, accompagnato da soli quattro servi, due piccoli e due adulti, aveva affidato la custodia della sua biblioteca al suo medico, Oribasio, che lo aveva accompagnato durante il viaggio nel popolo dei Celti[22].

Numerosi erano, comunque, i medici famosi e di questi Plinio ricorda i vari Cassio, Carpetano, Arrunzio, Rubrio[23].

A costoro gli imperatori passavano un compenso di 250.000 sesterzi l'anno. Quinto Stertinio, di Cos, si fece un merito davanti a loro di contentarsi di 500.000 sesterzi all'anno, dimostrando, indirizzi alla mano, che la sua clientela a Roma gliene fruttava 600.000. Lo stesso onorario fu versato a suo fratello dall'imperatore Claudio.

Che i medici si facessero pagare lo vediamo anche in Plauto quando il cuoco Congrione si lamenta perché gli fosse restituita la sua attrezzatura e spera gli venga dato non solo il compenso pattuito, "denaro" (*nummo*) ma spera che, considerate anche le bastonate ricevute, "ma ora mi ci vuole assai più per il medico" (*plus iam medico mercedest opus!*)[24].

Sotto l'impero di Nerone la medicina era passata nelle mani di Tessalo, il quale si scagliò contro i medici di ogni età e, nel suo monumento funebre sulla via Appia, si era fatto incidere l'appellativo di "vincitore dei medici" (*iatronicen*)[25]. Ugualmente leggiamo in Marziale a proposito di Cotta che a sessant'anni non ricordava di avere trascorso un solo giorno da malato, nella noia di un letto, (*nec se taedia lectuli calentis expertum meminit die vel uno*), deridendo con gesti osceni i diversi medici Alconte, Dasio e Simmaco[26].

Originario di Marsiglia era Carmide. Egli non si limitò a condannare i medici che lo avevano preceduto ma criticò anche l'uso dei bagni caldi e convinse la gente a bagnarsi nell'acqua fredda anche nei periodi dei freddi inverni. Giunse anche a fare immergere i malati in vasche e bacini.

Anche Anneo Seneca, come egli stesso ammette, amava il bagno in acqua fredda e dice che, dopo una corsa in gara con "uno schiavetto di Faro" (*Pharius puer*), si immergeva nell'acqua fredda che, chiarisce "che per me vuol dire poco calda" (*hoc apud me vocatur parum calda*): non dice, però se lo faceva a scopo terapeutico ma ammette che era desideroso di tuffarsi nell'acqua gelida al punto che il primo gennaio andava, non solo a

---

21 Cic. *de orat.* II, 44, 186.

22 Jul. *ad Ath.* 7.

23 v. anche Cels. *Proem.* 69; IV, 21, 2; V, 25, 12; Plin. *nat.* XXIX, 7.

24 Plaut. *Aul.* 447-448.

25 Plin. *nat.* XXIX, 7-9.

26 Mart. VI, 70, 1-6.

salutare il canale che scorreva intorno al Circo ma anche a gettarsi nell'Acqua Vergine e, dice Plinio che Seneca avrebbe potuto confermare la terapia dei bagni freddi[27].

Da qui, si legge ancora in Plinio, quelle "meschine dispute dottrinali" (*miserae sententiarum concertationes*) che avvenivano accanto al letto dei malati, durante le quali tutti esponevano la propria opinione, ciascuna diversa da quella degli altri solo per non far vedere di condividere il parere altrui. E da qui anche quell'infelice iscrizione, ricordata sempre da Plinio: "Morto di troppi medici" (*Turba se medicorum perisse*)[28], espressione alla quale possiamo accostare il commento di Marziale che si lamenta con il medico Simmaco che, peraltro, era "subito" *protinus* accorso dal poeta: "O Simmaco, stavo male: ma tu sei subito venuto da me insieme ai tuoi cento assistenti. Cento mani mi hanno toccato, gelide come il freddo vento di tramontana. Non avevo la febbre o Simmaco, adesso ce l'ho" (*Languebam: sed tu comitatus protinus ad me, venisti centum, Symmache, discipulis. Centum me tetigere manus aquilone gelatae: non habui febrem, Symmache, nunc habeo*)[29], e quanto abbiamo già visto, sempre a proposito di Marziale nei confronti del medico Alconte[30].

Molto vicino, come professionalità, al medico ricordato da Marziale, doveva essere anche quello cui fa riferimento Cicerone e che si apprestava a prendere in cura Dinea. Costui, dice ironicamente Cicerone, era un medico già ben noto e più volte vittorioso perché aveva eliminato moltissime persone. Riconosciuto dalla donna per avere con le sue cure provocato la perdita di tutti i suoi parenti, viene subito allontanato e al suo posto interpellato un "farmacista" (*pharmacopolam*) ambulante di Ancona, un certo L. Clodio, che proprio allora era arrivato per caso a Larino: con lui la donna si accorda per duemila sesterzi, come risultò allora dai suoi libri contabili. L. Clodio, che come dice Cicerone, andava di fretta – gli restavano ancora molte piazze da fare – non appena fu introdotto liquidò subito la faccenda: con la prima pozione uccise la donna, quindi non si trattenne a Larino un attimo di più[31].

Ben diverso era invece un altro medico ricordato ancora da Cicerone, si trattava di Cleofanto che, dice appunto Cicerone, era stato "un medico non sconosciuto e ragguardevole" (*non ignobile et spectato homine*) che aveva anche un servo che lo assisteva e che era stato scelto per curare Abito che aveva problemi di salute[32]. Un altro medico che, come si legge in Macrobio era ritenuto il migliore fra quelli che esercitavano la loro professione a Roma, era il medico Disario[33] e sappiamo, da un graffito inciso su una latrina di Ercolano, anche di un altro medico, Apollinare, che era stato il medico di Tito imperatore[34].

---

[27] Sen. *epist.* LXXXIII, 4-5; v. anche LIII, 3; Plin. *nat.* XXIX, 10-11.

[28] Plin. *nat.* XXIX, 11.

[29] Mart. V, 9.

[30] Mart. XI, 84, 1-6; ricordato anche in VI, 70, 6.

[31] Cic. *Cluent.* 40.

[32] Cic. *Cluent.* 16, 47.

[33] Macr. *sat.* I, 7, 1.

[34] *CIL* IV, 10619.

Anche Filota, come leggiamo in Plutarco, doveva essere un medico non sconosciuto se Antonio lo aveva chiamato per essere uno dei medici che curava il maggiore dei suoi figli[35], al punto che spesso era invitato anche ai suoi banchetti, insieme con gli altri suoi compagni, quando non pranzava con suo padre. Una volta, scrive Plutarco, poiché era con loro un medico che infastidiva i commensali con il suo continuo parlare, gli capitò di farlo tacere ricorrendo ad un sofisma secondo il quale a chi avesse avuto la febbre, sarebbe bastato dargli dell'acqua fredda; chiunque si fosse agitato avrebbe avuto la febbre e, quindi bisognava dare acqua fredda a chiunque si fosse agitato. Quel medico, non sapendo reagire, tacque con grande divertimento del giovane figlio di Antonio e, presumibilmente, anche degli altri commensali.

Ma la fama più grande di tutte è quella che aveva Asclepiade di Prusa: egli aveva fondato una nuova scuola di medicina e aveva inventato una terapia per cui i malati si curavano con il vino. Inoltre aveva fatto tornare in vita e, conservare in vita, un uomo che era stato condotto al funerale. Ma soprattutto aveva scommesso con la fortuna: che non lo si doveva ritenere più medico, se mai si fosse, egli stesso, in qualche modo ammalato. E vinse la scommessa: morì infatti: "vecchio decrepito" (*suprema in senecta*), cadendo per le scale[36]. Anche Cicerone lo ricorda e dice di averlo frequentato come amico (infatti Asclepiade esercitò a Roma al tempo di Pompeo Magno) e poi come retore. Successivamente Asclepiade si indirizzò verso la medicina poiché, come retore non guadagnava molto. Però, dice Plinio[37] che Asclepiade non aveva mai né studiato, né esercitato la medicina.

Comunque, Asclepiade, esprimendosi in modo elegante, superava gli altri medici utilizzando le facoltà che gli derivavano dall'avere esercitato l'eloquenza promettendo ora vino agli ammalati, ora l'acqua fredda o introducendo espedienti piacevoli come facendo appendere i lettini che con il loro movimento o contribuivano a diminuire il male agli ammalati o li inducevano al sonno oppure introducendo i bagni che erano sempre molto desiderati dagli ammalati. Riteneva, poi che cinque fossero stati i rimedi utili: astenersi dal cibo e dal vino, frizionare il corpo, camminare e passeggiare in lettiga. Tutti pensavano allora di potersi curare da soli, poiché ritenevano "che era vero quello che era così facile" (*ut essent vera quae facillima erant*)[38].

Asclepiade, come si legge in Celso[39], affermava che doveva essere compito del medico quello di curare "in modo sollecito, sicuro, dolce" (*ut tuto, ut celeriter, ut iucunde*) e, commenta Celso: "questo è auspicabile; ma si va incontro al pericolo di troppo o affrettarsi o accondiscendere" (*id votum est; sed fere periculosa esse nimia et festinatio et voluptas solet*).

---

[35] Plu. *Ant.* 28.

[36] Plin. *nat.* VII, 124.

[37] Plin. *nat.* XXVI, 12.

[38] Cic. *orat.* I, 14, 62; v. anche II, 9, 38; Plin. *nat.* XXVI, 12-18.

[39] Cels. III, 4.

Alla scuola che era stata ispirata agli insegnamenti di Asclepiade appartenne anche Antonio Musa, il medico che, come abbiamo visto, era divenuto famoso per aver curato, con esito favorevole, l'imperatore Augusto[40].

Un ammalato, però, non cercava un medico che si esprimesse in un linguaggio forbito, ma se fosse accaduto che la stessa persona fosse stata capace di guarirlo e nello stesso tempo avesse parlato, con eleganza, della cura che l'ammalato avrebbe dovuto fare, sarebbe stato contento. Cionondimeno non avrebbe dovuto compiacersi con se stesso di aver trovato un medico eloquente. Infatti il malato non aveva, certamente, bisogno di un medico che avesse lusingato le sue orecchie o di un medico che avesse fatto di tutto per essere gradito, perché il medico era stato chiamato per curare una malattia ormai cronica, grave e soprattutto perché "hai tanto da fare, quanto un medico durante un'epidemia" (*tantum negotii habes quantum in pestilentia medicus*)[41].

Si legge in Marco Aurelio che la malattia doveva essere affrontata con grande controllo di se stessi e con la stessa fiducia che veniva riposta anche nelle avversità e con la prontezza con la quale si affrontavano, senza lamentarsi, gli eventi[42].

Il controllo si manifestava anche nella cordialità nel parlare, nella cura del corpo ma in una giusta misura fra l'eccesso e la trascuratezza, senza manifestare un eccessivo attaccamento. Quindi non ci sarebbe stata necessità, se non in misura minima, di medici o di medicine o di impiastri e avrebbe aiutato anche il sentirsi fresco e pronto per l'abituale lavoro dopo il mal di capo e i suoi eccessi[43].

Non sappiamo a quale medico alludesse Quinto Fabio Massimo quando, cercando di trattenere il maestro di cavalleria, dicendo che confidasse più nella prudenza che nella fortuna, come lui aveva fatto fino a quel momento in cui aveva controllato il nemico (Annibale), gli portò l'esempio che anche i medici, talvolta, curavano i malati più con il riposo che con il movimento e con l'agire. Ma, aggiunge Livio che "avendo, invano, così ammonito il maestro di cavalleria, partì per Roma" (*haec nequiquam premonito magistro equitum Romam est profectus*)[44].

La professione del medico, come vediamo in Cicerone, veniva a volte messa a confronto con quella del marinaio o con l'ambiente nel quale quest'ultimo operava e, sempre in Cicerone si legge che molte giuste previsioni erano fatte dai medici e molte dai naviganti[45]. Vediamo infatti che, nella similitudine fra la nave e il malato, Cicerone diceva che era bene affidarsi ad un solo nocchiero, così come ci si doveva affidare ad un solo medico, a condizione, però, che entrambi, nocchiero e medico, fossero esperti nella loro arte e così facevano i naviganti che, quando tutto era calmo, "si abbandonavano a

---

40 Svet. *Aug.* 59, 81; D. C. LIII, 30.
41 Sen. *epist.* IX, 75, 6.
42 M. Ant. I, 15.
43 M. Ant. I, 16.
44 Liv. XXII, 18, 9-10.
45 Cic. *div.* L, 112.

qualche licenza" (*licet enim lascivire*) e come poteva accadere nella circostanza di una malattia leggera ma quando incombevano pericoli, quando cioè, il mare si rinforzava e diventava minaccioso o come quando la malattia si aggravava, sia i marinai che i malati, ricorrevano all'opera di uno solo...[46].

Chi non si intendeva di navi, si legge in Orazio, aveva timore a guidare una nave e chi non aveva imparato, non osava dare "l'abrotono, erba medicinale" (l'*habrotonum*) al malato perché quello che era di competenza dei medici veniva garantito dal medico[47]. Anche se non ci fosse stata alcuna stima dei marinai nei confronti del loro capitano o dei malati nei confronti del medico che li curava, pure, sia i marinai che i malati avevano sempre fisso in mente il modo con cui il capitano si prendeva cura dei marinai e il modo con cui il medico mirava alla salute dei malati[48].

Cicerone prosegue, poi, in questo accostamento fra le due professioni, dicendo che il marinaio e il medico studiavano il moto degli astri e le scienze naturali per esercitare la loro professione senza, peraltro, allontanarsi dal loro compito primario[49], perché come al timoniere stava a cuore la navigazione tranquilla, così al medico era a cuore la salvezza del malato...[50], infatti l'arte del nocchiero era un bene che riguardava gli altri: cioè quelli che trasportava e analogamente l'arte del medico riguardava coloro che egli aveva in cura[51].

Non bisognava, però cambiare continuamente i rimedi perché questo comportamento era molto nocivo alla buona salute. Infatti una ferita, sulla quale si fossero provati medicamenti su medicamenti, non si sarebbe mai cicatrizzata[52]. Però, ricorda Seneca, alcune ferite volevano il contatto con le mani nonostante recasse ad esse dolore e godevano al sentirlo e così la turpe scabbia provava piacere da qualunque cosa la potesse esasperare. Ci sono, infatti cose che possono far piacere anche al nostro corpo recandogli un certo dolore, come il rigirarsi continuamente ora in una posizione ora in un'altra[53].

Spesso, leggiamo ancora in Seneca, che coloro che uscivano da una infermità lunga e grave, di tanto in tanto erano colpiti da piccoli attacchi di febbre e da episodi di leggero malessere e, quando si erano ormai sottratti alle residue manifestazioni del male, tuttavia ci si faceva turbare da quelli che si ritenevano essere dei sintomi e, nonostante fossero ormai guariti, tendevano ugualmente la mano ai medici sopravvalutando ogni rialzo di temperatura. Non è, si legge ancora, che il corpo di costoro non fosse del tutto sano ma è che da troppo poco tempo il corpo si era abituato alla salute, così come si

---

[46] Cic. *rep.* I, 40.
[47] Hor. *epist.* II, 1, 114-116.
[48] M. Ant. VI, 55; v. anche VIII, 15.
[49] Cic. *rep.* V, 3.
[50] Cic. *rep. Frammenti* V, 3.
[51] Sen. *epist.* XI-XIII, 85, 36; v. anche Cic. *off.* II, 3, 12.
[52] Sen. *epist.* I, 2, 3.
[53] Sen. *dial.* IX 2, 11-12.

verificava nel mare, dove si avvertiva un qualche tremolio anche nella marina tranquilla, soprattutto quando era da poco uscita da una tempesta. Gli ammalati, infatti, che erano stati indeboliti a causa di una infermità lunga, non potevano uscirne senza rischio[54], perché spesso era di momentaneo sollievo, per un corpo ammalato, risollevarsi per poi ricadere in un male più grave[55].

Però, si legge ancora in Seneca che la salute fisica durava per un periodo più o meno lungo e il medico, anche se fosse riuscito a restituirla, non garantiva che rimanesse. Anzi avveniva che spesso il medico era sollecitato a recarsi dalla stessa persona che già una volta l'aveva chiamato presso il suo letto[56].

Ad esempio, dice Cicerone, il medico poteva dare ad un malato una medicina contro l'idropisia, a condizione che quello, guarito da quel male, non se ne servisse più. Il malato guariva: ma dopo alcuni anni ricadeva nella stessa malattia, ma non otteneva la stessa medicina dal medico al quale aveva promesso di non farne più uso. Che dovrà fare, ci si chiede, dal momento che quel medico gli negava, in maniera disumana, il permesso di assumerla: non gli avrebbe recato alcuna offesa? Egli certo doveva provvedere alla vita ed alla salute propria[57].

Perciò nell'affrontare i pericoli occorreva imitare la consuetudine dei medici, i quali curavano con rimedi leggeri gli ammalati leggeri mentre nelle malattie più gravi erano costretti a ricorrere a cure più pericolose che erano, poi, anche quelle più incerte[58].

Infatti, leggiamo in Dione Cassio che i medici facevano ricorso molto raramente alle incisioni e alle cauterizzazioni e questo non per esasperare le malattie dei loro pazienti ma perché questi non potevano essere curati in altro modo ed eliminavano così quelle parti del corpo che erano del tutto inguaribili; facevano, invece, ricorso, per curarle, a liquidi per fomenti e a farmaci con i quali potevano calmare i loro dolori[59]. E così, si legge in Seneca che neppure la medicina poteva vincere le malattie inguaribili, pur tuttavia si ricorreva ad essa in alcuni casi, per rimedio e, in altri, per sollievo del male[60].

Naturalmente, il fine cui doveva mirare il medico era quello di giungere alla salute del malato; se tuttavia, a causa della violenza del male, o per la disobbedienza del paziente o per qualche altro fattore accidentale, il medico non avesse ottenuto la completa guarigione del malato, purché avesse fatto tutto secondo i criteri della medicina, allora secondo quanto affermava Quintiliano, non avrebbe fallito lo scopo[61] perché il medico dava a ciascuno quello che avrebbe giovato alla sua salute[62].

---

[54] Sen. *dial.* IX, 2, 1; v. anche *epist.* I, 7, 1.
[55] Liv. XXIV, 29, 3.
[56] Sen. *epist.* VIII, 72, 6.
[57] Cic. *off.* III, 24, 1.
[58] Cic. *off.* I, 24, 83.
[59] D. C. LV, 17, 1; 18, 1; LVI, 6, 1.
[60] Sen. *epist.* XV, 94, 24.
[61] Quint. II 17, 25.
[62] Euseb. *Caes.* XXI, 3.

Dione Cassio, ricorrendo ad una metafora di carattere medico, diceva che Augusto, al pari di un medico valente che assumeva la cura di un corpo ammalato e lo guariva, aveva restituito lo Stato dopo averlo risanato[63].

Era però importante, da parte di un malato, affidarsi, in caso di malattia, ad un bravo medico, come si legge in Cicerone, che ricorda come fosse praticamente una norma ricercare un bravo medico: quanto più la situazione si fosse presentata difficile, tanto più era necessario ricercarsi il medico più famoso e capace, poiché i medici non dovevano garantire altro che la propria competenza tecnica[64].

Però, a volte, come si legge nella *Historia Augusta*, dove viene riportata una lettera scritta all'imperatore Marco Aurelio dalla moglie Faustina, vediamo che era sì importante la bravura del medico, ma vediamo anche che Faustina era bene attenta all'umanità e sensibilità che avrebbe dovuto avere il medico, in questo caso si trattava del medico Soterida rispetto al medico Pisiteo. Infatti, come si apprende ancora nella lettera, Faustina non aveva potuto raggiungere Marco Aurelio nella villa di Formia a causa della malattia della figlia Fadilla: "Fadilla è ammalata" (*Fadilla ... aegrabat*). Ma dice che se non l'avesse trovato a Formia l'avrebbe raggiunto a Capua, sicura che il clima di Capua avrebbe giovato non solo alla sua salute ma anche a quella dei figli. Ed è in quella situazione che Faustina chiede a Marco Aurelio di mandare a Formia anche il medico Soterida, che, evidentemente, doveva riscuotere la sua fiducia non solo professionale perché, dice: "non mi sento di affidare una fanciulla così giovane alle cure di Pisiteo" (*ego autem Pisitheo nihil credo qui puellae virgini curationem nescit adhibere*)[65].

Quintiliano, poi, spiega quali avrebbero dovuti essere gli insegnamenti del medico agli allievi perché, diceva che vi erano cose che dipendevano da colui che doveva apprendere e non dal docente.

Ad esempio il medico avrebbe dovuto insegnare la cura per ciascun tipo di malattia e, in presenza di ciascun sintomo, avrebbe dovuto individuare quale sarebbe stata la malattia che aveva di fronte. Però, sarebbe stata la sensibilità e la capacità di colui che apprendeva sentire il polso, valutare il tipo di colorito, la respirazione, la differenza di temperatura, tutte osservazioni, queste, che dipendevano, appunto, dalla sensibilità e dalle doti insite in ciascuno[66].

Marco Aurelio riporta quanto diceva Epicuro in merito al proprio comportamento, durante la malattia quando non consentiva che le condizioni del suo debole organismo fossero argomento di conversazione con coloro che andavano a trovarlo. Così facendo non dava modo ai medici di mostrarsi superbi, convinti di avere un potere nelle loro operazioni. Questo gli permetteva che la sua vita trascorresse bene e senza affanno[67] e questo permetteva anche all'imperatore Marco Aurelio di dire che bisognava tenere lo stesso contegno sia da malato... che in qualsiasi altra evenienza.

---

[63] D. C. LVI, 39, 2.

[64] Cic. *Cluent.* 21, 57.

[65] Gallic. *Avid.* X.

[66] Quint. VII, 10, 10.

[67] M. Ant. IX, 41.

Ad Aulo Gellio era capitato di imbattersi in un medico che vantava competenza nella sua professione ma che non manifestava molta dimestichezza fra arterie e vene, come ebbe a rendersene conto durante una malattia che lo aveva colto nella località di Cefisia (in Attica), dove si era recato a metà estate, località ricca di acque, radure e boschi.

Qui fu costretto a letto da una improvvisa diarrea, accompagnata da febbre alta e il medico, trovato in quei luoghi e che lo assisteva, cominciò a spiegare i diversi aspetti della malattia e con quali variazioni e a quali intervalli la febbre veniva e scompariva. Nel corso della conversazione con altri che erano andati a trovare il paziente, il medico, affermando che vi era un miglioramento dello stato di salute del malato, disse, rivolgendosi ad uno dei presenti, che avrebbe potuto anche lui rendersene conto "toccandogli la vena" (*si attigeris venam illius*). Questa improprietà di linguaggio che il medico aveva usato, poiché aveva detto vena anziché arteria (*venam pro arteria*), aveva reso evidente a tutti la sua scarsa competenza e i presenti lo avevano mostrato con mormorii e segni del volto, perché era ad essi ben nota la differenza esistente tra vene e arterie e cioè che le vene non avevano potere di muoversi e venivano esaminate soltanto per fare prelievi di sangue, mentre le arterie con il loro moto e con la loro pulsazione rivelavano la caratteristica e il grado della febbre...[68], anche se, leggiamo in Cicerone, che era proprio "dalle vene" (*ex venis*), dal respiro del malato e da molti altri indizi che i medici prevedevano l'andamento di una malattia[69].

Si legge ancora in Cicerone che non era l'osservazione che un medico faceva del malato, non erano cioè, gli occhi, che permettevano di distinguere ciò che si vedeva: non c'era, infatti, nel corpo alcuna facoltà di percepire, ma come insegnavano sia i naturalisti, sia soprattutto i medici, che conoscevano bene questi organi per averli visti, sezionati e messi in evidenza, che esistevano nel corpo quasi delle "condutture", che dalla sede dell'anima portavano agli occhi, alle orecchie, alle narici. Questo, dice ancora Cicerone, era il motivo per cui spesso, se si è immersi in qualche pensiero o si è colpiti da qualche grave malattia, capita di non vedere né udire alcunché pur avendo gli occhi e le orecchie aperti e in piena efficienza[70]. Si legge anche in Marco Aurelio come con la vista si percepissero alcuni aspetti immediati, esteriori, ma che non si sarebbero potuti aggiungere altri giudizi: percepisco, dice, con la vista che il mio bambino sta male ma non percepisco che si trovi in pericolo di vita[71].

Quintiliano diceva che era compito dei medici curare non solo i mali manifesti ma scoprire anche quelli nascosti, perché spesso erano proprio i pazienti a nasconderli e quindi era compito dei medici vedere più di quanto ad essi veniva mostrato[72]. Però, si legge in Seneca che poteva anche accadere come fossero proprio gli ammalati ad accorgersi essi stessi della loro malattia e, in questo caso ci si congratulava con loro[73].

---

[68] Gell. XVIII, 10, 1-5; v. anche Iuv. VIII, 124-125.

[69] Cic. *div.* II, 70, 145.

[70] Cic. *Tusc.* I, 46.

[71] M. Ant. VIII, 49.

[72] Quint. XI, 8, 10.

[73] Sen. *epist.* I, 6, 1.

Comunque, leggiamo in Orazio, che si faceva di tutto per apparire in buona salute e se anche la gente diceva di stare bene, si faceva di tutto per nascondere *occultam febrem* una febbre nascosta soprattutto quando si era in un triclinio, al momento di mangiare, finché questa veniva fuori, in maniera subdola, con un tremito che colpiva le mani già unte per il cibo preso[74].

Infatti ad uno poteva sfuggire un lieve innalzamento della temperatura del corpo; ma quando essa era ormai cresciuta ed era divampata una vera febbre, allora anche un uomo forte e paziente avrebbe dovuto confessarla: i piedi facevano male, si sentivano piccole punture alle articolazioni; ancora dissimuliamo e diciamo di aver presa una storta alla caviglia o di aver fatto uno sforzo in un esercizio ginnico. Si cercava il nome di una malattia incerta e che era ai suoi inizi; ma quando anche i malleoli erano gonfi ed entrambi i piedi apparivano deformi, allora non si poteva certo fare a meno di riconoscere che si era affetti da podagra, per la quale non erano certo bastevoli "i calmanti" (*fomenta*)[75].

Si legge in Quintiliano, come Vatinio fosse stato "malato ai piedi" (*pedibus aeger*) e che, volendo dare l'impressione di stare meglio, diceva che ormai era in grado di uscire e di camminare per duemila passi. Cicerone, pur non essendo medico, lo smascherò con un'ironica considerazione: "infatti le giornate si sono allungate!" (*Dies enim,...longiores sunt*)[76].

Ovviamente ogni espediente era valido, da parte del malato, per vivere il più a lungo possibile e, dice Cicerone che si mendicava con preghiere l'aggiunta di pochi anni ancora di vita e si fingeva di essere più giovani di quanto non lo si fosse stati. Quando poi una qualche malattia ricordava ad essi la mortalità, quando poi, malati, ci si accorgeva che il pericolo della morte si stava avvicinando, allora si ricorreva ai medici e "afferrando le ginocchia dei medici" (*medicorum genua tangentes*), morivano terrorizzati come se fossero stati strappati alla vita, dicevano di non aver vissuto e che se fossero riusciti a sopravvivere assicuravano di vivere in ritiro [77]e questo perché, dice ancora Seneca, "mai la speranza abbandona gli ammalati anche se i medici li hanno abbandonati" (*desertos medicis spes numquam deserit aegros*)[78] e questo anche perché, si legge in Cicerone, i medici, pur rendendosene conto, tuttavia non dicevano mai agli ammalati che la loro malattia li avrebbe condotti certamente alla morte, perché ogni predizione di un pericolo grave era da approvarsi soltanto quando alla predizione si fosse aggiunta l'indicazione dei mezzi per poter guarire[79].

Però non era sempre nelle possibilità del medico che il malato guarisse. Talora, diceva Ovidio, la malattia era più forte del sapere. Il sangue mandato fuori dal molle polmo-

---

[74] Hor. *epist.* I, 16, 21-23.

[75] Sen. *epist.* VI, 53, 6; Hor. *epist.* I, 2, 52.

[76] Quint. VI, 3, 77; v. anche Macr. *sat.* II, 3, 5 e II, 4, 16 dove la battuta non è di Cicerone ma di Augusto.

[77] Sen. *dial.* X, VIII, 2; XI, 8.

[78] Sen. *epigr.* XXIV, 59.

[79] Cic. *div.* II, 25, 54.

ne si indirizzava, seguendo una strada sicura, che era poi quella che lo avrebbe condotto verso le acque dello Styge. La medicina, dice Ovidio, non poteva eliminare la podagra nodosa e non c'era rimedio per la paurosa idropisia: anche l'affanno, talvolta, non poteva essere curato dall'arte medica[80].

Però, ricorda ancora Ovidio, chi era saldo e aveva forza in sé, non faceva ricorso ad alcun medico: era il malato incerto che ricorreva al soccorso del medico[81]. Ma a volte, quando la malattia di fronte a lunghe esitazioni si era rafforzata ed era ormai troppo tardi per fare intervenire la medicina, allora era necessario affrettarsi, non rinviare all'indomani perché "chi non è pronto oggi, domani lo sarà ancora di meno" (*qui non est hodie, cras minus aptus erit*)[82] e ribadiva ancora: "la medicina è l'arte di dosare il tempo: i vini fanno bene se vengono dati nel momento opportuno, mentre recano danno se vengono dati non nel momento giusto" (*temporis ars medicina fere est: data tempore prosunt et data non apto tempore vina nocet*)[83].

In medicina ci si rendeva conto di come alcuni rimedi facessero bene mentre altri fossero dannosi e questo, come sostenevano alcuni, era basato su esperimenti pratici[84]: infatti le ferite erano state fasciate ancor prima che la medicina venisse intesa come un'arte e la febbre fosse stata mitigata con il riposo e con il digiuno perché costretti dallo stato di salute e non perché ci fosse chiarezza su quei rimedi, allo stesso modo di come si indicava quale erba potesse dare giovamento e quale, invece, risultasse nociva[85].

Leggiamo in Seneca che quello che incuteva timore e che faceva anche tremare avveniva proprio per il bene di colui che avrebbe dovuto subirlo. Infatti era per il loro bene che alcuni venissero curati col ferro, col fuoco, talvolta con la fame e con la sete. A scopo di cura, qualche volta, ad un uomo venivano segate o tolte le ossa o tagliate le vene o amputate le membra, poiché queste non avrebbero più potuto far parte del corpo senza portarlo a rovina. Bisognava, allora, ammettere che certi mali si risolvevano in un vantaggio per coloro ai quali capitavano allo stesso modo di come certi piaceri, esaltati e desiderati, andavano a danno di coloro che li avevano goduti come, ad esempio, le indigestioni, l'ubriachezza e tutti gli altri eccessi che uccidevano attraverso il godimento.

Anche Quintiliano fa riferimento a questi interventi dei medici nei confronti di alcuni malati: "Come i medici amputano le membra necrotizzate dalle malattie" (*ut medici abalienata morbis membra praecidant*), per dire, poi, che così si sarebbero dovuti eliminare gli individui disonesti e pericolosi, anche se legati a noi da vincoli di sangue[86].

Gaio Mario, ricorda Cicerone, quando veniva operato "per le vene varicose" (*varices*), soffriva e quando, sotto il sole cocente, conduceva l'esercito, faticava e, dice, che fra

---

80 Ov. *Pont.* I, 3, 17-20; 22-25.

81 Ov. *Pont.* III, 3, 7-8.

82 Ov. *rem.* 91-94.

83 Ov. *rem.* 131-132.

84 Quint. II, 17, 9.

85 Ov. *trist.* II, 269-270.

86 Sen. *dial.* I, 3, 2; v. anche Quint. VIII, 2, 75.

queste due situazioni, benché diverse, c'era una certa somiglianza. Infatti, l'abitudine ad affrontare e a tollerare la fatica, facilitava l'accettazione e la sopportazione del dolore[87]. Inoltre, aggiunge sempre Cicerone, Gaio Mario: "uomo di campagna ma, senza dubbio, uomo" (*rusticanus vir, sed plane vir*), quando subì quell'intervento, vietò, fin dall'inizio, che lo legassero e prima di Mario, a quanto si dice, nessuno veniva operato senza essere legato. Il fatto, poi, che dopo di lui altri avessero seguito il suo esempio, questo era dovuto alla sua autorevolezza. Dunque, commenta Cicerone, il male era nell'opinione, non nella natura stessa. Eppure che l'intensità del dolore fosse stata violenta, fu dimostrata dallo stesso Mario: infatti non si fece operare l'altra gamba. Così, mentre da un lato sopportò virilmente il dolore, dall'altro, umanamente, non ne volle sopportare uno maggiore senza che ce ne fosse stata la necessità[88].

Molto violenti erano anche i dolori sopportati da Trebonio pur tuttavia, ricorda Cicerone, altri uomini ne avevano sopportati di maggiori e questo a causa di gravi malattie. Però, dice, non per questo venivano da noi ricordati come persone infelici, quanto soltanto che erano persone afflitte dal dolore[89].

Leggiamo ancora in Cicerone che il dolore sommo – *"summum" autem dico* - non era necessariamente breve e dice che avrebbe potuto ricordare molte persone, che per anni erano tormentate dai violenti dolori della podagra ...[90]. Ricorda, poi, Dionisio di Eraclea, il quale, dopo avere imparato da Zenone ad essere forte, lo disimparò a causa del dolore. Malato ai reni, infatti, andava ripetendo, tra le urla, che erano tutte false le teorie sul dolore in cui anch'egli prima aveva creduto[91].

Ben diverso, dice Cicerone, era stato, invece il comportamento di Posidonio da lui incontrato diverse volte e di cui riferisce l'aneddoto che Pompeo raccontava spesso. Infatti, Pompeo, giunto a Rodi di ritorno dalla Siria, volle andare ad ascoltare Posidonio. Anche se aveva sentito dire che egli era gravemente ammalato per una fortissima forma di artrite, pur tuttavia volle ugualmente visitare l'illustre filosofo. Come lo vide, lo salutò, gli rese onore con parole di lode e gli disse che gli dispiaceva moltissimo di non poterlo ascoltare; allora quello rispose " ma tu, in verità, lo puoi e io non permetterò che il dolore faccia sì che un uomo così importante sia venuto, invano, da me". E così, raccontava Pompeo, egli, "stando a letto" (*cubantem*), espose con grande serietà e abbondantemente proprio questo tema che cioè non esisteva bene se non nell'onestà. Nei momenti, poi, in cui si sentiva, per così dire, bruciare come una torcia a causa del dolore, aveva ripetuto spesso: "Agisci inutilmente, o dolore! Nonostante tu sia molesto, non ammetterò mai che sei un male" (*Nihil agis dolor! Quamvis sis molestus, numquam te esse confiteor malum*)[92].

---

[87] Cic. *Tusc.* II, 35.
[88] Cic. *Tusc.* II, 53.
[89] Cic. *Phil.* XI, 4, 8.
[90] Cic. *Tusc.* II, 45.
[91] Cic. *Tusc.* II, 60.
[92] Cic. *Tusc.* II, 61.

Ed è ancora Cicerone che, sempre a proposito della malattia, diceva che i Greci, pur non essendo in grado di guardare in faccia il nemico, pure con pazienza e con dignità sopportavano la malattia[93].

Leggiamo in Plinio[94] che Marco Varrone raccontava come il cavaliere romano Servio Clodio, ammalato di gotta, fosse indotto dall'intensità dei dolori a spalmarsi le gambe con il veleno e che, in seguito, in quella parte del corpo non avesse più avuto non solo alcun dolore ma neppure alcuna sensibilità così da vivere "con quella parte del corpo come se fosse premorta" (*parte ea corporis quasi praemortua*)[95].

E sempre a proposito di questa malattia, si legge ancora in Plinio che Sesto Pomponio, padre di un pretore ed egli stesso personalità eminente della Spagna Citeriore, mentre sovraintendeva alla vagliatura del grano, di sua proprietà, fu colpito da un doloroso attacco di gotta. Per cercare di calmare il dolore si mise, in ginocchio, nel tritico. Quando si rialzò, presumibilmente dopo un certo periodo di tempo, vide che i suoi piedi si erano miracolosamente prosciugati e allora, da quel momento, si curò con questo metodo[96].

Idropisia e podagra erano malattie spesso ricordate ed è Macrobio che, mostrandone la frequenza nel mondo romano, le ricorda entrambe, accomunandole per sottolineare lo spirito arguto e intelligente di Publilio, uno schiavo di origine siriana. Publilio, al patrono del suo padrone che, rivolgendosi ad uno schiavo ammalato di idropisia che stava sdraiato sull'aia lo aveva sgridato chiedendogli che cosa stesse facendo, rispose per lui dicendo "che stava riscaldando la sua acqua" (*aquam calefacit*) e un'altra volta, essendo sorta una discussione, durante una cena, su quale fosse il riposo più molesto, dopo che i commensali ebbero risposto, esprimendo ciascuno la propria opinione, Publilio rispose: "i piedi gottosi" (*podagrici pedes*)[97].

Leggiamo, però in Vitruvio Pollione[98] che a Tarso, in Cilicia, scorreva un fiume di nome Cidno, la cui acqua aveva il potere di alleviare i dolori di coloro che soffrivano di questo male e che vi tenevano a bagno le gambe. In ogni caso, si legge in Seneca che coloro che soffrivano di podagra si astenevano dal vino o dal bagno e, non curandosi del resto, cercavano di opporsi al male che spesso li tormentava[99].

È riportato in Seneca che Lucilio era sofferente di "catarro e febbriciattola" (*destillationibus...ac febriculis*) e che quella febbre, dovuta al catarro, Seneca l'aveva già conosciuta in giovane età[100]. Gli suggerisce, perciò alcuni rimedi, che dovevano, però, essere sempre accompagnati dalle prescrizioni del medico. La malattia, dice, era accompagnata da gravi sofferenze, che però, dal momento che sopraggiungevano ad intervalli, erano

---

[93] Cic. *Tusc.* II, 65.
[94] Plin. *nat.* XXV, 24.
[95] Svet. *De gramm.* III, 3.
[96] Plin. *nat.* XXII, 120.
[97] Macr. *sat.* II, 7, 6.
[98] Vitr., *De archit*, VIII, 3, 6.
[99] Sen. *epist.* VII, 68, 7.
[100] Sen. *epist.* VI, 54, 1-2; v. anche Hor. *epist.* I, 108.

sopportabili. Infatti un dolore, secondo anche quanto diceva Epicuro, se era forte, era anche di breve durata e che se fosse stato più lungo sarebbe stato di minore intensità[101]. Prosegue, poi Seneca dicendo che il male, quando poi, giungeva al culmine della sua intensità, terminava. Infatti nessuno poteva soffrire molto intensamente e a lungo: la natura, che era amorevolissima verso gli uomini, aveva disposto affinché il dolore fosse o sopportabile o di breve durata. I dolori più forti erano quelli che si manifestavano nelle parti più magre del corpo: i nervi e le articolazioni e tutto quello, che era più tenue, era preda di dolori fortissimi quando il male aveva preso spazi ristretti. Subito queste parti diventavano, allora, insensibili e, a causa del dolore stesso, non percepivano la sensazione del dolore... Così la podagra e la chiragra (gotta ai piedi e alle mani) e tutti i dolori che colpivano le vertebre ed i nervi avevano un po' di tregua non appena avessero reso insensibili le parti colpite: questi mali dapprima producevano sofferenze molto acute, poi gli attacchi prolungati col tempo cessavano e l'intorpidimento segnava la fine del dolore[102].

Il console Gneo Ottavio, sofferente di podagra[103] soffriva moltissimo al punto che tutte le membra sembravano bruciargli. Pur tuttavia non sembrava infelice poiché quello non era il dolore supremo ma era solo travagliato.

Il male ai denti, agli occhi, alle orecchie era particolarmente violento proprio perché si manifestava in parti ristrette dell'organismo, come pure, dice, lo stesso mal di testa: ma se era troppo forte svaniva nel deliquio e nello svenimento. "Pertanto il sollievo di un eccessivo dolore sta in questo, che necessariamente cessi di sentirlo se è troppo forte" (*Hoc itaque solarium vasti doloris est, quod necesse est desinas illum sentire si nimis senseris*)[104].

Ricorda Orazio che il buffone Volanerio quando fu preso dalla "chiragra" (*cheragra*) che gli rovinò le articolazioni, fu costretto a pagare una persona che, al suo posto, prendesse e mettesse i dadi nel bussolotto[105].

Inoltre leggiamo sempre in Seneca che, anche per quanto concerneva la cataratta, chi ne era stato guarito non poteva, appena riacquistata la vista, restituirla subito anche ad altri. Inoltre non servivano ammonimenti e neppure consigli affinché l'occhio percepisse le particolarità dei colori: infatti l'occhio avrebbe distinto il nero dal bianco anche senza alcuna specifica indicazione. Tuttavia il medico non solo curava coloro che si ammalavano agli occhi ma dava ad essi anche dei consigli: non si doveva, egli dice, esporre subito la vista, che era ancora debole, ad una luce violenta, ma bisognava passare in un primo momento da luoghi oscuri a luoghi ombrosi, poi si poteva essere più audaci e, a poco a poco, ci si doveva abituare a sopportare la luce nel suo pieno fulgore. Inoltre, come non ci si doveva affaticare dopo aver mangiato, così non bisognava sforzare gli

---

101 Cic. *fin.* II, 7, 22.
102 Sen. *epist.* IX, 78, 7-9.
103 Cic. *fin.* II, 29, 93.
104 Sen. *epist.* IX, 78, 9-10.
105 Hor. *serm.* II, 7, 15-18; v. anche *epist.* I, 31.

occhi lacrimosi e gonfi; bisognava evitare il vento e fare in modo da non ricevere violentemente l'aria fredda in volto e così c'erano altri analoghi consigli che non giovavano meno dei rimedi. Infatti l'arte della medicina, ai rimedi aggiungeva anche il consiglio[106].

Quando però la vista era debole e ridotta, qualunque fosse stata l'aria che avesse incontrato, sarebbe venuta meno nell'impatto. Infatti quelli che soffrivano di questo genere di malattia, vedendo dappertutto la propria immagine, ritenevano di andare incontro a se stessi, perché la debole forza degli occhi non era in grado di penetrare neanche nell'aria più vicina e quindi rimbalzava[107].

Secondo Seneca, poi, alcune acque erano salutari per gli occhi, altre per i nervi; altre curavano le malattie croniche alle quali i medici non davano speranza di guarigione, altre guarivano le piaghe, altre, se bevute, avrebbero placato i mali interni e avrebbero dato sollievo al dolore dei polmoni e degli intestini, altre arrestavano le emorragie. La loro utilità, diceva ancora Seneca, era varia quanto lo era il loro sapore[108].

Se, poi, si legge sempre in Seneca, ci venivano lasciati dei medicamenti per guarire gli occhi non occorreva cercarne altri, anzi bisognava utilizzarli in base alle varie malattie, al momento opportuno e nella giusta quantità. Uno, infatti, poteva essere utilizzato per calmare il bruciore degli occhi, un altro per diminuire il gonfiore delle palpebre, un altro ancora poteva arrestare un violento e improvviso flusso di lacrime, un altro poteva essere utilizzato per aumentare l'acutezza della vista[109].

Altri medicamenti per gli occhi erano, poi, quelli che vediamo ricordati da Marco Aurelio quando dice che chi fosse stato ammalato d'occhi, si sarebbe rivolto alla spugna e all'uovo, allo stesso modo di come un altro si sarebbe rivolto agli impiastri e ai lavacri, sempre per trarne beneficio[110].

È Plinio, poi, che nei confronti della congiuntivite che, abbiamo visto, è spesso ricordata e che doveva essere abbastanza diffusa, sosteneva che poteva essere efficace ungere gli occhi con il grasso di lupo o con il midollo del maiale mentre ricorreva al nero collirio il poeta Orazio perché *lippus* durante il viaggio a Brindisi[111].

Vediamo, inoltre che le malattie, come si legge in Aulo Gellio, quando si dovevano vendere gli schiavi, oltre ad altre indicazioni, dovevano essere riportate, nel cartello di vendita, e oltre alle malattie dovevano essere riportati anche i difetti che ogni schiavo poteva avere e da qui le varie disquisizioni messe in campo dagli antichi giuristi.

Essi si chiesero, allora, come uno schiavo potesse essere definito alla presenza di queste situazioni: *morbosus* (malato) o *vitiosus* (con difetti). Uno di questi, Antistio Labeone, ricorda Aulo Gellio, così definì il morbo: "il morbo è la innaturale condizione di un corpo che ne diminuisce le funzioni" (*morbus*: *morbus est habitus cuiusque corporis*

---

[106] Sen. *epist.* XV, 94, 19-20.

[107] Sen. *nat.* I, 3, 7.

[108] Sen. *nat.* III, 1, 1.

[109] Sen. *epist.* VII, 64, 8.

[110] M. Ant. V, 9.

[111] Plin. *nat.* XXVIII, 172; Hor. *serm.* I, 7, 30-31.

contra naturam, qui usum eius facit deteriorem). Labeone aveva anche aggiunto che il *morbus*, a volte, poteva interessare tutto il corpo, a volte solo una sua parte. La "la tisi o la febbre" (*pthisis aut febris*) è un *morbus* che riguardava tutto il corpo, mentre "la cecità o la debolezza dei piedi" (*caecitas aut pedis debilitas*) poteva interessare solo una parte. Con il termine di "difetto" (*vitiosus*) si potevano invece considerare la balbuzie e i difetti di pronuncia. Colui che aveva una malattia, aveva anche un vizio, ma non poteva essere valido il contrario, cioè colui il quale avesse avuto un vizio non poteva essere considerato malato. Del resto non poteva essere considerato malato chi fosse stato privo di qualche dente, situazione non anomala, né potevano essere considerati malati gli uomini che nascevano, dal momento che quando nascevano erano privi di denti. Doveva essere considerato "ammalato" (*morbosus*) chi fosse stato non del tutto abile al lavoro, per mutismo o per pazzia o con un membro del corpo fratturato o mutilato. Doveva, invece, essere considerato sano colui che per natura fosse stato tardo nel correre o che non vedeva molto lontano[112].

Vicino alle malattie del corpo è ricordata anche l'afflizione (*aegritudo*) dell'anima, lo stato di angoscia e di malessere e come i medici ritenevano che, una volta che si fosse individuata la causa di una malattia, si trovava anche il modo di curarla, così una volta scoperta la causa dell'afflizione si sarebbe scoperto anche come curarla[113].

Ovidio, in esilio nel Ponto, si lamenta dicendo che l'afflizione che aveva colpito il suo spirito, già fiaccato dall'esilio, era passata al corpo e questo, dice, perché nulla di lui fosse esente dalla sofferenza. Da molti giorni, poi, era tormentato da dolori a un fianco e che risentiva dei danni del freddo intenso di un inverno rigido[114]. Dice allora che ormai stava cedendo e che, da quello che poteva giudicare, considerando le sue condizioni fisiche, i suoi mali non si sarebbero protratti ancora a lungo dal momento che gli stavano venendo meno le forze, che non aveva più il suo consueto colorito e che a malapena una pelle sottile gli copriva le ossa. Aggiunge, poi, che se il suo corpo era sofferente, più sofferente ancora era il suo spirito, immobile nella contemplazione senza fine della sventura in cui si trovava[115].

---

[112] Gell. IV, 2, 3-5.

[113] Cic. *Tusc.* III, 22-23.

[114] Ov. *trist.* V, 13, 3-9.

[115] Ov. *trist.* IV, 6, 39-44.

MALATTIA DELLA DONNA AMATA

Ovidio, rivolgendosi ad una donna che aveva rovinato i propri capelli sottoponendoli a tinture e ad altri impacchi realizzati con mescolanze di sostanze spesso nocive e che ne avevano rovinato la bellezza, dice che non era stata una violenta malattia (lontano da te questo triste presagio) a recare danno ai capelli, bensì era stata la donna stessa che si versava sul capo quei miscugli velenosi (*nec tibi vis morbi nocuit (procul omen abesto) ipsa dabas capiti mixta venena tuo*)[1].

Infatti si legge in Seneca che il più grande dei medici (Ippocrate?) e fondatore della medicina aveva detto che alle donne i capelli non cadevano, così come esse non soffrivano di podagra. Ippocrate, però, precisa Seneca, era caduto in errore dal momento che anch'esse, indipendentemente dalle mescolanze velenose con le quali facevano impacchi sui propri capelli, li perdevano, poiché, dice che la loro natura era stata indebolita e aggiunge che questo era dovuto al fatto che avevano eguagliato gli uomini nelle sfrenatezze e nei mali che le affliggevano[2].

Però, Tibullo, di fronte ad una malattia reale, che aveva colpito la donna amata, non esita a rivolgersi al dio Apollo (medico) e insiste perché il dio intervenga in aiuto della donna malata e si adoperi per liberarla dal male e dice al dio: "affrettati" (*propera*) "perché la magrezza non invada le sue pallide membra e il colore del morbo non le deturpi il corpo sbiancato" (*ne macies pallentes occupet artus neu notet informis pallida membra color*) e, qualunque sia il male, venga trascinato via in mare[3]. Nei confronti, poi, di Cinzia che "non è potuta restare sola una notte...non un sol giorno è potuta restare sola" (*non una potuisti nocte vacare...non unum sola manere diem*) ora, quando versa in gravi condizioni di salute e ormai prossima alle acque dello Styge, il poeta, accanto al letto dell'amata insieme agli amici, in pianto, formula la speranza che il rivale "quell'uomo, nell'amplesso, diventi di pietra" (*ille vir in medio fiat amore lapis!*)[4].

---

[1] Ov. *am.* I, 41; 44

[2] Sen. *epist.* XV, 95, 20

[3] Tib. X, 1-8

[4] Prop. II, 9, 25-48; v. anche Ov. *Heroid.* 20, 119-188; 21

SITUAZIONE MALSANA A ROMA

Restare a Roma in agosto poteva essere rischioso quando, dice Orazio, i primi fichi e il caldo facevano sì che assistenti vestiti di nero affiancassero l'impresario dei funerali, quando ogni padre e ogni madre impallidivano trepidanti per il timore delle malattie che avrebbero potuto colpire i figli e quando le premure e l'affanno, causato dall'esercizio del dovere e le piccole incombenze forensi facilitavano l'insorgere di febbri e di defunti con la conseguente apertura dei testamenti.

Perché tutto questo non potesse nuocere, si venerava la dea Febbre all'interno dei templi a lei innalzati, uno dei quali, come si legge in Plinio era situato sul Palatino[1]. All'interno dei templi era conservato tutto quello che poteva essere utile per il contatto con il corpo dei malati e che era derivato dall'esperienza, per calmare il delirio che proveniva dallo stato febbrile. La vita attiva proteggeva infallibilmente la salute come pure la frugalità era madre del benessere fisico, nemica dei banchetti lussuosi e del bere eccessivo[2].

Stesso concetto è espresso in Giovenale che dice: "Già il mortifero autunno lasciava il passo alle brine" (*Iam letifero cedente pruinis autumno*) allorquando gli ammalati speravano nella febbre quartana che, come diceva Celso: "la febbre quartana non uccide nessuno" (*quartana neminem iugulat*)[3].

Infatti si legge ancora in Giovenale: "lo squallido inverno strideva e avrebbe conservato la preda recente" (*stridebat deformis hiems praedamque recentem servabat*), mentre sarebbe stato letale nei confronti degli anziani[4].

Anche Orazio teme l'Austro che negli autunni "recava danno ai corpi" (*nocentem corporibus*)[5] ed ancora, dice di essere ben consapevole che "il pesante autunno" (l'*autumnus gravis*) insieme "all'afa dell'Austro" (*plumbeus Auster*), che gravavano sulla città,

---

[1] Plin. *nat.* II, 16; v. anche Ov. *fast.* II, 19-30; Cic. *nat. deor.* III, il secondo era nella zona ove erano situati i monumenti di Mario e il terzo nella parte terminale del *Vicus Longus.*

[2] Val. Max. II, 5, 6.

[3] Cels. III, 15.

[4] Iuv. IV, 56-59.

[5] Hor. *carm.* II, 14, 15-16.

erano entrambi fonte di guadagni per Libitina, la dea dei funerali, uccidendo per malattia prima che lo facesse la vecchiaia. E così, il poeta è costretto a fuggire dall'Urbe, insofferente per l'andare e venire in una città così gravata[6] e prega il dio Apollo e gli dice: "Concedimi Apollo, di godere in buona salute e con la mente lucida, di quello che ho, ti prego, e di non avere una vecchiaia malata e priva della cetra" (*Frui parati set valido mihi, \Latoe, dones, at, precor, integra \cum mente, nec turpem senectam \tegere nec cithara carentem*)[7].

Anche se l'amico Mecenate gli chiede di restare a Roma, Orazio, nonostante gli avesse promesso che si sarebbe allontanato dall'Urbe solo per poco tempo e che sarebbe rimasto in campagna una sola settimana, ci ripensa e, dal momento che non voleva ammalarsi, non torna in città e aggiunge che, anche quando la neve sarebbe caduta sui Campi Albani, ugualmente non sarebbe rientrato a Roma ma sarebbe sceso al mare dove il clima era sicuramente più gradevole per poi fare ritorno in città con lo zefiro e con la prima rondine[8]. Però dice anche che se Mecenate avesse voluto che Orazio non lo lasciasse mai, allora gli avrebbe dovuto dare anche dei vigorosi polmoni, dei capelli neri che avrebbero dovuto rendere piccola la fronte, gli avrebbe dovuto dare un parlare dolce e il piacere di ridere e gli avrebbe dovuto dare anche, tra una coppa e l'altra, di piangere la fuga della proterva Cinara: cioè gli avrebbe dovuto dare la giovinezza[9].

Anche Seneca, che comprende molto bene la natura del proprio malessere, che sarebbe stato propedeutico ad una malattia, fugge via da Roma verso il suo podere di Nomento e fugge, così, la febbre e precisamente una febbre che si stava insinuando furtivamente. Seneca comprende che la febbre gli aveva già messo le mani addosso: il medico diceva che era agli inizi, poiché il polso era agitato, irregolare e turbava lo stato naturale dell'organismo. Pertanto, dice, che si era fatto preparare una carrozza e, benché sua moglie, Paolina, avesse cercato di trattenerlo, rimane fermo nell'idea di andare via: ricordava, infatti le parole di Gallione il quale, essendo stato colto dalla febbre mentre si trovava in Acaia, subito si era imbarcato, dichiarando a gran voce che quello non era un male proveniente dal corpo ma dal luogo.

Seneca prosegue, infatti, dicendo che non appena ebbe lasciato l'atmosfera malsana della città e quell'odore di cucine fumanti, le quali, messe in moto, diffondevano con la polvere tutte le esalazioni pestilenziali che avevano assorbito, subito si era reso conto che le sue condizioni di salute erano mutate. Dice che le sue forze erano cresciute allorquando aveva raggiunto i suoi vigneti. Entrato poi liberamente nei prati, si era gettato sul suo cibo e subito aveva riacquistato vigore: era scomparsa quella stanchezza del corpo vacillante e che non prometteva nulla di buono e aveva ripreso a studiare alacremente[10].

---

[6] Hor. *serm.* II, 6, 16-19.

[7] Hor. *carm.* I, 31,17-20.

[8] Hor. *epist.* I, 7, 1-13.

[9] Hor. *epist.* I, 7, 25-28.

[10] Sen. *epist.* XVII-XVIII, 104, 1; 106.

Anche Properzio riconosce la pericolosità del grande caldo estivo che propiziava il periodo delle epidemie: "giunge, infatti il periodo in cui l'aria torrida comincia a prendere fuoco e la terra brucia a causa della secca canicola" (*venit enim tempus, quo torridus aestuat aer incipit et sicco fervere terra Cane*) e si rivolge a Giove perché abbia pietà della donna amata che era stata colpita dal male: "di una fanciulla inferma" (*affectae...puellae*) e se non avesse avuto pietà per lei, il poeta chiede pietà per entrambi perché, dice "se vivrà io vivrò se lei cadrà, io cadrò" (*vivam si vivet; si cadet illa, cadam*)[11].

Ugualmente Ovidio, quando verso l'autunno l'anno splendeva e l'uva rosseggiava di succo purpureo, mentre da un lato, dice, si avvertivano i primi freddi e dall'altro i corpi diventavano spossati per la calura, egli teme che "il maligno umore della temperie" (*vitium caeli senserit aegra sui*) possa fare ammalare la donna amata e raccomanda, in questo caso, che le venga mostrata vicinanza, che la donna veda di essere circondata dall'amore: inoltre aggiunge, molto opportunamente, che bisognava evitare che fosse l'amato a proibirle il cibo o a recarle la medicina amara, ma di lasciare questa incombenza al rivale[12].

Un inganno, che però veniva fatto a fin di bene, era quello ricordato da Lucrezio, quando si trattava di somministrare ai fanciulli, da parte dei medici e molto opportunamente in questo periodo dell'anno, l'amaro assenzio. In questo caso, bisognava cospargere l'orlo della tazza di biondo e dolce miele, affinché l'*improvida* età dei fanciulli, illusa alle labbra dal sapore dolce, bevesse il succo amaro dell'assenzio. Così l'inganno, dice Lucrezio, non portava danno che anzi, al contrario, si risolveva a vantaggio del fanciullo, che in tal modo poteva rifiorire e tornare in salute... [13].

---

[11] Prop. II, 28, 1-42.

[12] Ov. *ars* II, 315-336.

[13] Lucr. I, 935-941; cfr. anche IV, 11-18.

LUOGHI MALARICI PESTILENZE E PANDEMIE

Domizio Apollinare, avendo saputo che Plinio il Giovane, nell'estate, si sarebbe recato nella villa che aveva in Toscana, sapendo quanto quei luoghi fossero malsani, aveva cercato di dissuadere l'amico a recarvisi, temendo per la sua salute, ma Plinio il Giovane lo tranquillizza dicendo che la sua villa era lontana dal mare, anzi che si trovava alle pendici dell'Appennino, il più salubre dei monti.

Lì, in inverno, la temperatura era molto fredda, mentre in estate era piacevolmente dolce. La ventilazione era costante e non si trattava di venti, bensì di brezze. Inoltre la salubrità della zona era resa evidente dalla presenza di molte persone anziane: infatti si potevano vedere nonni e bisnonni di uomini già adulti e si potevano ascoltare antiche leggende e discorsi di tempi passati: sembrava quasi, dice, di essere nati nel secolo scorso[1].

Anche Celso[2] raccomandava di abitare in una casa ariosa, ventilata in estate e soleggiata in inverno e che bisognava stare attenti "al sole del pomeriggio, al freddo della mattina e della sera" (*meridianum solem, matutinum et vespertinum frigus*), così come bisognava guardarsi dalle emanazioni dei fiumi e degli stagni. Per nessun motivo, poi, bisognava esporsi "ai raggi del sole che si apriva" (*soli aperienti*) quando il cielo era nuvoloso, perché non si passasse dal fresco al caldo, "il che produce facilmente costipazioni e infreddature" (*quae res maxime gravedines destillationesque concitat*). E conclude dicendo: "Molto più si devono avere queste attenzioni in quei luoghi dove l'aria è malsana, dove anche sorgono le epidemie" (*Magis vero gravibus locis ista servanda sunt, in quibus etiam pestilentiam faciunt*).

Si legge in Dione Cassio che Caracalla, si servì di climi non adatti per sbarazzarsi di coloro che fingeva di amare. Infatti, mentre uccise molti apertamente, altri li inviò in provincie con climi che erano nocivi ad essi e così, sotto la parvenza di onorarli con l'assegnazione di incarichi prestigiosi, in realtà se ne sbarazzava, sottoponendo al gelo o alla torrida calura quelli che non tolleravano siffatte condizioni climatiche[3]

---

[1] Plin. *epist.* V, 6.

[2] Cels. I, 2

[3] D. C. LXXVII, 11, 6-7.

In Macrobio[4] si fa riferimento allo stato d'animo che accompagnava la descrizione di una pestilenza, come era stata quella di Atene e come quella che aveva colpito il Norico di cui abbiamo una drammatica descrizione in Virgilio, pestilenza che aveva colpito e fatto strage di animali[5] così come, drammatica e partecipata, è la descrizione di una pestilenza che Lucrezio teme possa ancora colpire e diffondersi così come aveva colpito e si era diffusa in Grecia all'epoca di Pericle e Tucidite, la mortifera pestilenza che aveva reso vuote le contrade e la città di Atene[6].

Lucrezio esordisce spiegando le cause dei morbi e da dove, scaturito all'improvviso, il malsano flagello diffondendosi fra gli uomini e gli animali possa provocare una strage. Oltre ai molti germi vitali per gli uomini, Lucrezio dice che altri ne volteggiano apportatori di malattia e morte e quando, casualmente, questi ultimi si levano, sconvolgono il cielo e infettano l'aria.

Questo contagio pestilenziale può venire dall'alto come le nubi e le nebbie o dalla terra allorquando questa marcisce per troppa umidità e ardori eccessivi. E questo è ben visibile in coloro che ne vengono colpiti quando lasciano la patria e la casa e si trovano in momenti troppo diversi.

Quando la situazione avversa si sposta e "un'aria maligna comincia a serpeggiare" (*aer inimicus serpere coepit*) come una nebbia o una nuvola, stravolgendo ogni cosa al suo passaggio, accade che quando giunge nel nostro cielo lo rende simile a sé e dannoso a noi.

All'improvviso questa pestilenza cade nelle acque o penetra nelle messi o in altri alimenti degli uomini e degli animali, oppure resta sospesa nell'aria e quando respiriamo immettiamo nel nostro corpo, contemporaneamente, il soffio dell'aria vitale e l'infezione.

Il morbo grava allora sulla gente e dà contagio e morte.

All'inizio, il capo viene preso da un ardore infuocato, gli occhi sono iniettati di sangue, così come le fauci sudano sangue. La voce viene bloccata da ulcere e poi il contagio dalle fauci scende e invade il petto e affluisce al cuore dei malati. Ai dolori atroci si accompagna un'ansiosa angoscia, un pianto mescolato a lamenti continui. Un singulto continuo di giorno e di notte costringe i malati a contrarre i nervi e le membra e tormenta e sfinisce gli infermi già spossati. Non vi è tregua al male.

"La medicina esita in un timore silenzioso" (*Mussabat tacito medicina timore*) e intanto i malati, continuamente, volgono gli sguardi insonni e riarsi dal male: allora si vedono molti segni di morte.

Molti, desiderosi di vivere e impauriti dalla morte, rifuggono dal visitare i parenti ammalati, mentre viene contagiato chi, invece, resta vicino ai suoi.

Con grande clamore si pongono i congiunti su cataste predisposte per altri e vi si appicca il fuoco, spesso lottando fra loro piuttosto che abbandonare i defunti.

---

[4] Macr. *sat.* IV, 1, 3; VI, 2, 7- 16.

[5] Verg. *georg.* III, 474-566.

[6] Lucr. VI, 1119-1286.

Leggiamo in Plinio che Ippocrate avrebbe salvato la Grecia dalla pestilenza facendo chiudere i passaggi delle montagne al confine con l'Illiria, area dove infuriava il male[7].

Ammiano Marcellino[8], prendendo spunto dalla pestilenza che aveva colpito la città di Amida (Mesopotamia) e che era stata alimentata dal contagio che era avvenuto a causa dei corpi, che erano stati lasciati in preda a decomposizione e a causa del caldo che infuriava, ricorda che filosofi e medici illustri avevano insegnato che le pestilenze erano causate dal caldo o dal freddo in eccesso, dall'umidità e dalla siccità e coloro che abitavano in zone umide o paludose erano colpiti da malattie agli occhi o da analoghe infermità e che, viceversa, erano interessati dalla violenza delle febbri coloro che abitavano nelle zone calde.

Sempre Ammiano Marcellino ricorda, però che quella pestilenza di Amida era durata, peraltro, solo dieci giorni e che si era allontanata durante la notte grazie ad una leggera pioggia[9].

Zosimo ricorda, poi, una dura pestilenza che, originatasi al tempo dell'imperatore Decio, infuriò per circa quindici anni, diffondendosi per città e villaggi e causando un numero incredibile di morti quanti non se ne erano mai verificati in precedenza. Furono colpite le legioni e rimase vittima del morbo anche l'imperatore Claudio II. La violenza con cui furono colpite le città fece apparire minori i danni provocati dai barbari: fortunati si ritennero coloro che ne furono colpiti così come fortunate erano le città che, conquistate dai barbari, erano del tutto spopolate[10].

Un'altra terribile pestilenza che, insieme ad una altrettanto funesta carestia, aveva colpito durante il regno di Massimino, è ricordata in Eusebio di Cesarea[11].

Oltre ai luoghi malsani, alle stagioni meno propizie, sappiamo anche di pestilenze che avevano colpito, in particolare, Roma e che vediamo ricordate in Livio, come, ad esempio, la pestilenza e la carestia che si erano verificate, a causa della siccità e della calura eccessiva, nella campagna romana, durante la conquista di Volsini e queste carestie e pestilenze, dice Livio, non solo avevano provocato la morte del censore Caio Giulio, ma anche la malattia dei consoli[12].

Anche i Galli che assediavano la Rocca Capitolina non furono esenti da una pestilenza. Infatti costoro, abituati a climi freddi, si erano venuti a trovare in una situazione di caldo torrido e morivano per le malattie che si diffondevano a causa dei cadaveri lasciati insepolti[13].

---

[7] Plin. *nat.* VII, 123; v. anche Varro *rust.* I, 4, 5 dove si ricorda come il grande medico Ippocrate salvasse, durante una grande pestilenza non un solo campo ma molte città: *in magna pestilentia non unum agrum sed multa oppida.*

[8] Amm. XIX, 4, 1-2.

[9] Amm. XIX, 4, 8.

[10] Zosim. I, 26, 2; I, 36, 1; 37, 3; 46, 1-2.

[11] Euseb. *Hist. Eccl.* IX, 8, 1-12.

[12] Liv. V, 31, 5-7.

[13] Liv. V, 48, 2-3; v. anche VI, 20, 15-16, 21, 1; VIII, 22, 7; IX, 28, 6.

Sempre in Livio si fa riferimento ad un'altra violenta pestilenza che era, poi, sopraggiunta nell'area dell'Acradina e si legge ancora in Livio che già in autunno, in quei luoghi, sia all'esterno della città che all'interno, la salute era stata minata a causa del caldo soffocante e la gente moriva molto spesso proprio per il contatto che si creava fra gli ammalati e coloro, che li curavano: morivano essi stessi colpiti dalla violenza del male. Questa pestilenza, ricorda Livio, aveva colpito di più i Cartaginesi e meno i Romani poiché questi ultimi, dopo il lungo assedio a Siracusa, si erano già abituati alla temperatura più elevata e a quel clima. I Cartaginesi, invece morirono tutti, compresi i due comandanti, mentre il console Marcello, che aveva portato i suoi soldati all'interno della città, ponendoli al riparo all'ombra delle mura delle case, aveva dato ad essi un certo sollievo, anche se parziale: "tuttavia molti dell'esercito romano morirono in quella pestilenza" (*multi tamen ex Romano exercitu eadem peste absumpti sunt*)[14].

In Varrone vediamo che quando l'esercito romano e la flotta si trovavano a Corcira (durante la ritirata dopo la disfatta di Farsalo), poiché tutte le case erano piene di cadaveri e di malati, lo stesso Varrone era riuscito a ricondurre in patria, sani e salvi, i suoi familiari e quelli del suo seguito, mettendo in atto vari espedienti come quello di fare aprire delle finestre in modo da far entrare il vento di tramontana e chiudendo quelle da cui entravano, invece, i miasmi della pestilenza e facendo aprire nuove porte e chiuderne altre[15].

Altre pestilenze, poi, vengono ricordate da Livio, in particolare quella che colpì l'esercito romano prima che fosse portata in Italia la Madre Idea da Pessinunte e questa pesilenza era stata così violenta che il console P. Licinio aveva comunicato di sperare che un analogo morbo colpisse anche l'esercito nemico con uguale se non maggiore intensità, altrimenti non avrebbero potuto resistere e poiché Annibale si era ritirato nei quartieri d'inverno, diceva che non era necessaria la presenza dell'esercito romano, che doveva essere licenziato in tutta fretta se lo si voleva salvare dal morbo[16].

Una grave pestilenza, ancora, aveva infierito contemporaneamente nell'Urbe e nelle campagne[17] e, dice Ovidio, che ogni luogo era disseminato da cadaveri esangui, sbiancati dalla putredine. Quando, stanchi di tanti funerali, ci si rese conto, che a nulla giovavano gli interventi degli uomini, a nulla l'arte della medicina, ci si rivolse alla divinità, per ricevere aiuto e vennero consultati i Libri Sibillini, che dettero come risposta di far venire il dio Esculapio (Asclepio) da Epidauro a Roma. Poiché i consoli, però, erano in guerra si decise di dedicare un giorno per le suppliche a Esculapio.

La pestilenza, però, come si legge anche in Valerio Massimo, proseguì ininterrottamente per altri tre anni senza che si trovasse beneficio né nella misericordia degli dei né nell'aiuto degli uomini e i sacerdoti, allora, dopo un'attenta lettura dei Libri, decisero di far venire il dio Esculapio a Roma. Gli Epidaurii accolsero la richiesta della delegazione romana e ad essa seguì la manifestazione del consenso della divinità. Il serpente,

---

[14] Liv. XXV, 26, 7-15; v. anche XXVIII, 46, 15.

[15] Varro *rust.* I, 4, 5.

[16] Liv. XXVIII, 10, 1-3; v. anche 11, 1.

[17] Liv. X, 47, 6-7.

venerato come Asclepio, "con occhi miti" (*mitibus oculis*), dopo aver percorso per tre giorni la città di Epidauro e facendo chiaramente intendere di volere una sede più famosa, si diresse verso la trireme romana e, fra il terrore dei marinai, salì e si fermò dove era l'alloggio del legato Quinto Ogulnio. Quando la nave giunse ad Anzio, il serpente scese e si diresse verso il tempietto di Esculapio sistemandosi su una palma altissima. Dopo tre giorni si fece tranquillamente portare a Roma e, quando i legati romani scesero sull'isola Tiberina anche il serpente scese e, nuotando, si diresse al tempio a lui dedicato, "e, con la sua venuta mandò via la calamità al cui rimedio era stato richiesto" (*adventuque suo tempestatem, cui remedio quaesitus erat, dispulit*)[18].

Ancora in Valerio Massimo leggiamo di un'altra pestilenza che aveva colpito Roma e la campagna circostante. Questa pestilenza aveva preso, in particolare, anche i tre figli di un ricco agricoltore di nome Valesio ed erano in gravi condizioni al punto che i medici disperavano di salvarli. Il padre, mentre era chinato davanti al focolare per attingere per loro dell'acqua calda, offrì ai Lari la sua vita in cambio di quella dei figli. Si udì, allora, una voce che gli diceva di portarli immediatamente, via fiume, a Taranto e lì di ristorarli con l'acqua presa dall'altare di Dite e Proserpina. Si apprestò, allora a percorrere il fiume dirigendosi, con una piccola barca, verso Ostia. Approdato, di notte, al Campo Marzio, si fermò dove si vedeva del fumo, per riscaldare dell'acqua per i figli e, in quella località che aveva nome Taranto, prese acqua dal fiume nel posto dove era stato visto il fumo e, attizzato di più il fuoco, riscaldò l'acqua e la dette ai figli che dopo avere bevuto si addormentarono: in tal modo: "furono subito liberati dalla violenza del morbo" (*vi morbi repente sunt liberati*)[19].

In Livio, poi, si legge di un'altra "grave pestilenza che infieriva nella città e nella campagna" (*gravis pestilentia urbem atque agros vastabat*) e che, per cercare di debellarla, per decreto dei decemviri, si era tenuto un triduo di preghiere pubbliche per la salute del popolo[20].

Vediamo ancora, come è riportato sempre in Livio, che una terribile pestilenza si era diffusa a Roma, nelle campagne e nei dintorni abitati della città e che perfino i pubblici servizi funebri, a stento, bastavano e, poiché era stato disposto l'arruolamento di ottomila soldati e di trecento cavalieri da reclutare presso gli alleati latini, i consoli comunicarono che la pestilenza nel Lazio era stata così violenta, che così alto era stato il numero dei morti e che altrettanto alto era, al momento, il numero degli ammalati, che non era possibile raggiungere quel numero richiesto per l'arruolamento[21]. Le difficoltà di dare agli eserciti la piena efficienza di uomini emergeva spesso sempre a causa di pestilenze[22], alcune delle quali, per la durata e l'intensità, si ritenne fossero dovute a disattenzione delle pratiche religiose[23].

---

[18] Liv. III, 32, 2-5; D. C. X, 53, 1-8; Val. Max. I, 8, 2; Plu. *Quaest. Rom.* 94; Ov. *met.* XV, 622-744.

[19] Val. Max. II, 4, 5; v. anche Giul. Par. II, 4, 5; Zosim. II, 1-3.

[20] Liv. XXXVIII, 44.

[21] Liv. XL, 19; v. anche 27.

[22] Liv. XL, 36.

[23] Liv. XL, 37; 4.

In Macrobio si ricorda come Verrio Flacco ricordasse di una pestilenza che aveva colpito il popolo romano e che l'oracolo, che era stato interpellato per capire come risolverla, si era espresso richiamando i Romani ad una maggiore reverenza nei confronti della divinità. L'interpretazione dell'oracolo venne data, involontariamente, da un fanciullo che, durante una processione nel Circo, poiché si trovava nei posti sistemati in alto, guardando, dal suo posto, in basso dove sfilava la processione, aveva visto e memorizzato gli oggetti sacri che venivano portati, appunto, in processione e li aveva elencati al padre nell'ordine esatto della loro successione. Il Senato, informato di quanto era accaduto, fece subito coprire con un velo gli arredi sacri e in tal modo fu posto fine alla pestilenza[24].

Ricorda anche Svetonio che durante il regno di Nerone, ai tanti mali e ai tanti orrori che l'imperatore aveva procurato, si era aggiunto anche il diffondersi di una pestilenza, così violenta che in un solo autunno aveva fatto registrare nelle tavole mortuarie trentamila decessi[25].

Anche sotto il regno di Marco Antonino ci fu "una pestilenza"(*casus pestilentiae*) tanto violenta che, dopo la vittoria contro i Persiani, a Roma, in Italia e nelle provincie, la maggior parte della popolazione e quasi tutte le truppe di soldati erano morti di questo morbo[26].

Si legge, poi, in Ammiano Marcellino che quando la città di Seleucia venne presa dall'esercito di Vero Cesare e venne portata a Roma la statua di Apollo Comeo, che fu collocata nel tempio di Apollo Palatino, i soldati avevano trovato nel tempio, a Seleucia, una piccola apertura e, ritenendo vi fossero dei tesori nascosti, l'avevano aperta e da un recesso, chiuso dai Caldei con formule magiche, "uscì fuori una pestilenza primordiale" (*labes primordialis exsiluit*) che, composta da insanabili malattie, ai tempi di Vero e Marco Antonino, si era espansa con contagi e morti per tutto l'impero, dai confini della Persia fino al Reno e alla Persia[27].

Come si è detto, anche l'imperatore Marco Aurelio, quando era in Oriente in occasione della campagna militare, fu colpito dalla peste a causa della quale morì dopo sei giorni di astinenza dal mangiare e dal bere.

Un'altra grave pestilenza, che si era diffusa in l'Italia colpendo gravemente Roma, è ricordata anche da Erodiano che dice come l'Urbe ospitasse stranieri che provenivano da tutte le provincie e come i residenti fossero molto numerosi. Si legge, ancora in Erodiano che, per questo motivo, molte furono le vittime, anche fra gli animali domestici di ogni specie. L'imperatore Commodo allora, volendo evitare il contagio, ritenne opportuno seguire il suggerimento di alcuni medici che lo avevano consigliato di ritirarsi a Laurento, nei pressi dell'Urbe. Questo luogo era ritenuto, infatti, molto salubre perché

---

[24] Macr. *sat.* I, 6, 15.

[25] Svet. *Nero* 39.

[26] Eutr. 8,12, 2.

[27] Amm. XXIII, 6, 24.

ombreggiato da boschi di lauro e quindi ritenuto sicuro per l'aroma che i lauri emanavano e per l'ombra che dava sollievo: una sorta, quindi, di baluardo contro i miasmi della pestilenza.

Coloro, invece, che rimanevano in città, sempre su consiglio dei medici, cercavano di proteggersi riempiendo le narici e le orecchie di essenze profumate, inoltre facevano suffumigi di sostanze aromatiche, ritenendo in questo modo di ostruire questi organi e impedendo, così, il passaggio all'aria corrotta che, se anche fosse riuscita ad aprirsi, comunque, un passaggio, era ostacolata da un impedimento superiore: ma, nonostante questi espedienti, l'epidemia si diffuse largamente[28].

Di peste morì anche l'imperatore Claudio II, nel corso del secondo anno di regno[29], e si legge, anche in Trebellio Pollione che: "Poco dopo la fine della guerra gotica, un gravissimo morbo dilagò: anche Claudio, colpito dal morbo, lasciò i mortali" (*Finito sane bello Gothico gravissimus morbus increbruit tunc cum etiam Claudius adfectus morbo mortalis reliquit*)[30].

Si legge in Macrobio che al dio Apollo si attribuiva il potere di risanare poiché il calore temperato del sole metteva in fuga tutte la malattie[31]. Infatti il sole procurava uno stato continuo di salute e i casi di pestilenza che fossero stati, eventualmente, da esso provocata, costituivano una rara circostanza.

Dice Plinio che era stato osservato come le epidemie si diffondessero sempre da Oriente verso Occidente e mai viceversa. Si era altresì osservato, che non si manifestavano mai durante l'inverno, che la loro durata non fosse mai superiore ai tre mesi e che "non colpivano mai coloro che avevano oltre i sessant'anni di età" (*quosdam post sexagensimum vitae spatium non accedere*)[32].

Leggiamo in Ammiano Marcellino che il primo tipo di contagio era detto: pandemico e spesso provocava febbre in coloro che abitavano zone aride; il secondo tipo di contagio era detto epidemico e si manifestava in determinati periodi dell'anno, provocando un indebolimento della vista e pericolose flussioni; il terzo tipo di contagio era chiamato *loemodes* (λοιμός, pestilenza) ed era anch'esso periodico ma era mortale a causa della sua grandissima velocità[33].

Come ricorda anche Seneca, durante una pestilenza occorreva fare attenzione a non sedersi accanto a chi fosse stato già aggredito e in preda al male, perché, per lui, ne sarebbe derivato un grave pericolo e ricorda altresì che anche lo stesso respiro avrebbe potuto far ammalare e dopo avere parlato dei pericoli che sarebbero derivati dalla vicinanza con chi fosse stato già aggredito dalla peste, ammonisce che allo stesso modo occorreva fare attenzione, quando si trattava di scegliere gli amici, di prendere quelli che erano con-

---

[28] Erod. *Com.* I, 12; v. anche D. C. LXXII, 14, 4.

[29] Infatti nell'estate del 270, a Sirmio, la peste dilagava tra le truppe v. Eutr. IX, 11, 2.

[30] Treb. Poll. *Claud. II*, XII.

[31] Macr. *sat.* I, 17, 13-14; v. anche I, 17, 24.

[32] Plin. *nat.* VII, 170.

[33] Amm. XIX, 4, 7.

taminati il meno possibile, perché mescolare una persona sana con una malata sarebbe stato, comunque, l'inizio della malattia[34].

Ugualmente leggiamo in Orazio che il saggio, temendo il contatto, rifuggiva il poeta pazzo allo stesso modo di chi fuggiva via da colui che fosse stato malato di rogna contagiosa o di morbo regio o di fanatico furore e degli influssi della luna[35].

Ricordiamo poi che anche Ovidio ammoniva di evitare il contatto con i malati così come facevano i paurosi, che li evitavano per il timore di contrarre una malattia stando accanto ad essi[36], perché bisognava in ogni modo evitare il contagio. Gli stessi occhi, mentre osservavano le ferite, anch'essi si ferivano e molte erano le malattie che si trasmettevano anche solo con il contatto dei corpi[37].

Ancora Ammiano Marcellino ricordava che, "com'è naturale che avvenga nella capitale dell'universo, le malattie infuriano velocemente con particolare virulenza" (*ut in capite mundi, morborum acerbitates celsius dominantur*), di fronte alle quali l'abilità dei medici era impotente ed inoltre si era escogitato, per motivi di profilassi, di vietare le visite agli amici affetti da tali malattie e che si era aggiunto, da parte delle poche persone guardinghe, un altro rimedio che era ritenuto abbastanza sicuro, che cioè gli schiavi, mandati a chiedere informazioni sulle condizioni di conoscenti, colpiti da una siffatta malattia, non venissero accolti in casa prima di essersi disinfettati con un bagno. Così, dice Ammiano Marcellino, si temeva il contagio, anche se visto da occhi altrui[38].

È Plinio, poi, che ricorda un'altra malattia, la *mentagra* che si manifestava in modo ripugnante. La malattia colpiva prima il mento per poi risalire sul resto del volto espandendosi successivamente al collo, al petto, alle mani, con successiva ripugnante desquamazione della pelle.

Questa malattia fu portata in Italia verso la metà del regno di Tiberio Claudio Cesare e fu un cavaliere romano di Perugia, segretario del questore che portò questo contagio dall'Asia. La malattia si diffuse rapidamente, soprattutto attraverso il bacio, ma non ne furono contagiate le donne, né i servi, né la gente di media e bassa condizione. Dice Plinio che le cure comportavano cicatrici più turpi del male stesso perché si interveniva con medicamenti a base di soda caustica. Zona d'origine di questo male era l'Egitto e da quella terra giunsero medici specializzati che, per curarla, ne trassero notevoli guadagni. Sappiamo, dice ancora Plinio, che l'ex pretore Manilio Cornuto, luogotenente della provincia d'Aquitania, spese 200.000 sesterzi per curarsi da questo male.

Dice ancora Plinio che, mentre questa malattia, come si è detto, non colpiva il popolo o comunque persone di bassa condizione, viceversa c'erano alcune malattie che colpivano solo la gente di bassa condizione[39].

---

[34] Sen. *dial.* IX, 7, 4.

[35] Hor. *ars* 453-456.

[36] Ov. *Ponto* III, 2, 13-14.

[37] Ov. *rem.* 615-616.

[38] Amm. XIV, 23.

[39] Plin. *nat.* XXVI, 2-6.

Un'altra malattia si manifestò poi in Italia al tempo dei censori Lucio Paullo e Quinto Marcio: si trattava della malattia che viene chiamata da Plinio: "delle bolle nere" (*carbunculum*). Era una malattia tipica della provincia Narbonese e nello stesso anno ne restarono colpiti e perirono, i due ex consoli Giulio Rufo e Lecanio Basso, il primo morì per incompetenza del medico che lo aveva operato e il secondo per essersi estratto da solo, dal pollice della mano sinistra, una scheggia quasi invisibile. Plinio dice che all'inizio si manifestava nelle parti più nascoste del corpo e non comportava visibili rigonfiamenti, senza prurito né dolore ma provocava solo sonno. Però, in soli tre giorni, il malato moriva. A volte si potevano avere brividi e più raramente era accompagnata da febbre. Quando poi la malattia si diffondeva nell'esofago e nella laringe allora uccideva rapidamente[40].

Si legge ancora in Plinio che, mentre alcune malattie scomparivano, come fu il caso della lebbra che, in Italia, si era manifestata prima del tempo di Pompeo Magno e che poi era scomparsa, altre perduravano. Una di queste era il *colum* (forse affezione intestinale) che si era introdotta durante l'impero di Tiberio Cesare e, dice Plinio, che quello era stato il primo imperatore a soffrirne. Ricorda anche che i Romani furono molto perplessi quando lessero questo nome sconosciuto in un editto dell'imperatore, che si scusava della sua infermità. Dice, però, ancora Plinio, che non sembrava che le numerose erbe officinali impiegate fossero state utilizzate, appositamente, per contrastare questa malattia[41].

Argomento ritenuto da Vegezio di massima importanza era poi quello che riguardava la salute dei soldati che dovevano in ogni modo essere messi al riparo dalle malattie e protetti dalle pestilenze. La salute dei soldati doveva essere tutelata e questa dipendeva dai luoghi, dalle acque, dalla stagione, dalle cure mediche, dall'esercizio fisico.

L'esercito, dice Vegezio, non doveva fare uso di acque paludose e infette, perché l'acqua non potabile generava malattie, come fosse stato veleno. In caso di malattie, era necessario che i principi, i tribuni, il comandante che aveva il supremo potere, provvedessero con assidua attenzione a dare del cibo adatto, a curare i soldati con il sapiente aiuto dei medici, poiché disastroso era il combattimento di uomini sui quali incombevano sia le esigenze della guerra, sia, nello stesso momento, i sintomi della malattia.

In verità, gli esperti dell'arte militare ritenevano più utili gli esercizi fisici che la presenza dei medici per preservare la salute dei soldati. Infatti bisognava fare attenzione, se si fosse stati nella stagione autunnale e in quella estiva, che un gran numero di soldati non rimanesse stanziato troppo a lungo nello stesso luogo, poiché l'inquinamento delle acque, l'odore fetido che ristagnava e l'aria infetta avrebbero provocato l'insorgere di

40 Plin. *nat.* XXVI, 5-6.
41 Plin. *nat.* XXVI, 113-114.

pericolose malattie, che potevano essere evitate soltanto con il frequente trasferimento degli accampamenti[42].

Vegezio prosegue, poi, dicendo che d'inverno bisognava evitare che venissero a mancare la legna e il foraggio, così come, in estate, l'acqua. In ogni stagione, comunque, non dovevano mancare frumento, vino, aceto e sale[43].

---

[42] Veg. *mil.* III, 1-3.

[43] Veg. *mil.* III, 3.

LE MALATTIE DEL POPOLO

TITO MACCIO PLAUTO

Uno scrittore latino nelle cui opere possiamo leggere alcuni riferimenti alle malattie lamentate dal popolo è Tito Maccio Plauto anche se vediamo che questi riferimenti non sono molto numerosi.

Uno di questi ci mostra il lenone Cappadoce che giace, ammalato, all'interno del tempio del dio Esculapio. Infatti, Cappadoce, rifugiandosi nel tempio del dio della medicina, aveva tentato di farsi guarire dalla divinità ma, dopo avere capito che la divinità non voleva affatto intervenire in suo favore, decide di uscire dal tempio trascinandosi fuori con il suo enorme ventre: infatti è proprio nel ventre che è concentrata la sua malattia.

Cappadoce, quindi, dopo avere lamentato la disattenzione del dio nei suoi confronti, comincia a descrivere a Palinuro la sua malattia e, mentre da un lato esprime quello che sente, dall'altro Palinuro dice quello che vede, arrivando poi, a farsi beffe di lui.

Cappadoce si lamenta che la sua salute stava peggiorando e che il dolore cresceva sempre di più. Soprattutto quando camminava, avvertiva la stretta della milza come se fosse stata una cintura ed aveva la sensazione di avere nel ventre due gemelli. Confessa che la sua più grande paura era quella di trovarsi diviso in due.

Palinuro, che lo stava osservando, nota che oltre alle enormi dimensioni del ventre, Cappadoce aveva anche gli occhi del colore dell'erba ed è proprio per questo colore anomalo che all'inizio non lo riconosce. Cappadoce prosegue nell'elenco dei suoi dolori: la milza lo soffocava, le reni gli provocavano dolore, sembrava che i polmoni si lacerassero, il fegato era già straziato così come il cuore, che era a pezzi fin nelle sue più intime fibre e che, infine, tutte le interiora gli facevano male.

Forte di tutto questo elenco, Palinuro emette la sua diagnosi: quello che affliggeva Cappadoce era, senza alcun dubbio, il mal di fegato: "Allora la malattia che ti agita è la malattia del fegato" (*Tum te igitur morbus agitat hepatarius*).

Cappadoce cerca, evidentemente, di specificare meglio quella parte del corpo che gli procurava il dolore più forte e dice di sentire che la milza gli si stava spaccando in due. Palinuro lo induce a fare del moto perché, dice, che non c'era niente di meglio, per la milza, che fare movimento. Cappadoce però, non persuaso commenta: "È facile farsi beffe d'uno sventurato" (*Facilest miserum irridere*)[1].

Una malattia che poteva capitare abbastanza spesso era poi, quella che colpiva gli occhi: la congiuntivite e questa malattia, doveva essere molto fastidiosa se Tracalione, in Plauto, augura a Demone, oltre al fatto di poter raccogliere molto prezioso silfio e succo di silfio, anche di avere sempre gli occhi asciutti e salvaguardati dalla cispositࠠ[2]. Questa malattia, come si legge ancora in Plauto, viene messa a confronto con la figura del servo, che spesso era ritenuto di scarsa importanza, come ha modo di dire il servo Sagaristione che, infatti, si lamenta che il padrone lo consideri ... "quasi un occhio cisposo" (*quasi lippo oculo*). Questi tenta, anche, di far passare un gonfiore che si vedeva sul collo, che però era dovuto alla borsa contenente del denaro, per un ascesso che, ovviamente, non vuole che lo si tocchi, perché, dice, se uno l'avesse toccato malamente avrebbe cominciato subito a fare male come pure si rifiuta di farselo tagliare, motivando che, dal momento che era spuntato solo in quello stesso giorno, non bisognava intervenire prima del tempo perché, dice, avrebbe potuto peggiorare e, ovviamente, a Tossilo che gli chiede di vedere "il tuo male" (*morbum tuum*), si rifiuta di mostrarlo[3].

Un altro male, che poteva interessare gli occhi e che viene accostato al fatto di come un servo fosse noioso e inopportuno, era quello che si potesse formare un orzaiolo nella palpebra. Infatti il commento che viene fatto in proposito è quello che ne sottintende la frequenza: se non l'hai non vorresti né desidereresti averlo e se l'hai non puoi fare a meno di toccarlo[4]. Ma poteva considerarsi una malattia anche il fatto che la vista, per effetto dell'età, si abbassasse "è a causa dell'età che non vedi" (*aetate non quis optuerier*) e quindi, in senso lato, la vecchiaia, in genere, viene considerata una malattia[5].

Ancora nei confronti di un servo arriva il rimprovero di Carino. Infatti è Eutico, servo di Carino che, a causa della lentezza con cui camminava, lentezza che viene individuata come il suo più grande difetto, viene accusato di avere la podagra: "anche se Eutico avesse i piedi con la podagra già sarebbe rientrato dal porto" (*sed tamendem si podagrosis pedibus esset Eutychus iam a portu redisse potuit*)[6].

Un'altra situazione, che vede coinvolto il servo Pseudolo, è lo stato di fibrillazione che lo pervade quando si tratta di denaro: "infatti so bene che hai la febbre poiché non ti è permesso metterci le unghie"(*nam certo scio hoc, febrim tibi esse, quia non licet hoc inicere ungulas*). Il termine di "febbre" (*febrim*) viene utilizzato, in questo caso, per indicare appunto, uno stato di fibrillazione, di ansia, che subentra in Pseudolo che anela di ottenere qualcosa di molto ambito: in questo caso si tratta di denaro. Arpace,

---

[1] Plaut. *Curc.* 13- 40.

[2] Plaut. *Rud.* 629-630.

[3] Plaut. *Persa*, 311-316.

[4] Plaut. *Bacch.* 881-882.

[5] Plaut. *Most.* 840.

[6] Plaut. *Merc.* 596-597.

percepisce che Pseudolo si trova in questa situazione e lo dice apertamente levandogli ogni speranza: so bene che tu hai la febbre perché non puoi metterci sopra le unghie e conclude dicendo: "Credo che non affiderò una sola dracma ad alcuno se non allo stesso Ballione" (*Ego nisi ipsi Ballioni nummum credam nemini*)[7].

Altre malattie che vediamo ricordate in Plauto, vengono esposte con ironia e tali da suscitare comicità come la pazzia e l'epilessia che aveva colpito Aristofonte. Dice, infatti, Tindaro ad Egione, a sostegno della tesi della pazzia, che Aristofonte, una volta, in casa, aveva inseguito con delle aste il padre e la madre e dice anche che talvolta "gli viene quel male sul quale ci si sputa addosso" (*illic isti qui insputatur morbus interdum venit*) (epilessia). Plauto non dice il nome del *morbus* ma indica la medicina, empirica, che doveva essere usata per uscirne: occorreva sputare addosso al malcapitato[8]. Aristofonte, però, negando, comunque, di avere quel male dice che quella malattia era più frequente di quanto si potesse ritenere e che colpiva molti uomini i quali, per il fatto che si sputava loro addosso, avevano ottenuto salute e giovamento. Ad ogni buon conto, però, conclude dicendo "perciò allontanati da costui" (*proin tu ab istoc procul recedas*) [9].

I sintomi che aveva Aristofonte e che già si vedevano sul suo corpo e sul suo volto, erano gli occhi ardenti, che rendevano necessaria una fune per legarlo. Un'altra prova di questo male era, poi, il fatto che tutto il corpo si era coperto di macchie livide: "nera bile lo agita" (*atra bilis agitat hominem*)[10].

Tindaro, non accenna alla cura che doveva essere utilizzata per agire nei confronti della pazzia. Lo leggiamo, però in un'altra commedia di Plauto dove si dice che per curare questo male si sarebbe dovuto fare ricorso all'elleboro. Dice, infatti Gripo a Tracalione: "Di grazia, sei sano di mente?" (*Quaero sanus es?*), per ricevere la secca risposta di quello: "Sono da trattare con l'elleboro?" (*Elleborosus sum*)[11] e vediamo, ancora che Pinacio, ritenendo che Teopropide fosse impazzito, dal momento che riteneva di avere ricevuto una risposta per un'altra, dice: "questo vecchio è certamente un vecchio che prende l'elleboro" (*senex hic elleborosus est certe*)[12].

Sempre a proposito dell'elleboro, ancora in Plauto si legge la diagnosi di un medico, chiamato dal Vecchio, di fronte alla presunta malattia che aveva colpito Menecmo I. Il Vecchio, dopo avere atteso per lungo tempo il medico *odiosus* che tornasse dalle sue pratiche: "tuttavia ora è arrivato alla fine delle visite ai malati" (*dum se ex opere recipiat ... tandem vix ab aegrotis venit*), a lui che gli chiedeva se fosse stato "spiritato o pazzo" (*larvatus* o *cerritus*) "preso da letargo o da idropisia" (*veternus* o *aqua intercus tenet*): "fa'

[7] Plaut. *Pseud.* 642-643.

[8] Plaut. *Capti* 547-551.

[9] Plaut. *Capti* 554-555.

[10] Plaut. *Capti* 594-596; v. anche 605-606.

[11] Plaut. *Rud.* 1005-1006.

[12] Plaut. *Most.* 952; v. anche Hor. *serm.* II, 3, 80-82; Lucr. IV, 640 dove si dice: l'elleboro per noi è un acre veleno.

ch'io lo sappia" (*fac sciam*), risponde che lo aveva chiamato proprio per questo, che cioè fosse il medico a dirglielo e a guarirlo, e si raccomanda soltanto che Menecmo sia curato "con grande cura" (*magna cum cura*). Il medico lo rassicura dicendo che guariva più di seicento malati al giorno.

Dopo avergli detto di non allargare le braccia che avrebbero fatto molto male alla sua malattia, inizia a fare domande: se avesse bevuto vino bianco o rosso, se gli si indurivano gli occhi, se avesse sentito gorgogliare gli intestini, se avesse dormito pesantemente e se si fosse addormentato facilmente nel letto per concludere dicendo di portarlo a casa sua, perché "lì, lo potrò curare secondo la mia decisione" (*ibi meo arbitratu potero curare homine*), che poi è "ti farò bere elleboro per venti giorni" (*helleborum potabis faxo aliquos viginti dies*). Menecmo, però, andati via tutti, medico compreso, dice "in verità, dopo essere nato, mai sono stato malato neppure un giorno, non sono pazzo, non faccio questioni, né comincio a litigare. Sono sano e vedo gli altri sani, riconosco le persone, parlo" (*nam, equidem, postquam gnatus sum, numquam aegrotavi unum diem, neque ego insanio, neque pugnas neque ego litis coepio. Salvos, salvos alios video; novi homine; adloquor*), per chiedersi, poi, se quelli che lo dicevano pazzo forse erano proprio loro i pazzi"[13].

In Plauto viene ricordata anche l'angina soprattutto per l'effetto che procurava e che portava alla morte: e Filolachete, che evidentemente ne conosceva gli effetti, volge l'effetto deleterio del male in comicità e auspica di potersi trasformare in angina, appunto, per uccidere Scafa, che con i suoi cattivi consigli lo metteva in pessima luce agli occhi della donna amata e desidera questo "per prendere alla gola questa strega e strangolare la scellerata stimolatrice" (*ut veneficae illi fauces prehendam atque enicem celesta stimulatricem*)[14].

Un altro male era, poi, un male d'amore e Lisidamo ritiene di avere il cuore ammalato di milza, la quale già da tempo gli balzava nel petto, così che temeva che il petto gli si stesse sfondando. Teme di morire e dice con precisione quello che sente dentro di sé: "Sono morto. Credo di avere il cuore ammalato di milza, già da tempo salta. Con assiduità mi percuote il petto" (*Perii; cor lienosum, opinor, habeo; iam dudum salit. De labore pectus tundit*)[15].

Filenia, poi, gioca sul significato del saluto che Argirippo le indirizza: "Salute" (*Vale*). Ma lei, rispondendo al suo augurio, che interpreta nel senso di stare in salute, replica: "Salute, mi dici, quando andando via, mi fai ammalare?" (*Salvere me iubes, quoi tu abiens offers morbum?*)[16].

---

[13] Plaut. *Menaec.* 883- 950.

[14] Plaut. *Most.* 218-219.

[15] Plaut. *Cas.* 414-415.

[16] Plaut. *Asin.* 592-593.

Anche in Catone vediamo che sono ricordate alcune malattie che, evidentemente, colpivano con maggior frequenza i contadini così come vengono indicate alcune prescrizioni da seguire in caso si fossero ammalati gli animali della villa rustica. o nel caso si fosse temuta una qualche malattia[17].

Queste malattie le vediamo spesso, e in modo inaspettato, intercalate a consigli da seguire per la coltivazione dei campi o delle piante o per le più svariate mansioni domestiche come quella di tenere svegli i cani di giorno perché fossero più vigili di notte.

Una cura per le malattie consisteva abbastanza spesso nell'utilizzo del vino e così viene ricordato il "vino per chi fosse stato sofferente di sciatica" (*vinum ad isciacos*) che, assicura Catone: "ti farà bene" (*proderit*) come pure il "vino di mortella" (*vinum murteum*) che avrebbe fatto bere non solo a chi fosse stato stitico ma anche per chi avesse avuto dolori al petto o per chi fosse stato sofferente di coliche: (*ad alvum crudam et ad lateris dolorem et ad coeliacum*)[18].

Vino nero duro unito a melagrane acerbe pestate e lasciato a macerare per trenta giorni avrebbe lenito i dolori al ventre, curato la dissenteria e liberato dai vermi e dalle tenie[19], mentre vino ed elleboro nero[20] avrebbero mantenuto sano il ventre.

Vediamo, però, che fra i numerosi e svariati consigli dati da Catone, che egli ritiene fondamentali per la cura di malattie, c'è quello di ricorrere all'utilizzo del cavolo cui si è accennato, spesso mescolato al vino, o in decotto. E così leggiamo che il cavolo veniva utilizzato se uno avesse avuto pesantezza di stomaco, se fosse stato sofferente di dissenteria o se avesse avuto una ritenzione di urina.

Un particolare tipo di cavolo avrebbe guarito, poi, ogni tipo di ferita o tumore, avrebbe guarito ogni tipo di piaga senza provocare alcun dolore e sarebbe stato efficace nel caso di lussazioni, di contusioni o di carcinoma alla mammella. Avrebbe guarito dai dolori alle articolazioni, avrebbe guarito dall'insonnia e dai fastidi della vecchiaia o dell'indebolimento (anche se, nei confronti della vecchiaia e della malattia Catone consiglia al padrone di un fondo di vendere: "venda" (*vendat*) oltre a buoi vecchi, pecore malandate, vecchi ferramenti e altre cose vecchie, anche: schiavi vecchi e ammalati (*servum senem, servum morbosum*)[21].

Il cavolo selvatico, avrebbe guarito dall'ulcera nera, dal polipo al naso, dalla scabbia sporca senza lasciare piaga e sarebbe stato utile nel caso di un udito un po' scarso e contro le "escoriazioni" (*intertrigini*).

---

[17] Cato *agr.* LXX; XCVI.

[18] Cato *agr.* CXIV; CXXV.

[19] Cato *agr.* CXXVI; v. anche CXXVII.

[20] Cato *agr.* CXIV-CXV.

[21] Cato *agr.* II.

Infine per raccogliere le diverse tipologie di malanni e i casi disperati dice: "guarirà quelli che tu non hai più speranza di guarire" (*quos diffidas sanos facere, facies*)[22].

MARCO VALERIO MARZIALE

Marziale non ricorda espressamente le malattie ma ricorda l'intervento e il lavoro dei medici o di coloro che, in un modo o in un altro, esercitavano un lavoro vicino a quello di un medico e così si possono comprendere quali fossero state alcune delle malattie che colpivano il popolo, perché è proprio al popolo che Marziale si rivolge.

A volte lo fa indicandoci i nomi di coloro che esercitavano la loro professione non genericamente, ma in modo "professionale", cioè erano, per così dire, specializzati e che, talvolta, esercitavano nelle loro botteghe che venivano aperte, fornite e attrezzate di tutto punto[23].

Così, non soltanto i suoi concittadini ma anche noi veniamo a sapere, ad esempio, che Cascellio avrebbe potuto estrarre un dente malato oppure otturarlo e che, quindi, coloro che erano colpiti da un mal di denti avrebbero potuto rivolgersi a lui[24].

Sappiamo, poi, che un fastidio agli occhi provocato da "peli" (sopracciglia troppo esuberanti?) (*infestos ... pilos*), si sarebbe potuto risolvere con l'intervento di Igino che avrebbe potuto bruciare, si auspica delicatamente, questi peli. Però leggiamo che il mercante cisposo, che non smetteva di gridare per attirare l'attenzione dei compratori e poter così vendere gli stecchi solforati, non ricorreva al medico bensì si teneva i suoi occhi cisposi (*lippus*)[25].

Un'altra malattia che avrebbe potuto colpire qualcuno, era quella di avere una ciste in suppurazione e, in questo caso Fannio interveniva prontamente e lo faceva, dice Marziale, senza incidere la ciste[26].

Non si trattava propriamente di una malattia, ma era comunque sentita come tale, quella delle "terribili cicatrici" (*tristia stigmata*) che rimanevano sulla pelle degli schiavi fuggitivi e Marziale indica in Eros colui che le avrebbe fatte sparire. Mentre nel caso si fosse stati colpiti da ernie inguinali, ci si poteva rivolgere ad Ermes, che era chiamato "Podalirio - figlio di Esculapio - delle ernie intestinali" (*Enterocelarum fertur Podalirius*)[27]. Però mette in guardia anche da quei sedicenti medici che fornivano la loro opera con interventi non propriamente esperti e così dice che colui, che avesse

---

[22] Cato *agr.* CLVI-CLIX.

[23] Cic. *Cluent.* 63, 178; v. anche Cic. *orat.* III, 33, 132.

[24] Mart. X, 56, 3.

[25] Mart. XII, 57, 14.

[26] Mart. X, 56, 5.

[27] Mart. X, 56, 6-7.

avuto ernie strozzate o ossa fratturate e che non avesse voluto scendere alle ombre dello Styge anzitempo: "fugga, se è intelligente, il barbiere Antioco" (*tonsorem fugiat, si sapit, Antiochum*) e spiega la sua asserzione dicendo che da Antioco sarebbero fuggiti il mitico Prometeo, Penteo e Orfeo se solo avessero sentito il rumore delle "armi barbare" (*barbara tela*) di costui. Si sarebbero, invece, dovuti rivolger al medico Alconte che, al dire di Marziale, era "più delicato" (*mitior*) e soprattutto era più esperto e che aveva una mano più esercitata nel tagliare ernie strozzate o nel sistemare le ossa fratturate. Aggiunge, poi, che tutti i segni che lui aveva sul mento e che erano analoghi a quelli che si sarebbero potuti vedere sulla fronte di un vecchio pugile, non erano stati fatti dalla moglie severa con "con le unghie irose" (*iracundis...unguibus*), bensì erano stati lasciati dalle mani scellerate e dal rasoio di Antioco[28].

Questo medico è ricordato anche da Ausonio quando parla di Marco "che languiva" (*languenti*) e al quale l'aruspice Diodoro aveva diagnosticato che sarebbe vissuto soltanto altri sei giorni. Alconte, però, "più potente degli dei e del fato" (*divis fatisque potentior*), subito volle persuaderlo che il vaticinio era falso e tastò la mano di lui che, se non l'avesse tastata, sarebbe vissuto; infatti subito a Marco svanirono i sei giorni che l'aruspice gli aveva predetto[29].

L'intervento di Alconte si mostrò, poi, nefasto anche nei confronti della statua di Giove perché, toccata dal medico, ne subì il nefasto potere, nonostante fosse stata di pietra e nonostante si fosse trattato di un dio: infatti giunse subito l'ordine di rimuoverla dal posto dove si trovava[30].

Neanche il medico Ermocrate doveva godere di buona fama dal momento che, secondo Marziale, era bastato ad Andragora sognarlo perché l'indomani mattina, dopo avere trascorso una piacevole giornata alle terme ed avere allegramente cenato con gli amici, venisse trovato morto[31].

Ugualmente da evitare era Diaulo. Marziale lo definisce *chirurgus*, poi *medicus* quindi *clinicus* ma di lui non sappiamo la specializzazione. Sappiamo soltanto che alla fine era: "seppellitore" (*vispillo*) e mentre da medico faceva sdraiare la gente sul lettino, ora la situazione non era cambiata perché faceva ancora sdraiare la gente sul letto ma lo faceva nella sua professione di becchino[32].

Un altro cambiamento di mestiere è ricordato ancora da Marziale a proposito di un medico che prima era stato "oculista" (*fueras opthalmicus ante*). Costui che ora faceva il gladiatore, non aveva di molto cambiato il mestiere perché, dice Marziale rivolgendosi a lui, che quello che faceva da gladiatore, cioè cavare gli occhi, prima lo faceva come medico (*fecisti medicus quod facis oplomachus*)[33].

---

[28] Mart. XI, 84, 1-6; ricordato anche in Mart. VI, 70, 6

[29] Aus. *Epigr.* 77

[30] Aus. *Epigr.* 78

[31] Mart. VI, 53

[32] Mart. I, 30; I, 47

[33] Mart. VIII, 74.

Atra lues (nera peste) aveva colpito Festo il quale, avendo compreso che per lui non c'era scampo alcuno, aveva deciso di darsi la morte di sua mano e, dice Marziale che non era ricorso al veleno né ad una fine lenta privandosi del cibo, ma aveva scelto di finire l'esistenza "con una morte degna di Roma" (*Romana...morte peregit*): sulla fiamma di un rogo e fece questo nonostante, dice ancora Marziale, fosse amico dell'imperatore (Domiziano)[34].

Un intervento che poteva essere fatto era anche quello che riguardava i denti. Evidentemente non avere più denti o averli neri poteva essere ritenuto una malattia: era auspicabile avere denti bianchi al posto di quelli neri e così, commenta Marziale, mentre Taide proseguiva ad avere denti "neri" (*nigros*), Lecania li aveva bianchi, ma non perché fossero puliti ma perché, mentre Taide aveva ancora i suoi denti, Lecania invece li aveva finti[35] così come finti li aveva Galla che li metteva da parte allo stesso modo di come, di notte, riponeva la veste di seta[36]: però, il dentifricio diceva di voler pulire i denti di una ragazza e non i denti finti presumibilmente di una che i suoi veri li aveva perduti e quindi era ricorsa a quelli finti e quindi bianchi[37].

Senza dover ricorrere a denti finti, che sarebbero stati bianchi, Fescennia ricorreva ai "confetti" (*pastillas*) di Cosmo, noto profumiere che, comunque, non erano finalizzate a rendere bianchi i denti, bensì a togliere dal suo alito il forte odore di vino che aveva bevuto il giorno precedente[38]. Anche Lelia aveva comperati i denti, così come aveva comperato i capelli e Marziale, rivolgendosi a lei, dice: "e non te ne vergogni" (*nec te pudet*)[39].

Però non si ricorreva sempre al dentista, perché si poteva anche fingere di avere i denti frugando (*fodit*) nella bocca con lo stuzzicadenti: *lentiscis*[40].

C'erano comunque dei medici che non esercitavano propriamente la loro arte o non la esercitavano proprio e uno di questi era il medico che andava a trovare la moglie di Caridemo: Marziale non dice di quale malattia fosse stata colpita la donna, ma probabilmente era in buona salute.

La cosa era risaputa ed anche il marito era al corrente. Dice, infatti Marziale: Sai che tua moglie se la fa col medico, ma tu la lasci fare, Caridemo: e così, senza essere ammalato, vuoi morire[41].

Fra le malattie che potevano capitare con una certa frequenza, vediamo che Seneca ricorda anche la possibilità che un'unghia potesse essere malata e nemmeno, dice, un'unghia intera, ma bastava anche che fosse spezzata lateralmente: ecco, fa notare Seneca, cosa potrebbe ucciderci (forse cancrena?).

---

[34] Mart. I, 78, 1-10.
[35] Mart. V, 43.
[36] Mart. IX, 37, 2- 3.
[37] Mart. XIV, 56, 1-2; v. anche Iuv. VI, 145.
[38] Mart. I, 87, 1-4.
[39] Mart. XII, 23, 1.
[40] Mart. VI, 74, 3-4; XIV, 22, 1-2.
[41] Mart. VI, 31.

Ricorda poi il catarro di cui, abbiamo visto, aveva sofferto da giovane e che dice come anche Lucilio ne fosse stato sofferente e questo male, che provocava tosse, anche in piccola parte, sarebbe stato sufficiente a soffocare una persona. Prosegue, poi, ricordando come alcuni fossero stati soffocati da una bevanda andata di traverso e come anche una sola goccia d'acqua avrebbe potuto causare la morte di qualcuno[42].

C'erano, poi, alcune malattie che dovevano essere, con molta probabilità, ben conosciute e diffuse nel popolo, come, ad esempio, la febbre quartana, che abbiamo visto spesso ricordata anche nelle lettere di Cicerone e di Plinio il Giovane e che veniva alla sua ora, così come lo era la gotta che si faceva sentire a intervalli regolari[43]. Anche in Plinio si legge come la natura avesse regolato l'insorgere delle malattie: infatti la febbre quartana non aveva mai inizio al solstizio di inverno e nemmeno durante i mesi invernali e, in merito a questa malattia, Varrone ricorda che il medico osservava, con un'attenzione maggiore, i sintomi a partire dal quarto giorno, poiché ci sarebbe stato un rapporto analogo dal quarto giorno al settimo (a partire dal primo)[44] .

---

[42] Sen. *nat.* VI, 2, 5; v. anche Plin. *nat.* VII, 181-185.

[43] Sen. *nat.* III, 16, 2.

[44] Varro *ling.* X, 46-47; v. anche Gell. III, 10, 14; Plin. *nat.* VII, 170; Hor. *serm.* II, 3, 288- 295.

FORMULE MAGICHE PER EVITARE O GUARIRE LE MALATTIE

Leggiamo in Aulo Gellio[1] che molti ritenevano che, quando il nervo sciatico provocava molto dolore, si sarebbe potuto trovare giovamento se, sulla parte ammalata, si fosse suonato l'aulo nel modo frigio e dice, altresì, ancora Aulo Gellio, che questo lo aveva trovato "recentemente" (*nuperrime*) in un libro di Teofrasto[2], (*L'ispirazione,* opera perduta), e come è riportato anche in Ateneo[3].

È poi Catone che ci ha tramandato la formula di un carme efficace per le lussazioni delle membra.

Catone, infatti, ricorreva ad alcune formule magiche e, per quanto riguardava le persone, leggiamo, in particolare, le cure da lui suggerite, e presumibilmente adottate, da applicare in caso di una lussazione. Dice, infatti che in questo caso si sarebbe guariti con un particolare incantamento: bisognava prendere una canna verde, lunga quattro o cinque piedi, quindi si doveva dividerla a metà nel senso della lunghezza e due uomini la dovevano tenere sul femore. Quindi si doveva cominciare a cantare: *moetas vaeta daries dardares astataries dissunapiter* fino a quando le parti non si ricongiungevano e bisognava scuoterci sopra un ferro. Quando le due parti erano congiunte e l'una avrà toccato l'altra, bisognava prenderla e tagliare da destra a sinistra e legarla sulla lussazione o sulla frattura, e questa sarebbe guarita. Inoltre bisognava cantare ogni giorno: *huat huat huat istasis tarsis ardannabou dannaustra*[4].

Vediamo, riportata in Varrone, a proposito della salute di Fundanio che aveva dolore ai piedi al punto da fargli aggrottare la fronte, una formula magica che prescriveva di invocare il mitico fondatore di Tarquinia, Tarquenna, perché sarebbe stato guarito: "Quando a uno cominciano a far male i piedi, se pensa a te puoi guarirlo; io penso a te, guarisci i miei piedi. La terra si tenga il malanno, la salute rimanga qui (nei miei piedi)" (*Cum homini pedes dolere coepissent, qui tui meminisset, ei mederi posse. Ego tui memini,*

---

[1] Gell. IV, 13, 1.
[2] Plin. *nat.* XXVIII, 21.
[3] Ath. XIV, 18.
[4] Cato *agr.* CLX; v. anche Plin. *nat.* XXVIII, 21.

medere meis pedibus, terra pestem teneto, salus hic maneto in meis pedibus). "Bisognava, poi, recitare ventisette volte questo verso, pestare il suolo, sputare e questa cantilena avrebbe dovuto essere recitata a digiuno" (*Hoc ter noviens cantare iubet, terram tangere, despuere, ieiunum cantare*)[5] e queste parole sarebbero state utili per la malattia della gotta[6]

Si legge, poi, in Svetonio che, si raccontava, come fosse ricorso ad una formula magica anche il dittatore Giulio Cesare il quale, nel giorno in cui celebrava il trionfo gallico, definito da Svetonio come "il primo e più fastoso trionfo" (*primum et excellentissimum triumphum*), mentre con il carro stava attraversando il Velabro, venne quasi sbalzato fuori del carro a causa della rottura dell'asse[7].

Anche Dione Cassio[8] ricorda l'episodio avvenuto il primo giorno, ricordandolo come un prodigio sfavorevole. Dice, infatti che l'asse del carro trionfale si spezzò davanti al tempio della Fortuna e che Cesare dovette proseguire il percorso sopra un altro carro. Prosegue, però dicendo che Cesare salì, sulle ginocchia, i gradini della scalinata del Campidoglio e non badò né al cocchio, che era stato innalzato in suo onore davanti alla statua di Giove, né all'immagine del mondo, che era stata raffigurata sotto ai suoi piedi, e dalla quale fece togliere la scritta: semidio.

L'incidente occorso a Cesare viene ricordato anche da Plinio che allude anche al gesto scaramantico compiuto dal dittatore dicendo che "dopo una brutta caduta da un carro, ogni volta che fosse salito su di un simile veicolo, aveva l'abitudine di ripetere per tre volte una formula magica e faceva questo per assicurarsi spostamenti sicuri" (*post unum ancipitem vehicul casum ferunt semper, ut primum consedisset, id quod plerosque nunc facere scimus, carmine ter repetito securitatem itinerum aucupari solitum*) e Plinio commenta anche che "questa superstizione risulta ora molto diffusa" (*id quod plerosque nunc facere scimus*)[9].

C'era, poi, un sistema per guarire subito da un foruncolo e questo, si legge in Plinio, consisteva nel prendere nove chicchi di orzo e con la mano sinistra, bisognava descrivere, con ciascuno di essi, tre cerchi attorno al foruncolo. Poi si dovevano gettare nel fuoco tutti i nove chicchi: "dicono guarisce subito" (*confestim sanari aiunt*).[10]

I numeri dispari, poi, erano particolarmente presi in considerazione, perché in tutto e per tutto più efficaci, come dimostra l'osservazione dei giorni critici dei decorsi febbrili[11].

Marco Servilio Noniano...quando temeva un attacco di "congiuntivite" (*lippitudinis*), prima di pronunciare egli stesso il nome della malattia o di sentirselo profferire da

---

[5] Varro *rust*. I, 2, 26-27; v. anche Plin. *nat*. XXVIII, 21.

[6] Plin. *nat*. XXVIII, 21.

[7] Svet. *Caes*. 37.

[8] D. C. XLIII, 21, 1-2.

[9] Plin. *nat*. XXVIII, 21.

[10] Plin. *nat*. XXII, 135.

[11] Plin. *nat*. XXVIII, 23.

un altro, attaccava al collo, legato ad un filo, un foglio di carta in cui erano scritte le due lettere greche P e A. Muciano, tre volte console, per lo stesso scrupolo portava una mosca viva dentro un sacchettino di lino bianco. Ricorda Plinio che entrambi sostenevano di restare immuni dalla congiuntivite in virtù di questi talismani[12].

Secondo alcuni, poi, si legge ancora in Plinio, non avrebbe più sofferto di congiuntivite chi avesse portato una lingua di volpe chiusa in un braccialetto[13] e si poteva utilizzare anche la saliva, che veniva spalmata, per difendersi ancora dalla congiuntivite[14].

Ricorda ancora Plinio come le spugne e, soprattutto "quella specie morbidissima che era chiamata: pennelli" (*mollissimum genus earum penicilli*), era particolarmente utile nei confronti della malattie degli occhi poiché, imbevute con vino mielato, ne calmavano il gonfiore mentre, imbevute con acqua, erano molto efficaci a pulire gli occhi in caso di congiuntivite[15].

Ancora per curare le malattie degli occhi, si legge in Cicerone, si poteva constatare, con lieta meraviglia, che alcune specie di erbe e di radici erano state scoperte dai medici, senza che la ragione avesse potuto spiegare il motivo della loro efficacia, ma che la loro utilità aveva contribuito a dare credito a colui che le aveva individuate[16].

Anche la saliva serviva per essere utilizzata in formule scaramantiche e ricorda ancora Plinio che era bene che la gente fosse a conoscenza di altri impieghi salutari che essa aveva. Uno di questi, come si è accennato, era quello di sputare sugli epilettici durante i loro attacchi di epilessia: così facendo, dice Plinio, il contagio poteva essere respinto. In modo analogo ci si poteva difendere dal malocchio e dagli incontri con gli zoppi dal piede destro[17]. Però, sputare poteva servire anche per respingere una parola di cattivo augurio[18].

Ancora in Plinio[19] leggiamo che lo schiavo di Mecenate, Gaio Mecenate Melisso, che aveva da lui ottenuto la libertà, a seguito di un'emorragia provocata da una convulsione, si era imposto di restare in silenzio per tre anni, mentre chi avesse battuto la testa in terra per un attacco di epilessia, si sarebbe liberato per sempre dalla malattia se, in quel preciso punto del terreno, avesse piantato un chiodo[20], ma, sempre secondo Plinio, un rimedio più semplice contro gli attacchi di epilessia sarebbe stato quello di somministrare agli epilettici del siero separato dal latte[21].

---

12 Plin. *nat.* XXVIII, 29.
13 Plin. *nat.* XXVIII, 172.
14 Plin. *nat.* XXVIII, 37.
15 Plin. *nat.* XXXI, 125.
16 Cic. *div.* I, 7, 13.
17 Plin. *nat.* XXVIII, 35-36.
18 Plaut *Asin.* 39-42; Sen. *dial.* VI, 9.
19 Plin. *nat.* XXVIII, 62; v. anche Svet. *De gramm.* 21.
20 Plin. *nat.* XXVIII, 63.
21 Plin. *nat.* XXVIII, 126-127.

"Ecco, infine un presagio tratto dall'uomo stesso: nel corso di una malattia non c'è pericolo di morte, finché la pupilla riflette l'immagine" (*Augurium ex homine ipso est non timendi mortem in negritudine, quamdiu oculorum pupillae immagine reddat*)[22].

C'era, inoltre, un particolare espediente che poteva essere utilizzato nei confronti della febbre terzana e quartana, espediente che viene ricordato da Plinio. Diceva, infatti Plinio che i Magi avevano attribuito agli anemoni un grande potere nei confronti di questa malattia: bisognava raccogliere la prima pianta dell'anno dicendo lo scopo per cui veniva raccolta, cioè che veniva raccolta come rimedio contro la malattia; poi si avvolgeva il fiore in una stoffa rossa e lo si conservava all'ombra per legarlo al collo al momento del bisogno[23].

Se però qualcuno portava al collo un amuleto contro la febbre quartana o per salvaguardarsi da qualche altra malattia o veniva accusato di essere passato in un cimitero in cerca di orrori dalle tombe, veniva mandato a morte perché accusato di stregoneria[24].

C'era poi un particolare antidoto che avrebbe protetto dal veleno eventualmente inghiottito e lo leggiamo in Plinio. Infatti dice Plinio che, dopo la sconfitta di Mitridate, Gneo Pompeo rinvenne un registro personale, scritto dallo stesso sovrano, dove era stata riportata la ricetta di un antidoto che il re assumeva per proteggersi dal veleno e questo antidoto prevedeva l'impiego di 2 noci secche, 2 fichi, 20 foglie di ruta, il tutto pestato e amalgamato, cui era stato aggiunto un granello di sale. Questo antidoto, preso a digiuno, avrebbe protetto per tutto il giorno da qualsiasi veleno eventualmente assunto. Dice ancora Plinio che Gneo Pompeo aveva fatto tradurre dal suo liberto Leneo, che era un letterato, quegli scritti che contenevano resoconti della ricerche sull'argomento e che comprendevano ricette e descrizioni degli effetti dei farmaci "arrecando in tal modo alla vita degli uomini un beneficio non minore di quello procurato allo Stato, con la sua vittoria" (*vitaeque ita profuit non minus quam rei publicae victoria illa*)[25].

---

[22] Plin. *nat.* XXVIII, 64.

[23] Plin. *nat.* XXI, 166.

[24] Amm. XIX, 12, 14.

[25] Plin. *nat.* XXIII, 149; v. anche *nat.* XXV, 5-7.

SOGNARE LE MALATTIE: ARTEMIDORO DI DALDI

In Cicerone si legge che allorquando l'anima, nel sonno, è richiamata via dal corpo e quindi sottratta dal contagio con questo, "si ricorda del passato, scorge il presente, prevede il futuro" (*meminit praeteritorum, praesentia cernit, futura providet*) e questa capacità profetica è molto accentuata in prossimità della morte e così coloro, che erano colpiti da "una malattia grave e mortale" (*morbo gravi et mortifero*), prevedevano, per prima cosa, l'avvicinarsi della loro morte anche se, si sottolinea che al capezzale del malato non veniva certo chiamato l'indovino ma il medico, che prevedeva l'aggravarsi di una malattia seguendo un ragionamento[1].

Però i medici, pur comprendendo, sull'osservazione di certi sintomi, l'inizio e l'aggravarsi di una malattia, dicevano anche che alcuni sogni potevano fornire qualche indicazione sullo stato di salute, se, ad esempio, l'individuo era denutrito o se si trovava in buona salute[2].

Comunque l'interpretazione di alcuni sogni poteva far comprendere se si poteva essere colpiti da malattie e leggiamo, in Artemidoro di Daldi, una casistica di sogni che potevano portare all'individuazione di malattie. L'interpretazione dei sogni soggiaceva, ovviamente, alle conoscenze dello scrittore. Si legge, però in Cicerone, che non era certo plausibile che gli ammalati si rivolgessero a coloro che interpretavano i sogni piuttosto che rivolgersi ai medici e non potevano certo essere il dio Esculapio o Serapide ad indicare, nel sogno, la cura per recuperare la salute[3]. Ad Esculapio veniva anche attribuito un potere divinatorio e strettamente collegate erano la medicina e l'arte divinatoria. Il medico, infatti prevedeva il benessere e il malessere del corpo e, come diceva Ippocrate, era compito del medico dire al malato ciò che è, cioè la situazione presente, ciò che fu, cioè il passato e ciò che subito seguirà, cioè il futuro: parimenti l'arte divinatoria conosceva il presente, il passato, il futuro[4].

---

[1] Cic. *div*. XXX, 63-64; II, 3, 9-16.
[2] Cic. *div*. II, 69, 142.
[3] Cic. *div*. II, 59, 123.
[4] Macr. *sat*. I, 20, 4-5; v. anche Ipp. *Prognost*. I.

Secondo Artemidoro sognare di leggere male una lingua barbara, avrebbe indicato che ci si sarebbe trovati male in un paese straniero, oppure che ci si sarebbe ammalati e si sarebbe caduti in delirio, perché sarebbe stato in difficoltà nel comprendere la lingua (I, 53)

Sognare di suonare il flauto funebre avrebbe preannunciato un lutto o un dolore molto forte da essere paragonato ad un lutto e avrebbe condotto a morte gli ammalati; mentre suonare la lira e la cetra, a causa delle corde, allusive ai nervi e ai tendini, avrebbe, per molti, simboleggiato la podagra (I, 56).

Inoltre, sognare un tiro a due cavalli avrebbe preannunciato, per un ammalato, la morte mentre se avesse sognato di entrare in città a cavallo sarebbe stato, per lui un segno positivo perché non sarebbe morto, viceversa se un ammalato avesse sognato di uscire dalla città a cavallo, questo sarebbe stato di cattivo presagio perché voleva significare che sarebbe stato portato al sepolcro (I, 56).

Sognare di venire esclusi durante una selezione per la partecipazione ad alcune gare, mentre sarebbe stato di cattivo auspicio per tutti, avrebbe portato l'ammalato alla morte (I, 59).

Sognare di lottare contro uno sconosciuto avrebbe apportato pericoli a causa di una malattia: infatti quello che un lottatore vuole fare al suo avversario, ugualmente lo fa la malattia nei confronti dell'ammalato, cioè vuole metterlo a terra. Dunque la morte attende chi è vinto. Non è, poi, un segno favorevole sognare di lottare contro un ragazzo perché, se viene sconfitto, sarebbe derivata una malattia per essere stato vinto da uno più debole (I, 60).

Sognare di combattere al pugilato... è favorevole soltanto per coloro che traggono guadagno dal sangue, così come avviene per i medici (I, 61).

Sognare la corsa in armi, essendo questa la gara conclusiva, cioè la gara che viene dopo tutte le altre, avrebbe significato la morte per gli ammalati (I, 63).

Sognare di lavarsi in bagni aerati e luminosi sarebbe stato di buon auspicio per gli ammalati perché avrebbe ad essi portato la salute, perché chi gode buona salute si bagna anche senza alcuna necessità, ma se si entra con abiti indosso in un bagno caldo, questo avrebbe annunciato una malattia e grandi angosce poiché gli ammalati s'immergono vestiti. Inoltre è anche un cattivo segno, per un povero, bagnarsi insieme a molta gente, che si prende cura di lui, perché questo gli avrebbe annunciato una lunga malattia: infatti questa è l'unica circostanza in cui un povero si bagna assistito da molte persone. Lavarsi, invece, in acque calde, sorgenti naturali, indica salute a chi è ammalato (I, 64).

Sognare di bere olio d'oliva avrebbe annunciato una malattia o un avvelenamento (I, 66).

Sognare quelle verdure che solitamente vengono fatte a pezzi come la rapa, il napo o la zucca, avrebbe annunciato, in particolare agli ammalati, delle amputazioni. Se, invece un ammalato avesse sognato dei cetrioli tagliati, avrebbe avuto un auspicio favorevole perché sarebbero stati eliminati gli umori.

Inoltre, per quanto riguarda la cipolla, se un ammalato avesse sognato di mangiarne in forte quantità, sarebbe guarito, viceversa se avesse sognato di mangiarne in quantità ridotta sarebbe morto. Infatti dice Artemidoro, che coloro che mangiano cipolle piangono e che piange anche chi muore, ma piange molto poco, invece coloro che sono in lutto piangono molto poiché hanno più tempo per piangere (I, 67; v. anche IV, 55).

Sognare una corona di sedano vuole significare la morte per gli ammalati, in particolare per gli idropici, a causa della natura umida di questa pianta ed anche perché questa corona era il premio che veniva dato agli atleti vincitori dei giochi funebri. Sognare corone di rose, anche durante la loro stagione, sarebbe stato un sogno negativo per gli ammalati per la facilità con cui le rose appassivano, così come sognare anche corone di viole avrebbe preannunciato la morte a causa del loro colore che presentava un'affinità con la morte. Sognare, poi, corone di amaranto non sarebbe stato di buon auspicio per gli ammalati perché si trattava di un fiore che veniva offerto ai defunti. Avrebbe preannunciato malattia cingersi con corone di sisimbro, maggiorana, acetosella, enula, anemone e di sambuco (I, 77).

Sognare, poi, corone di cera (κήρ) sarebbe stato, per gli ammalati, un presagio funesto, infatti, come ricorda Artemidoro, i Greci chiamavano Κήρ la dea della morte. Morte improvvisa preannunciava il sogno di una corona d'oro che non solo aveva un colore livido, ma l'oro era anche freddo e pesante proprio come la morte e ugualmente era foriero di malattia sognare una corona di edera che, con i suoi avvolgimenti e spire, si comportava come la malattia (I, 77).

Se un ammalato avesse sognato di unirsi ad un dio o ad una dea, questo avrebbe significato per lui la morte. Unirsi, poi, alla Luna avrebbe annunciato che si sarebbe ammalato di idropisia (I, 80).

Se un ammalato avesse sognato di dormire in un tempio questo sarebbe stato, per lui, un segno favorevole di salute, viceversa avrebbe indicato malattia se fosse stato sano, infatti mentre i primi avrebbero avuto una tregua dalla malattia, perché l'ammalato che dorme non avverte dolore, per i secondi avrebbe significato che si sarebbero dovuti rivolgere agli dei per la loro cura. Se un ammalato avesse sognato di dormire all'aperto, o in un monumento o in sepolcri, questo avrebbe preannunciato morte (I, 81).

Non sono propizie le formule di saluto come "Addio" e "Stammi bene" perché vengono pronunciate quando si prende commiato da qualcuno e si va a dormire, quindi, se l'ammalato avesse fatto un sogno in tal senso, l'avrebbe portato alla morte (I, 82).

Sognare di baciare un defunto, sarebbe stato dannoso per l'ammalato, perché allusivo della morte (II, 2) e se un ammalato avesse sognato di indossare abiti bianchi, poichι i defunti venivano vestiti con abiti bianchi, questo era allusivo della morte. Questo, però, non sarebbe avvenuto per le persone del popolo perché, per il loro stato di povertà, non venivano sepolti con abiti bianchi; per questi sarebbe stato ugualmente segno di malattia se avessero sognato di indossare un abito di gran prezzo. Ugualmente avrebbe pronosticato malattia se si fosse indossato un abito barbarico senza, però, andare nei luoghi dove si indossavano tali abiti (II, 3 ; v. anche IV, 2).

Sognare un leone minaccioso, che incute timore, avrebbe preannunciato una malattia, perché, dice Artemidoro, la malattia è simile ad una fiera e ugualmente sognare un leopardo (II, 12).

Sognare, poi, il cinocefalo che, oltre ad avere gli stessi significati della scimmia (imbroglione), presentava anche quello allusivo alla malattia del morbo sacro che, per gli antichi, dice Artemidoro, era sacro alla Luna (II, 12). Inoltre, sognare un serpe era allusivo ad una malattia (II, 13). I pesci di colore rossastro come il dentice, la gallinella, la triglia, indicavano agli ammalati infiammazione e una febbre violenta mentre i pesci variopinti come il tordo, la damigella ed altri indicavano, per gli ammalati, avvelenamento (II, 14).

Sognare la pianta di alloro è, per i medici, da mettere in relazione alla loro professione a causa del dio Apollo (II, 25).

I tribunali indicano, agli ammalati, momenti complessi ma se, nel sogno, riescono a prevalere, la loro salute volgerà al meglio, viceversa se nel sogno verranno sconfitti, moriranno. Sognare di essere re, avrebbe preannunciato la morte dell'ammalato perché chi è defunto non è sottomesso ad alcuno, analogamente al re che non è sottomesso ad alcuno. Inoltre fare elargizioni pubbliche attingendo al proprio patrimonio annuncia la morte all'ammalato e la fine del suo patrimonio (II, 29-30).

Se un ammalato avesse sognato di intraprendere una spedizione militare, questo avrebbe significato, per lui la morte perché si sarebbe trattato di un cambiamento di vita (II, 31).

Il sole che si leva da Oriente e tramonta ad Occidente è un buon segno per tutti, ma sognare il sole che si alza ad Occidente, fa alzare un ammalato che giaceva in condizioni disperate e dice a chi soffre agli occhi che non perderò la vista, se invece il dio, minaccioso, è nel letto di qualcuno, questo è indizio di una grave malattia e di un'infiammazione. Se un ammalato avesse sognato la luna, poiché questa è umida per natura, sarebbe stato un indizio di morte, per idropisia (II, 36).

Sognare Hermes non è positivo per chi è ammalato, perché lo avrebbe condotto a morte dal momento che Hermes è il dio che guida le anime agli inferi (II, 37).

Se uno che avesse avuto una qualche malattia o un qualche dolore avesse sognato di morire, questo avrebbe significato, per lui che sarebbe stato liberato da entrambe (II, 49).

Sognare di essere discesi all'Ade e di non poter tornare tra gli uomini a molti ha pronosticato una lunga malattia e la conseguente morte, ma sognare di riuscire a risalire, avrebbe salvato l'ammalato da un pericolo estremo (II, 55).

Volare supino è indice di morte o comunque in qualsiasi modo l'ammalato sogni di volare, perché le anime quando si liberano dal corpo volano velocemente verso il cielo come gli uccelli (II, 68).

Sognare le quaglie vuol dire che gli ammalati moriranno se queste vengono allontanate per scarsa combattività (venivano addestrate al combattimento), se invece non vengono allontanate ci sarà un rischio minore (III, 5).

Sognare il fango, poiché non è né acqua né terra allo stato puro, preannuncia una mescolanza maligna nel corpo, cioè una malattia (III, 29).

Sognare di soffrire della stessa malattia di una persona che si conosce, ad esempio alla stessa mano, alla stessa gamba, vuol dire che si sarebbero commessi gli stessi errori (III, 51).

Sognare i cuochi che sono al mercato non è favorevole per l'ammalato, del quale anticipano la morte poiché lavorano con ciò che è morto e che non viene lasciato intero ma fatto a pezzi (III, 56).

Sognare un oste vuol dire, per gli ammalati la morte, perché un oste accoglie tutti (III, 57).

M. Cornelio Frontone, sofferente per l'artrite, chiese una cura per il suo male. Sognò di passeggiare nei sobborghi; si applicò un unguento di resina d'api con il risultato che i suoi dolori furono mitigati (IV, 22).

Soffrì di male al capo uno che aveva sognato che suo padre era ammalato: infatti il capo è simbolo del padre (IV, 24).

Un uomo, che aveva un processo in corso, sognò di essere ammalato e di non trovare un medico. Nella realtà gli accadde di essere abbandonato dai suoi avvocati: infatti la malattia simboleggiava il processo ed ambedue, malattia e processo, giungevano ad un momento decisivo. I medici simboleggiavano gli avvocati. Dice infatti Artemidoro che i medici avevano lo stesso significato di coloro che fanno del bene e portano aiuto (IV, 45).

Fu colpito dalla tisi colui che aveva sognato che sul suo petto e sul suo dorso era cresciuta della lana: infatti questi, a causa della sua malattia, portò sempre intorno al torace della lana (IV, 54).

Per un ammalato, sognare l'olivo o le sue foglie o i suoi frutti, è indizio di morte perché i defunti vengono portati alla sepoltura con rami di olivo (IV, 57).

Artemidoro riporta l'aneddoto relativo a Plutarco di Cheronea il quale, ammalato e ridotto in gravi condizioni dalla malattia, aveva sognato di essere accompagnato in cielo da Hermes. Un tale, che gli aveva interpretato il sogno, gli aveva detto che sarebbe stato beato, il che significava il fatto di salire al cielo, la sua grande felicità. Dopo poco tempo morì e come il sogno gli aveva preannunciato, la salita al cielo era fatale per chi era ammalato e la grande felicità significava la morte, perché chi è morto si trova in questo stato (IV, 72).

Vedere o mangiare cibi che erano stati apparecchiati per i defunti avrebbe preannunciato morte per gli ammalati e per coloro che fossero stati in salute avrebbe significato la morte di qualcuno di casa (IV, 81).

Un tale, avendo fatto voto ad Asclepio che gli avrebbe sacrificato un gallo se non fosse stato colpito, per un anno, da malattie, promise, sempre ad Asclepio, il giorno successivo, che gli avrebbe sacrificato un altro gallo se non fosse stato colpito da malattie agli occhi. Nella notte sognò il dio che gli disse che gli sarebbe bastato un solo gallo. Con questa frase il dio esaudì la prima richiesta ma non la seconda, per cui il malcapitato soffrì di malattie agli occhi (V, 9).

Un uomo che aveva una sorella ammalata, sognò di cogliere sette fichi neri da un albero di fico, che era davanti alla casa della donna e di averli mangiati: dopo sette giorni la donna morì lasciandolo erede dei suoi beni (V, 35).

Un uomo aveva sognato di avere attorno al collo una tavoletta di bronzo sulla quale era inciso il nome di Serapide. Morì, colpito da angina dopo sette giorni, quante erano le lettere che componevano il nome del dio che, dice Artemidoro, dicono sia un dio degli inferi (V, 26).

Un uomo sognò che un altro uomo diceva di avere il bastone, che gli serviva di appoggio, spezzato. Ammalatosi, rimase paralizzato. Però dopo molto tempo, sognò che il suo bastone che gli serviva da appoggio, si era rotto. Subito recuperò la salute perché il bastone, rompendosi, non era più di alcun sostegno per lui (V, 51).

Sognare di essere stato ferito ad un piede da un dardo portò alla morte un uomo. Infatti costui fu morso a quel piede da un serpe (denominato dardo) che gli causò la cancrena e quindi la morte (V, 59).

Un uomo sognò di essere stato colpito dal dio Asclepio al ventre con una spada. Operato per un ascesso che gli era venuto al ventre, guarì (V, 61).

Un uomo, ammalato, sognò di entrare nel tempio di Zeus e di interrogare il dio se si fosse salvato. Il dio, senza parlare fece un cenno di assenso con il capo ma il giorno dopo l'uomo morì, perché il dio aveva accennato verso la terra. Viceversa ad una donna ammalata che aveva chiesto alla dea Afrodite se si sarebbe salvata, la dea fece un cenno di diniego alzando la testa e la donna guarì (V, 71-72).

Un uomo, malato di stomaco, sognò di essere entrato nel tempio del dio Asclepio per chiedere una cura per il suo male e che il dio gli aveva dato da mangiare le sue dita. Mangiò cinque datteri e guarì (i frutti della palma sono anche chiamati in tal modo) (V, 89).

Si ventris bene, si lateri est pedibusque tuis,
nil divitiae poterunt regales addere maius

"Se stai bene di pancia, di polmoni e con i tuoi piedi,
ricchezze regali non potranno aggiungere niente di più"
(Hor. *epist.* I, 12)

INDICI

INDICE DEI NOMI DI PERSONA

INDICE DEI NOMI DI LUOGO

INDICE DELLE MALATTIE

125- Barresi, P. - Province dell'Asia Minore. Costo dei marmi, architettura pubblica e committenza, 2003.
126 - Corti, C. - L'*ager* nord-occidentale della città di *Mutina*. Il popolamento nel carpigiano e nella media pianura dalla romanizzazione al tardoantico-altomedioevo, 2004.
127 - Minetti, A. - Orientalizzante a Chiusi e nel suo territorio, 2004.
128 - de' Spagnolis, M. - Il mito omerico di Dionysos ed i pirati tirreni in un documento da *Nuceria Alfaterna*, 2004.
129 - Nicotra , L. - Archeologia al femminile. Il cammino delle donne nella disciplina archeologica attraverso le figure di otto archeologhe classiche vissute dalla metà dell'Ottocento ad oggi, 2004.
130 - Conventi, M. - Struttura ed urbanistica delle città romane. Quaranta casi a confronto, 2004.
131 - Di Matteo, F. - La villa di Nerone a Subiaco. Il complesso dei *Simbruina Stagna,* 2004.
132 - Medas, S. - *De rebus nauticis* l'arte della navigazione nel mondo antico, 2004.
133 - Corso, A. - The Art of Praxiteles. The Development of Praxiteles' workshop and its cultural tradition until the sculptors' acme (364-1 BC), 2004.
134 - Ciarallo, A. - Flora Pompeiana, 2004.
135 - Morandi Tarabella, M. - Prosopographia etrusca I. Corpus, 1, Etruria meridionale, 2005.
136 - Ambrogi, A. - *Labra* di età romana in marmi bianchi e colorati, 2005.
137 - Giavarini, C. - La Basilica di Massenzio. Il monumento, i materiali, le strutture e la stabilità, 2005.
138 - Carè, A. - L'Ornato architettonico della Basilica di Massenzio, 2005.
139 - Sciacca, F. - Patere baccellate in bronzo. Oriente, Grecia, Italia in età orientalizzante, 2005.
140 - Giavarini, C. - The Basilica of Maxentius. Monument, Materials, Construction and Stabillity, 2005.
141 - Zampieri, C. - I sepolcri padovani di Santa Giustina. Il sarcofago 75-1879 del Victoria and Albert Museum di Londra e altri sarcofagi della Basilica di Santa Giustina in Padova, 2006.
142 - Bellelli, V. - La tomba "principesca" dei Quattordici Ponti nel contesto di Capua arcaica, 2006.
143 - Pesando, F., Guidobaldi, M. P. - Gli 'ozi' di Ercole. Residenze di lusso a Pompei ed Ercolano, 2006.
144 - Cuomo di Caprio, N. - Ceramica in archeologia 2. Antiche tecniche di lavorazione e moderni metodi di indagine. Nuova edizione ampliata, 2007.
145 - Attanasio D., Brilli M., Ogle, N. - The Isotopic Signature of Classical Marbles, 2006.
146 - Bonfante, L., Fowlkes, B. *(eds.)* - Classical Antiquities at New York University, 2006.
147 - Pandolfini Angeletti, M. *(a cura di)* - Archeologia in Etruria meridionale. Atti delle Giornate di studio in ricordo di Mario Moretti, Civita Castellana, 14-15 novembre 2003, 2006.
148 - Equizzi, R. - Palermo San Martino delle Scale, la collezione archeologica. Storia della collezione e catalogo della ceramica, 2006.
149 - Petraccia, M. F. *(a cura di)* - Camillo Ramelli e la cultura antiquaria dell'Ottocento, (Sentinum II) 2006.
150 - Cavallini, M., Gigante, G. E. *(a cura di)* - De Re Metallica, dalla produzione antica alla copia moderna, 2006.
151 - De Carolis, E. - Il mobile a Pompei ed Ercolano. Letti, tavoli, sedie e armadi. Contributo alla tipologia dei mobili della prima età imperiale, 2007.
152 - Giudice, G. - Il tornio, la nave, le terre lontane. Ceramografi attici in Magna Grecia nella seconda metà del V sec. a.C. Rotte e vie di distribuzione, 2007.
153 - Corso, A. - The Art of Praxiteles II. The Mature Years, 2007.
154 - Caprioli, F. - *Vesta Aeterna*. L' *Aedes Vestae* e la sua decorazione architettonica, 2007.
155 - Thorn, D. M. - The Four Season of Cyrene, 2007.
156 - De Miranda, A. - Water Architecture in the Lands of Syria. The Water-Wheels, 2007.
157 - Melfi, M. - I santuari di Asclepio in Grecia. I, 2007.
158 - Marchesini, S. - Prosopographia etrusca. II, Studia, 1, Gentium Mobilitas, 2007.
159 - Luni, M. (a cura di) - *Domus* di *Forum Sempronii*. Decorazione e arredo, 2007.
160 - Montanaro Andrea, C. - Ruvo di Puglia e il suo territorio. Le necropoli. I corredi funerari tra la documentazione del XIX secolo e gli scavi moderni, 2007.
161 - Thorn, D. M., Thorn, J. C. F.S.A- A Gazetteer of the Cyrene Necropolis, 2008.
162 - Medri, M. *(a cura di)* - Sentinum. Ricerche in corso I, 2008.

STUDIA ARCHAEOLOGICA 240

163 - MEDRI, M. *(a cura di)* - Sentinum 295 a.C. - Sassoferrato 2006. 2300 anni dopo la battaglia. Una città romana tra storia e archeologia, 2008.
164 - PISANI, M. - Camarina. Le terrecotte figurate e la ceramica da una fornace di V e IV secolo a.C., 2008.
165 - TODISCO, L. - *Il Pittore di Arpi.* Mito e società nella Daunia del tardo IV secolo a.C., 2008.
166 - AGATI, M. L. - Il libro manoscritto. Da oriente a occidente. Per una codicologia comparata, 2009.
167 - DE PUMA, R. D. - Art in Roman Life: Villa to Grave, 2009.
168 - PEDRUCCI, G. - Il culto di Cibele frigia e la Sicilia. Santuari rupestri ed iconografia della dea, 2009.
169 - GENOVESE, G. - *Nostoi.* Tradizioni eroiche e modelli mitici nel meridione d'Italia, 2009.
170 - HARARI, M., PALTINERI, S., ROBINO, M. *(a cura di)* - Icone del mondo antico, 2009.
171 - BARICH, B.E. - Antica Africa. Alle origini delle società, 2009.
172 - MANNINO, F., MANNINO, M., MARAS, D.F. *(a cura di)* - Theodor Mommsen e il Lazio antico. Giornata di Studi in memoria dell'illustre storico, epigrafista e giurista, 2009.
173 - LIBERATI, A.M., Silverio, E. - Servizi segreti in Roma antica. Informazioni e sicurezza dagli *initia Urbis* all'Impero universale, 2010.
174 - BALICE, M. - Libia. Gli scavi italiani: 1922-1937: restauro, ricostruzione o propaganda?, 2010.
175 - PENSABENE, P. *(a cura di)* - Piazza Armerina. Villa del Casale e la Sicilia tra tardoantico e medioevo, 2010.
176 - DE MIRANDA, A. - L'Hammam nell'Islam Occ. tra VIII e XIV sec., 2010.
177 - CORSO, A. - The Art of Praxiteles III. The Advanced Maturity of the Sculptor, 2010.
178 - SERRA RIDGWAY, F. R., - Pithoi stampigliati ceretani. Una classe originale di ceramica etrusca, 2010. Pieraccini, C. *(a cura di)*
179 - TUSA, S. *(a cura di)* - Selinunte, 2010.
180 - SPOSITO, A. - Teatro ellenistico di Morgantina, 2011.
181 - PITZALIS, F. - La volontà meno apparente, 2011.
182 - ASCALONE, E. - Glittica Elamita, 2011.
183 - ANGUISSOLA, A. - *Difficillima Imitatio.* Immagine e lessico delle copie tra Grecia e Roma, 2012.
184 - MONTANARO, A. C. - Ambre figurate. Amuleti e ornamenti dalla Puglia preromana, 2012.
185 - LAMBRUGO, C. - Profumi di argilla. Tombe con unguentari corinzi nella necropoli arcaica di Gela. 2012.
186 - BELLELLI, V. *(a cura di)* - Le origini degli etruschi. Storia archeologia antropologia, 2012.
187 - TROFIMOVA, A. - Imitatio Alexandri in Hellenistic Art. Portraits of Alexander the Great and Mythological Images, 2012.
188 - HARARI, M., PALTINERI, S. *(a cura di)* - Segni e colore. Dialoghi sulla pittura tardoclassica ed ellenistica, 2012.
189 - WADE MEADE, C. - Seat of the World. The Palatine of Ancient Rome, 2013.
190 - CORSO A. - The Art of Praxiteles IV. The Late Phase of is Activity, 2013.
191 - CERCHIAI MANODORI SAGREDO, C. - Nettare di Dioniso. La vite e il vino attraverso le parole degli autori antichi, 2013.
192 - TODISCO L. - Prodezze e prodigi nel mondo antico. Oriente e Occidente. 2013.
193 - TORTORELLI GHIDINI, M. *(a cura di)* - Aurum. Funzioni e simbologie dell'oro nelle culture del Mediterraneo antico, 2014.
194 - COARELLI, F., DIOSONO, F. - Il Santuario di Diana a Nemi. Le terrazze e il ninfeo, 2014.
195 - BIANCHI, F., BRUNO, M. - *Lucus Feroniae.* Mosaici e pavimenti, 2014.
196 - DIONISIO, G., JASINK, A.M., WEINGARTEN, J. *(eds.)* - Minoan Cushion Seals. Innovation in form, Style and Use in Bronze Age Glyptic, 2014.
197 - LUNI, M., MEI, O. - La vittoria di Kasse e l'Augustaeum di Forum Sempronii. Forum Sempronii II, 2014.
198 - CORSO, A. - The Art of Praxiteles V. The The last years of the Sculptor (around 340 to 326 BC), 2014.
199 - PEACHIN, M. - Greek and Latin Inscription at New York University, 2014.
200 - GRASSI, B., Pizzo M. *(a cura di)* - *Gallorum Insubrum fines.* Ricerche e progetti archeologici nel territorio di Varese, 2014.

STUDIA ARCHAEOLOGICA 240

201	Montanaro, A. C.	- Ornamenti e lusso nell'antica Peucezia. Le aristocrazie tra VII e III secolo a.C. e i rapporti con i Greci ed Etruschi, 2015.
202	Giudice, E.	- Il tymbos, la stele e la barca di Caronte. L'immaginario della morte sulle lekythoi funerarie a fondo bianco, 2015.
203	Bonino M.	- Navi mercantili e barche di età romana, 2015.
204	Bruno, M., Bianchi ,F.	- Marmi di Leptis Magna. Repertorio delle pietre bianche e policrome della città, 2015.
205	Erpetti, M.	- Il sepolcreto al III miglio della via Prenestina. Tituli pedaturae dagli scavi di Lorenzo Fortunati (Roma, 1861), 2015.
206	Vitti, P.	- Building Roman Greece. Innovation in Vaulted Construction in the Peloponnese, 2016.
207	Cerro, A.	- Da *Cereatae Marianae* all'abbazia di Casamari, 2016.
208	Pulcinelli, L.	- L'Etruria meridionale e Roma. Insediamenti e territorio tra IV e III secolo a.C., 2016.
209	Caruso, A.	- *Mouseia*. Tipologie, contesti, significati culturali di un'istituzione sacra (VII-I sec. a.C.), 2016.
210	Tortorici, E. *(a cura di)*	- Catania Antica. La carta archeologica, 2016.
211	Bărbulescu, M.	- Potaissa. L'arte romana in una città della Dacia, 2016.
212	Marrone, R.	- Necropoli di San Magno, 2016.
213	Lo Blundo, M.	- Sentinum II. L'area sacra, 2017.
214	Agati, M.L.	- The Manuscript Book. A Compendium of Codicology, 2017.
215	Marrone, R.	- Forme e strutture della religione nell'Italia mediana antica. *Forms and Structures of Religion in Ancient Central Italy*. III convegno internazionale dell'istituto di ricerche e documentazione sugli antichi umbri, 2016.
216	Todisco, L. *(a cura di)*	- Bari romana, 2017.
217	Jastrzębowska, E.	- Cities of the Apocalypse, 2017.
218	Limoncelli, M.	- Virtual Restoration. 1. Paintings and Mosaics, 2017.
219	Di Franco, L.	- I rilievi neoattici della Campania, 2017.
221	Mancinotti, L.	- Ermafroditi dormienti. Tipo Borghese, 2017.
222	Piay, A. D.	- El priscilianismo. Arqueología y prosopografía. Estudio de un movimiento aristocrático en la Gallaecia tardorromana, 2018.
223	Graells i Fabregat, R.	- Corazas helenísticas decoradas.. Opla kala, los "Siris Bronzes" y su contexto, 2018
224	de Miranda, A.	- Fontane a sorpresa nelle fonti antiche, 2018.
225	Cerulli Irelli G.	- Il Mondo dell'archeologia cristiana, 2018.
226	Todisco L.	- I Leoni funerari romani di Benevento e dell'Irpinia, 2018.
227	Di Franco L., Di Martino G.	- Il collezionismo di antichità classiche a Capri tra fine Ottocento e primo Novecento, 2018.
228	Capponi F.	- I buccheri. Velzna 1, 2018.
229	Kata E., Arpád M.N., Spier J. (*eds.*)	- Magical Gems In their Contexts. Proceedings of the International Workshop held in the Museum of Fine Arts, Budapest, 16-18 February 2012, 2019.
230	Massimo O.	- Terra Incognita. The Rediscovery of an Italian People with no Name, 2019.
231	Dixon S.M.	- Archaeology on Shifting Ground: Rodolfo Lanciani and Rome, 1871-1914, 2019.
232	Torelli M.	- Gli Spurinas. Una famiglia di principes nella Tarquinia della "rinascita", 2018.
233	Erpetti M.	- Lorenzo Fortunati "intraprendente scopritore" di antichità a Roma e nel Lazio nel XIX secolo, 2019.
234	Ambrogi A., Parisi R. (a cura di)	- Il museo della via Appia antica nel complesso monumentale del *castrum Caetani,* 2020.
235	C. Arcangioli, M.S. Sarto (a cura di)	- Atti del I Convegno annuale del DTC Lazio, 2020.
236	C. Arcangioli, M.S. Sarto (editors)	- Proceedings of the 1st Conference DTC Lazio, 2020.
237	de Miranda, A.	- Architettura idraulica medievale nel Senese, 2020.
238	Toniolo, L.	- Archeologia del commercio e del consumo a Napoli nella tarda età imperiale, 2020.
239	Cerro, A.	- Maestranze e simboli templari nei cantieri delle Abbazie Monastiche d'Italia, 2020.
240	Cerchiai Manodori Sagredo, C.	- Malattie e pandemie nell'antica Roma. Cicerone, Plinio, Svetonio, Catone, Tacito, Marziale, Plauto, Seneca *et alii*, 2020.